U0115656

中国最美经方丛书

丛书主编 柳越冬 杨建宇

小建中汤

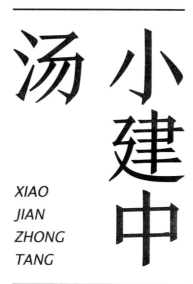

XIAO
JIAN
ZHONG
TANG

主 编

柳越冬 杨建宇 徐国良

中原农民出版社
·郑州·

图书在版编目(CIP)数据

小建中汤/柳越冬,杨建宇,徐国良主编. —郑州:中原农民
出版社,2018.9
(中国最美经方丛书)
ISBN 978-7-5542-1896-9

Ⅰ.①小… Ⅱ.①柳… ②杨… ③徐… Ⅲ.①小建中汤-
研究 Ⅳ.①R286

中国版本图书馆 CIP 数据核字(2018)第 152499 号

出版:中原农民出版社
地址:河南省郑州市郑东新区祥盛街 27 号 7 层
邮编:450016
网址:http://www.zynm.com
电话:0371-65751257
发行单位:全国新华书店
承印单位:新乡市豫北印务有限公司

投稿邮箱:zynmpress@sina.com
策划编辑电话:0371-65788677
邮购热线:0371-65713859

开本:710mm×1010mm　　1/16
印张:13.25
字数:196 千字
版次:2019 年 8 月第 1 版
印次:2019 年 8 月第 1 次印刷
书号:ISBN 978-7-5542-1896-9
定价:53.00 元

本书如有印装质量问题,由承印厂负责调换

编委会

名誉主编　孙光荣　祝之友

总　主　编　柳越冬　杨建宇

副　主　编（按姓氏笔画排序）

王成祥　冯　利　刘冠军　李　杨　杨志敏　杨剑峰　钟丹珠
祝维峰　陶弘武　魏素丽

编　　　委（按姓氏笔画排序）

于　峥　王　龙　王东红　王汉明　王丽娟　吕沛宛　朱庆文
朱培一　刘春生　刘树权　严雪梅　李瑞琪　邹　旭　张　凯
陆锦锐　庞　敏　郑佳新　赵宇昊　姜丽娟　姜雪华　徐江雁
徐国良　郭会军　黄　平　曹运涛

主编单位　辽宁中医药大学附属第四医院

全国中药泰斗祝之友教授中医临床药学学验传承工作室

国医大师孙光荣中和医派传承工作室

中华中医药中和医派京畿豫医杨建宇工作室

中国·中关村炎黄中医药科技创新联盟

全国中医经方健康产业发展联盟

仲景书院首期"仲景国医传人"精英班·研习小组

吉林·辽源市中医药中和医派研究传承工作室

本书主编　柳越冬　杨建宇　徐国良

本书副主编（按姓氏笔画排序）

卫向龙　祁　烁　李冬玉　李清记　吴春军　陈瑞芳　侯雨辰
夏俊博　徐光宇　郭海燕　韩伟峰

本书编委（按姓氏笔画排序）

王付伟　刘冠军　刘清华　闫广武　关丽君　孙志军　李林运
李　然　吴英举　范海军　钟丹珠　康媛媛　葛永祥　臧思源
魏淑凤

大美经方！ 中医万岁！

今天有点兴奋！

"中华中医药祝之友/杨建宇教授经方经药传承研究工作室"的牌子挂在了印尼·巴淡岛！[1]我很自豪地说，这是中医药界第一块"经方经药"传承研究机构的牌子！自然，在东南亚乃至全球也是第一！而这，必须感谢、感恩医圣张仲景的经方！

在20世纪80年代，我刚学了中医方剂学，就到新华书店买了一本《古方今用》，其中第一和方"桂枝汤"，不但用于治疗感冒，而且还广泛用于内外妇儿疾病。我印象最深的是既治坐骨神经痛，又治高血压。当时，我就有点懵！待学完《伤寒杂病论》，就有点明白了。但是一直到90年代初，随着临床感悟的加深，对医圣经方潜心地体验，对《伤寒杂病论》的反复体味，就基本上明白了许多。继而，临床疗效随着经方更广泛地应用而有了大幅提高，随即，我就被郑州地区多家门诊邀请出诊，还被许昌、濮阳、新乡、信阳等地邀请出专家门诊。直到现在，我仍坚持不懈地在临床中应用经方、体验经方、推广经方，并且效果显著，声誉远扬。时而，被邀至全国各地会诊疑难杂症；时而，被邀至全国各地讲解经方心得；偶尔，被邀至境外讲解经方，交流使用经方攻克疑难杂症的经验。而今天，把"经方经药"传承研究的牌子挂了印尼·巴淡岛上，而这一切，都缘于经方！都成于经方！这真是最美经方！大美经方！我情不自禁地在内心深处呼喊，感谢经方！感恩医圣！

时间如梭！中医药发展进入加速期。重温中医药经典蔚然成风，国家中医药管理局"全国优秀中医临床人才研修项目"学员（简称国优人才班）的培养，重在经典的研修，通过对研修项目的关注、论证、宣教、参与、主持等历炼和学习，我接触到了中医经典大家，对中医经典有了更深入地认知，对经方有了更深刻地体验，临床疗效再次得到了稳步提升。北京市中医管理局、河南省中医管理局、南阳市中医药管理局共同举办仲景书院首期"仲景国医传人"精英班，我有幸作为执行班主任，再次对经方大家和经方学验有了更多的感触和心悟。再加之，近5年来我一直在牵头专病专科经方大师研修班的数十个研修班的学习与交流，在单纯的经方学习交流之基础上，更多地引导经方的学术提升和经方应用向主流医院内推广，使我对"经方热"乃至"经典热"有了更多层面的了解和把握。期间，有一个"病准方对药不灵"现象引起了我的关注，我认为这一定是中药药物的精准及合理应用出了问题。即而联想到，国优人才班讲经典《神农本草经》苦于找不到专门研究《神农本草经》的教授，而在第三批国优人才班上课时，只有祝之友老教授一个人专注《神农本草经》专题研究与经方解读。原来这是中医药界普遍不读《神农本草经》的缘故，大家不重视临床中药学科的发展，从而导致临床中药品种、中药古今变异等问题没有得到良好的控制和改善，导致用药临床不效。故而，我们就立即开始举办"基于《神农本草经》解读经方临证应用研修班和认药采药班"，旨在引导大家重温中医药首部经典《神农本草经》，认真研究经方的用药精准问题。此时此刻，明确提出"经药"这一"中医临床药学"的基本概念。根据祝之友老教授的要求和亲自授课、督导，我迅速把这个概念推广至全国各地（包括台北市的国际论坛上），及东南亚地区，为提高中医药临床疗效服务！而这个结果仍然是医圣经方的引领，仍然要感谢、感恩医圣仲景！大美经方！最美经方！

我和不少中医药人一样，稍稍有点小文人情愫，心绪放飞之时，就浮想联翩，继而就草草成文。恰好"中国最美经方丛书"第一辑15册即将出版，而邀我作序，就充之为序。

之于"中国最美经方丛书"，启于原"神奇的中华经穴疗法系列丛书"的畅销与好评！继而推出。既是中原出版传媒集团重点畅销图书，也是目前"经方热""经药热"之最流行类之书籍。本丛书系柳越冬教授带头，由国家名医传承室、大学科研机构、仲景书院经方兴趣研究小组等优秀的一线临床和科研人员共同编撰，是学习经方、应用经方、推广经方的参考书籍！对经方的临床应用和科研、教学均有积极的助推意义，必将得到广大"经方"爱好者、"经药"爱好者的热捧！

最后，仍用我恩师孙光荣国医大师的话来作结束语，

那就是：

美丽中国有中医！

中医万岁！

杨建宇[2]

2018 年 6 月 2 日，于新加坡转机回国候机时

注释：[1]同时还挂了"中华中药泰斗祝之友教授东南亚·印尼药用植物苑"和"中华中医药中和医派杨建宇教授工作室东南亚·印尼工作站"的牌子。每块牌子上都有印尼文、中文、英文3种文字。

[2]杨建宇：研究员/教授，执业中医师，中华中和医派掌门人，著名经方学者和经方临床圣手。中国中医药研究促进会仲景医学研究分会副会长兼秘书长，仲景星火工程分会执行会长，北京中西医慢病防治促进会全国经方医学专家委员会执行主席，中关村炎黄中医药科技创新联盟全国经方健康产业发展联盟执行主席，中医药"一带一路"经方行（国际）总策划、总指挥、主讲教授，中华国医专病专科经方大师研修班总策划、主讲教授，中国医药新闻信息协会副会长兼中医药临床分会执行会长，曲阜孔子文化学院国际中医学院名誉院长/特聘教授。

目　录

上　篇　经典温习

中篇　临证新论

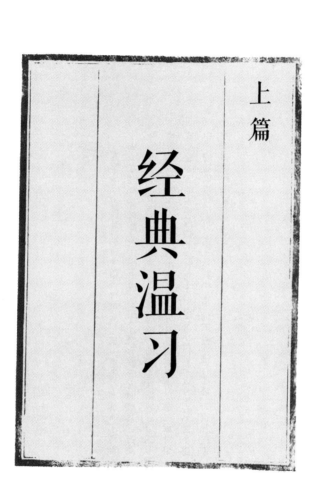

上篇

经典温习

本篇从三个部分对小建中汤进行论述：第一章第一节溯本求源部分从经方出处、方名释义、药物组成、使用方法、方歌等方面对其进行系统梳理。第二节经方集注选取历代医家对经方的代表性阐释。第三节类方简析对临床中较常用的小建中汤类方进行简要分析。第二章对组成小建中汤的主要药物的功效与主治，以及作用机制进行阐释，对小建中汤的源流进行梳理，对古代医家方论和现代医家方论进行论述。

第一章 概　述

第一节　溯本求源

一、经方出处

《伤寒论》

1. 伤寒,阳脉涩,阴脉弦,法当腹中急痛,先与小建中汤,不差者,小柴胡汤主之。(100)

2. 伤寒二三日,心中悸而烦者,小建中汤主之。(102)

《金匮要略》

1. 虚劳里急,悸,衄,腹中痛,梦失精,四肢酸疼,手足烦热,咽干口燥,小建中汤主之。

2. 妇人腹中痛,小建中汤主之。

3. 男子黄,小便自利,当与虚劳小建中汤。

二、方名释义

小建中汤温中补虚而兼养阴,和里缓急而能止痛。方中重用甘温质润的饴糖为君药,温补中焦、缓急止痛;臣药为辛温之桂枝以温阳气、祛寒邪。酸甘之白芍以养营阴、缓肝急、止腹痛;佐药为生姜以温胃散寒、大枣以补脾益气。炙甘草功能益气和中,用以调和诸药,是为佐使。其中饴糖配合桂枝以辛甘化阳,功能补脾虚而温中焦;芍药配合甘草以酸甘化阴,功能止腹痛而缓肝急。六药配伍,于温中、补虚、缓急之中,蕴含有和肝理脾、益阴和阳之功效,可使得中气建运,培养阴阳气血生化之源,故以建中名之。

《辅行诀脏腑用药法要》中所载小建中汤,名曰"建中补脾汤":"治脾虚肉极,羸瘦如柴,腹中拘急,四肢无力方。甘草二两(炙),大枣十二枚(去核),生姜三两(切),黄饴一升,桂枝二两,芍药六两。"王雪苔云:"建中补脾汤即《伤寒论》中小建中汤。"《伤寒论·辨太阳病脉证并治中》的记载"伤寒,阳脉涩,阴脉弦,法当腹中急痛,先与小建中汤,不差者,小柴胡汤主之",又有"伤寒二三日,心中悸而烦者,小建中汤主之"。《金匮要略·血痹虚劳病脉证并治》:"虚劳里急,悸、衄,腹中痛,梦失精,四肢酸疼,手足烦热,咽干口燥,小建中汤主之。"所述症状在《伤寒论》的基础上有所增加。

自金代成无己《伤寒明理论》"必以此汤温建中脏,是以建中名焉"以及尤在泾"小建中汤温养中气"之说以来,后世医家多遵此说,认为小建中汤为温养中焦之剂,主治中焦虚寒。此观点至今仍被大多数医家所认同,现代《方剂学》教材亦采用此说。查唐代以前的论述,不能找出"中焦虚寒"的证据。少数医家如吴谦等认为小建中汤为"阴阳俱虚";另有医家对本方证持阴津亏虚的观点,如喻嘉言认为"俾饮食增而津液旺……复其真阴之不足";也有医家提出阴血不和的论述,如《绛雪园古方选注》中认为"今建中汤是桂枝,佐用芍药,义偏重于酸甘,专和血脉之阴",明确提出"和阴"的观点。现多认为,小建中汤证为阴阳两虚,以阴虚为主,中气不振,精血亏耗证,病位在脾脏,多由饥伤、思伤、劳伤所致。

三、药物组成

桂枝三两(去皮),芍药六两,甘草二两(炙),生姜三两(切),胶饴一升,大枣十二枚(擘)。

四、使用方法

上六味,以水七升,煮取三升,去滓,纳胶饴,更上微火消解,温服一升,日三服。

此桂枝汤倍芍药而加胶饴也,本太阳表药,一转移而即变为安太阴之制,神化极矣。伤寒二三日,心中悸而烦者,中土虚馁,都城震恐,桂枝汤本主和营复阳,而但倍芍药加胶饴,奠安中土,故曰建中,甘能满中,仍与桂枝汤同,故重申其禁曰,呕家不可用建中汤,以甜故也。伤寒,阳脉涩,阴脉弦,腹中急痛者,先与小建中汤,盖阳脉涩,则中土已虚,阴脉弦,则木来贼土之象,腹中急痛,是脾阳下陷,此时若用小柴胡制木,其如中土先已虚馁何,夫中土虚馁,非甘不补,土受木克,非酸不安,必先以小建中汤,扶植中土,土气既实,若不瘥,再以小柴胡,疏土中之木,用药自有先后,非先以小建中姑为尝试也。(《伤寒寻源》)

五、方歌

建中即是桂枝汤,倍芍加饴绝妙方,

饴取一升六两芍,悸烦腹痛有奇长。(《长沙方歌括》)

第二节 经方集注

伤寒,阳脉涩,阴脉弦,法当腹中急痛,先与小建中汤;不差者,小柴胡汤主之。(100)

尤在泾

阳脉涩,阳气少也;阴脉弦,阴有邪也。阳不足而阴乘之,法当腹中急痛,故以小建中汤温里益虚散阴气。若不瘥,知非虚寒在里,而是风邪内干也,故当以小柴胡汤散邪气止腹痛。亦太阳篇移入。(《伤寒贯珠集》)

黄元御

甲乙同气,甲木不降,则寸脉涩,乙木不升,则尺脉弦。甲木上逆,而克戊土,法当痛见于胸膈,乙木下陷,而克己土,法当痛见于腹胁。木气枯燥,是以其痛迫急。肝胆合邪,风火郁发,中气被贼,势难延缓,宜先用小建中汤,胶饴、甘、枣,补脾精而缓急痛,姜、桂、芍药,达木郁而清风火。若不差者,仍与柴胡,再泻其相火也。(《伤寒悬解》)

伤寒二三日,心中悸而烦者,小建中汤主之。(102)

尤在泾

伤寒里虚则悸,邪扰则烦,二三日悸而烦者,正虚不足,而邪欲入内也。是不可攻其邪,但与小建中汤温养中气。中气立则邪自解,即不解,而攻取之法,亦可因而施矣。仲景御变之法如此,谁谓伤寒非全书哉。(《伤寒贯珠集》)

柯琴

伤寒二三日,无阳明证,是少阳发病之期。不见寒热头痛胸胁苦满之表,又无腹痛苦呕或咳或渴之里,但心悸而烦,是少阳中枢受寒,而木邪挟相火为患。相火旺则君火虚。离中真火不藏,故悸;离中真火不足,故烦。非辛甘以助阳,酸苦以维阴,则中气亡矣。故制小建中以理少阳,佐小柴胡之不及。心烦心悸原属柴胡证而不用柴胡者,首揭伤寒不言发热,则无热而恶寒可知。心悸而烦,是寒伤神、热伤气矣。二三日间,热已发里,寒犹在表,原是半表半里证。然不往来寒热,则柴胡不中与也。心悸当去黄芩,心烦不呕当去参、半。故君桂枝通心而散寒,佐甘草、枣、饴助脾安悸,倍芍药泻火除烦,任生姜佐金平木。此虽桂枝加饴而倍芍药,不外柴胡加减之法。名建中,寓发汗于不发之中。曰小者,以半为解表,不全固中也。少阳妄汗后,胃不和,因烦而致躁,宜小柴胡清之;未发汗,心已虚,因悸而致烦,宜小建中和之。

尺、寸俱弦,少阳受病也。今阳脉涩而阴脉弦,是寒伤厥阴,而不在少阳也。寸为阳,阳主表,阳脉涩者,阳气不舒,表寒不解也。弦为木邪,必挟相火,相火不能御寒,必还入厥阴而为患。厥阴抵少腹,挟胃属肝络胆,则腹中皆厥阴部也。尺为阴,尺主里。今阴脉弦,为肝脉,必当腹中急痛矣。肝苦急,甘以缓之,酸以泻之,辛以散之,此小建中为厥阴驱寒发表平肝逐邪之先着也。然邪在厥阴，腹中必痛，原为险证，一剂建中，未必成功。设或不瘥，当更用柴胡，令邪走少阳，使有出路。所谓阴出之阳则愈，又以小柴胡佐小建中之不及也。（《伤寒来苏集》）

虚劳里急，悸，衄，腹中痛，梦失精，四肢酸疼，手足烦热，咽干口燥，小建中汤主之。（13）

尤在泾

此和阴阳调营卫之法也。夫人生之道，曰阴曰阳，阴阳和平，百疾不生。若阳病不能与阴和，则阴以其寒独行，为里急，为腹中痛，而实非阴之盛也。阴病不能与阳和，则阳以其热独行，为手足烦热，为咽干、口燥，而实非阳之炽也。昧者以寒攻热，以热攻寒，寒热内贼，其病益甚。惟以甘酸辛药，和合成剂。

调之使和，则阳就于阴，而寒以温，阴就于阳，而热以和，医之所以贵，识其大要也，岂徒云寒可治热，热可治寒而已哉。或问：和阴阳调营卫是矣，而必以建中者，何也？曰：中者，脾胃也，营卫生成于水谷，而水谷转输于脾胃，故中气立，则营卫流行而不失其和。又中者，四运之轴，而阴阳之机也，故中气立，则阴阳相循，如环无端，而不极于偏。是方甘与辛合而生阳，酸得甘助而生阴，阴阳相生，中气自立，是故求阴阳之和者，必于中气，求中气之立者，必以建中也。（《金匮要略心典》）

陈修园

徐忠可云，劳字从火，未有劳症不发热者也。又劳字从力，以火能蚀气，未有劳症而力不疲者也。人身中不过阴阳血气四字，气热则阳盛，血热则阴盛，然非真盛也。真盛则为血气方刚，而壮健无病矣。惟阴不能与阳和，阳不能与阴和，故变生以上数节所列之证，阴阳中更有阴阳之分，寒热互见，医者当如堪舆家按罗经以定子午，则各向之宜忌，以及兼针之可否，无不可按法而行矣。至于亡血失精，阴虚阳虚皆有之者，阴极能生热也，故见脉在浮大边，即当知阴不能维阳，肾为阴之主务，交其心肾而精血自足。见脉在细小边，即当知阳不能胜阴，脾为阳之主，即补其中气，而三阳自泰。故仲景特拈此二大扇，以为后人治虚劳之准，至阴虚热极而燥，此虚劳之坏证也。朱奉议创出滋阴一法,授庸医以耽延时日,根据阿附和之术,大失治虚劳正法。后人见滋阴亦有愈者,乃用参不用参,聚讼不已,岂知仲景以行阳固阴为主,而补中安肾,分别用之,不专恃参,不专滋阴,为恢恢游刃也哉?(《金匮要略浅注》)

李 彣

脾主四肢,其经入腹,里急腹痛,四肢酸疼,脾虚不能荣养中外也。悸者,气虚;衄者,血热也。梦失精者,阴虚不守也。手足烦热者,脾为至阴,阴虚生内热也。脾经挟咽连舌本,开窍于口,咽干口燥者,脾虚津液不布也。此虚劳病之在脾也。(《金匮要略浅注》)

妇人腹中痛,小建中汤主之。

尤在泾

营不足则脉急,卫不足则里寒,虚寒里急,腹中则痛,是必以甘药补中缓急为主,而合辛以生阳,合酸以生阴,阴阳和而营卫行,何腹痛之有哉。(《金匮要略心典》)

男子黄,小便自利,当与虚劳小建中汤。

尤在泾

小便利者,不能发黄,以热从小便去也。今小便利而黄不去,知非热病,乃土虚而色外见,宜补中而不可除热者也。夫黄疸之病,湿热所郁也,故在表者汗而发之,在里者攻而去之,此大法也。乃亦有不湿而燥者,则变清利为润导,如猪膏发煎之治也。不热而寒,不实而虚者,则变攻为补,变寒为温,如小建中之法也。其有兼证错出者,则先治兼证而后治本证,如小半夏及小柴胡之治也。仲景论黄疸一证,而于正变虚实之法,详尽如此,其心可谓尽矣。(《金匮要略心典》)

陈修园

此为虚黄证而出其方也。黄证不外于郁,虚得补则气畅而郁开,郁开则黄去矣。单言男子者,谓在妇人则血分有热,正未可知,又当另有消息也。(《金匮要略浅注》)

李 彣

虚劳属气血两虚。《难经》云:气主煦之,血主濡之。则气能统血而阳生

阴长,此血脱者必先益气也。建中汤加黄芪以实卫气。(《金匮要略广注》)

第三节　类方简析

小建中汤具有代表性的类方主要有大建中汤和黄芪建中汤两个,下面对两个方剂进行分析。

一、大建中汤

组成:蜀椒二合(去汗),干姜四两,人参二两。

原文:大建中汤主治"心胸中大寒痛,呕不能饮食,腹中寒,上冲皮起,出见有头足,上下痛而不可触近"。

功效:温中补虚,降逆止痛。

主治:阳气虚衰,中焦寒甚,寒气腹痛。

方歌:痛呕食艰属大寒,腹冲头足触之难,

　　　　干姜四两椒二合,参二饴升食粥安。(《金匮方歌括》)

方解:大建中汤中蜀椒味辛大热,温脾胃,助命火,并能散积杀虫;干姜辛热,温中助阳,散寒降逆;人参补益脾胃,扶助正气;重用饴糖建中缓急,并能缓和椒、姜燥烈之性。诸药合用,共奏温中补虚,降逆止痛之功。

二、黄芪建中汤

组成:饴糖一升,桂枝三两(去皮),芍药六两,生姜二两,大枣十二枚,黄芪一两半,炙甘草三两。

原文:黄芪建中汤主治"虚劳里急,诸不足"。

功效:温中补气,和里缓急。

主治：阴阳气血俱虚证。里急腹痛，喜温喜按，形体羸瘦，面色无华，心悸气短，自汗盗汗。

方歌：小建汤加两半芪，诸虚里急治无遗，

急当甘缓虚当补，愈信长沙百世师。（《金匮方歌括》）

方解：黄芪建中汤于小建中汤内加黄芪，是增强益气建中之力，阳生阴长，诸虚不足之证自除。

小建中汤、大建中汤与黄芪建中汤三方均出自东汉张仲景所著《伤寒杂病论》一书，是张仲景在古代"建中"哲学思想指导下创建的系列方药。历代医家对其论述颇多，临床应用广泛，实已形成一较为独立的治疗大法。

黄芪建中汤即小建中汤方加黄芪一两半。由论中条文可以看出，大建中汤证与小建中汤证比较，服用后，疼痛更为剧烈，同时伴有呕吐。从用药组方来看，两者均以脾胃虚寒为基本病机，但大建中汤证表现更为严重。且小建中汤证病程多较大建中汤证为长。从止痛效果来看，大建中汤的止痛作用主要在于蜀椒，《神农本草经》曰：蜀椒，气味辛、温，有毒辣。主邪气咳逆，温中，逐骨节皮肤死肌，寒湿痹痛，下气。且蜀椒有轻度局部麻醉作用。而小建中汤的止痛作用主要是芍药，《神农本草经》曰：芍药，气味苦、平，无毒。主邪气腹痛；除血痹，破坚积，寒热疝瘕，止痛，利小便，益气。

而小建中汤与黄芪建中汤比较，黄芪建中汤为小建中汤方加黄芪一两半组成，二者在主治及病机之间由于黄芪的存在而有了一定的区别。建中汤本取化脾中之气，而肌肉乃脾之所生也，黄芪能走肌肉而实胃气，故加之以补不足，则桂、芍所以补一身之阴阳，而黄芪、倍饴糖又所以补脾中之阴阳也。里急者，里虚脉急，腹中当引痛也。诸不足者，阴阳诸脉并俱不足，而眩、悸、喘、渴、失精、亡血等证相因而至也。急者缓之必以甘，不足者补之必以温，充虚塞空，则黄芪尤有专长也。黄芪为补气扶弱之品，得饴糖则甘温以益气，得桂枝则温阳以化气，得白芍又有益气和营之效。综合全方，其补虚益气之功优于小建中汤。

《伤寒杂病论》中以大建中汤、小建中汤、黄芪建中汤三方为代表创立了建中法，均以甘温立法，以饴糖一升为主药，能建中补虚、和里缓急治疗脾胃元气亏虚证。然又以小建中汤为祖方、基础方，以辛甘化阳为主，佐以大量

芍药,又寓酸甘化阴之意,用治阴阳两虚而偏于阳虚者,《千金方衍义》云其"为诸建中之母本";黄芪建中汤为正方,以小建中汤加黄芪增强益气建中之力,用治气血阴阳俱虚,而气虚较甚者;大建中汤为变方,纯用辛甘之品温建中阳,其补虚散寒之力远较小建中汤为峻,虽与小建中汤方义有别,仍不失建中之旨,用治脾胃阳衰,中焦寒甚者,故名"大建中"。《勿误药室方函口诀》云:此方与小建中汤方义大异,然因有胶饴一味,建中之意明了矣。治寒气腹痛者,莫如此方。可见,建中类方均以甘、温药物为主,建中则气血为之生生不息,脏腑复得温煦和濡养,不仅能建立中气、调和阴阳,用治久病阴阳两虚、寒热错杂病证,而且对脾胃阳气虚衰者,能甘温扶阳、大建中气。所以,建中三方,实已形成一法,从"法"的概念出发来探讨,对于深刻领会建中之旨,提高该法的理论与实践价值,更好地继承仲景学术思想,大有裨益。

由此可以看出,经方中的建中三方均是以脾胃虚弱为前提,皆表现为虚寒里急、腹痛等症状,同时又均以饴糖为君药。由于个人体质差异,脾胃在人体的作用不止一端,因而分出大建中汤、小建中汤、黄芪建中汤证。

第二章　临床药学基础

第一节　主要药物的功效与主治

本方由饴糖、桂枝、芍药、生姜、大枣、炙甘草六味药组成,用量最大的是饴糖。

一、饴糖

饴糖,性味甘温,入脾、胃、肺经,具有补脾益气、缓急止痛、润肺止咳的功效。临床常配伍运用,用于脾胃阳虚或气虚所致的脘腹疼痛及肺虚痰多、咳嗽乏力、吐血、口渴、咽痛、便秘,主要用于体虚及小儿、产妇的滋养。饴糖首载于《名医别录》:"饴糖,味甘,微温。主补虚乏、止渴、止血。"《备急千金要方·食治》曰:"补虚冷,益气力,止肠鸣,咽痛,除唾血,却卒嗽。"《日华子本草》曰"消痰止嗽,并润五脏。"《长沙药解》曰补脾精,化胃气,生津,养血,缓里急,止腹痛。《本草纲目》曰:味甘,大温,无毒。主治老人烦渴,鱼脐疔疮,毒疮,火烧疮。

小建中汤之饴糖,历代臣家多认为其为君药,持此说甚多。然而也有医家认为其为主药,而非君药,因为君药是"针对主病或主证其主要治疗作用的药",即单用此药可以治疗疾病的"主病或主证"。若将桂、芍去掉,单用饴糖一味,则并不能称之为建中,无甚疗效。虚劳者,虚极成劳,脾不能化生气血,故补虚无益,法当建立中气。桂、芍振奋中阳,脾"得阳始运",中焦化生有力;而欲化生气血,需有水谷之甘,饴糖味甘性温,易于消化吸收,予以饴糖为气血化生之源,使气血得以速生。故称小建中汤之动力在桂芍之伍,原料在饴糖之甘。《食疗本草》:补虚止渴,健脾胃气,去留血,补中。《本草蒙筌》:和脾,润肺,止渴,消痰。《本草汇言》:治眩晕,消渴,消中,怔忡烦乱,忍饥五内颠倒,四肢欲倾;产妇失血过多,卒时烦晕;劳心瘁思,神气无主。在经方中,饴糖主要用于大建中、小建中的配伍组方中,取其健脾、缓中、润肺等功效,作为建中类方的主药,有着不可替代的作用。

二、桂枝

桂枝甘温,其性温通。张仲景用桂,欲走经达表,以和营卫,祛表之邪时,必啜热粥并温覆取汗。小建中汤中桂枝虽曰三两,但并不啜粥,亦未温覆,知其意不在表;且有芍药之倍,饴糖之缓,不在表之意更明。《临证指南医案·卷三·脾胃》云:"太阴湿土,得阳始运。"桂枝不走表而入里,通里阳,振奋中气,以利运化。《心》:桂枝气味俱轻,故能上行发散于表。《本草衍义补遗》:仲景救表用桂枝,非表有虚以桂补之;卫有风寒,故病自汗,以桂枝发其邪,卫和则表密汗自止,非桂枝能收汗而治之。《本草纲目》:麻黄遍彻皮毛,故专于发汗而寒邪散,肺主皮毛,辛走肺也;桂枝:透达营卫,故能解肌而风邪去。脾主营肺主卫,甘走脾、辛走肺也。《本草汇言》:桂枝,散风寒,逐表邪,发邪汗,止咳嗽,去肢节间风痛之药也。气味虽不离乎辛热,但体属枝条,仅可发散皮毛肌腠之间,游行臂膝肢节之处。《本草述》:桂枝即桂树之嫩细枝条,薄桂又细嫩枝条之极,薄皮其性轻扬。能行上焦头目……直行为奔豚之先(奔豚为肾气,肾气出膀胱),横行为手臂之引经。《本经逢原》:麻黄外发而祛寒,遍彻皮毛,故专于发汗;桂枝上行而散表,故能解肌……世俗以伤寒无汗不得用桂枝者,非也。桂枝辛甘发散为阳,寒伤营血,亦不可少之药。麻黄汤、葛根汤未尝缺此。但不可用桂枝汤,以中有芍药酸寒,收敛表腠为禁耳。《长沙药解》:桂枝,入肝家而行血分,走经络而达营郁。善解风邪,最调木气。升清阳脱陷,降浊阴冲逆,舒筋脉之急挛,利关节之壅阻。入肝胆而散遏抑,极止痛楚,通经络而开痹涩,甚去湿寒。能止奔豚,更安惊悸。《本经疏证》:能利关节,经通通脉,此其体也。《素问·阴阳应象大论》曰,味厚则泄,气厚则发热,辛以攻结,甘可补虚。故能调和腠理,下气散逆,止痛除烦,此其用也。盖其用之道有六:曰和营,曰通阳,曰利水,曰下气,曰行瘀,曰补中。其功之最大,施之最广,无如桂枝汤,则和营其首功也。

桂枝功效:①解肌调营卫,盖取白芍甘草之酸敛与桂甘之辛发,治"啬啬恶寒,淅淅恶风,翕翕发热,鼻鸣干呕者,桂枝汤主之"之太阳中风表虚证。然单味桂枝发汗力不足,故方后注"啜热稀粥一升余,以助药力,温覆令一时许,遍身漐漐,微似有汗者益佳"。可见桂枝发汗之力不强,而是重在调营卫,不然亦不宜用于表虚证,以免大汗亡阳,此贵在桂枝有助阳气、固表调营卫、无汗能发,有汗能收之功。原文"太阳病,发汗,遂漏不止,其人恶风,小便难,四肢微急,难以屈伸者,桂枝加附子汤主之"。此虽为误汗伤阳,表阳不固,方中虽有附子助阳实表止汗,然桂枝虽有解肌散邪之功,但其有汗能收之功也不能忽略。②解表发汗,"太阳病,头痛发热,身疼腰痛,骨节疼痛,恶风无汗而喘者,麻黄汤主之"。桂枝之用,在于助麻黄解表,由于麻黄的发汗力强,故方后注无须啜热粥,此作用亦是桂枝最常用的功效。③解表平喘,"太阳病,下之微喘者,表未解故也。桂枝加厚朴杏仁汤主之。"喘息发作,乃因风寒迫肺,肺寒气逆所致。杏朴可以降气平喘,桂枝在杏朴相助下,其温肺平喘作用亦得加强,则喘息自愈。④助阳化气利尿,"若脉浮,小便不利,微热消渴者,五苓散主之""渴欲饮水,水入则吐者,名曰水逆,五苓散主之。"桂枝本温,却用于渴者,前后相参,其病机为水饮内停,阳气不化,水津不能上蒸以润口。而桂枝可助阳化气,故能当此重任。且在一派利尿剂中佐少量桂枝,可大大增强其利尿功能。⑤温中补虚,温走而不伤正,治中焦虚寒"伤寒,阳脉涩,阴脉弦,法当腹中急痛者,先与小建中汤",病虽为虚,但桂枝味甘,甘味能补,能缓,善走而能破其结。清代周岩《本草思辨录·卷三·桂枝》:"结破中补而阳亦复,腹满时痛,恶能不愈,此满痛之治法。急痛非小建中不可。"临床上桂枝加入复方治胃炎,胃溃疡证属脾阳不足者确有效果。⑥平冲降逆,"气从少腹上冲心者,灸其核上各一壮,与桂枝加桂汤""太阳病,下之后,其气上冲者,属桂枝汤"。可见桂枝具有平冲降逆之功。⑦通心阳,"发汗过多,其人叉手自冒心,心下悸,欲得按者,桂枝甘草汤主之""伤寒脉结代,心动悸,炙甘草汤主之"。用于温通心阳桂枝用量宜大,在治疗心悸心慌者,疗效显著。⑧通经止痹痛,尤以四肢关节为主,不分寒痹热痹皆可用。《本草从新·卷七·木部·桂枝》:"东垣曰,桂枝横行手臂、以其为枝也。"风湿早期有类似太阳伤寒,为风寒湿邪侵入肌肉筋骨,桂枝得附子之助,其散寒祛风止痛之力更强。至风湿后期,阳气更微,改用甘草附子汤,仍不离用桂枝通经。若风湿化热,则后世改用白虎加桂枝汤之类。可见,桂枝用于痹症者寒热皆宜。⑨桂枝与其他药物的联合应用。桂枝性温能治疗风寒感冒、祛风寒,患者无论有没有汗均可以应用。患者如有风寒表证,不出汗,配合麻黄有相同的作用,两种药物合用有相须作用,可以促使患者发汗,患者如果存在风寒表证;身体有发汗时,可以配合芍药等,有协调营卫的作用。桂枝能够温通经络,对寒湿性风痹痛,可以配合附子、羌活、防风;对于气血寒滞所引起的闭经、痛经等症状,可以配合当归、芍药、桃仁等作用。桂枝功效常随配伍的改变而改变,如在合用解表药物时,发汗作用增强,与利湿药物合用时,化气利湿的作用可以增强,桂枝与化痰平喘的药物应用时,具有降逆功显等功效,在临床的应用比较广泛,效果较好。

汪履秋亦认为桂枝是临床上最常用的药物,既能解表又能清里,横行手臂,止汗舒筋,表证里证均得用桂枝。桂枝止汗止痛,但单用很少,需配伍才行,桂枝虽属辛温药,但很平和,一般服药后无不良反应。周本善认为桂枝的性能特点为辛温宣通而性较缓和,掌握这一特点,可泛治多种病症。苔白而厚,病重,桂枝用量宜大,每剂30g,舌苔薄,病缓,用小量即可。桂枝功效常随配伍改变而改变,如合解表药则解表发汗实表之力强;合利湿药则化气利水之功盛;合温里药则温脾肾之阳;参入血药则活血祛瘀、通脉止痛之力大;和入脾胃药则振奋脾胃之阳气;加入祛风湿药则通络止痹;与清热药相偶则制性存其通络之用;与化痰平喘药同用则温化降逆之功显等。只要伍用得当,临床上便可左右逢源。

三、白芍

白芍酸甘而凉,性酸敛而柔和,不滋腻。仲景用白芍,遇阴血不和则加,见里脏有寒则减（《伤寒论》"设当行大黄、芍药者,宜减之……易动故也"）。小建中汤中芍药加倍,知此证非中焦虚寒可解。白芍入血分,益阴养血,和畅阴血。《神农本草经》:味苦、平,无毒。主治邪气腹痛。除血痹,破坚积,寒热疝瘕,止痛,利小便,益气。《名医别录》:味酸,微寒,有小毒。主通顺血脉、缓中。散恶血、逐贼血、去水气、利膀胱、大小肠、消痈肿。时行寒热、中恶、腹痛、腰痛。《药性论》:能治肺邪气、腹中绞痛、血气积聚。通宣脏腑壅气、治邪痛败血;主时疾骨热。强五脏、补肾气。治心腹坚胀、妇人血闭不通、消瘀血、能蚀脓。《日华子本草》:治风补劳,主女人一切病,并产前后诸疾。通月水、退热、除烦、益气。天行热疾、瘟瘴、惊狂、妇人血运及肠风。泻血、痔瘘、发背、疮疥、头痛、明目、目赤胬肉。赤色者多补气,白者治血。《开宝本草》:味苦、酸,平、微寒,有小毒。通顺血脉、缓中。散恶血、逐贼血、去水气、利膀胱、大小肠。消痈肿、时行寒热、中恶、腹痛、腰痛。《药性赋》:味酸,平,性寒,有小毒。可升可降,阳也。其用有四:扶阳气大除腹痛,收阴气陡健脾经;坠其胎能逐其血,损其肝能缓其中。《本草衍义补遗》:酒浸炒,与白术同用则能补脾;与川芎同用,则泻肝;与人参、白术同用则补气。治腹中痛而下痢者必炒,后重不炒。又云:白芍惟治血虚腹痛,诸腹痛皆不可治。芍药白补赤泻。又云:赤者利小便下气,白者止痛散血。又云:血虚寒人禁此一物。古人有言曰:减芍药以避中寒,诚不可忽。

《本草发挥》云:芍药白补而赤泻,白收而赤散也。又云:芍药之酸,收敛津液而益荣。又云:正气虚弱,收而行之。芍药之酸,以收正气。又云:酸收也,泄也。芍药之酸,收阴气而泄邪气。又云:肺燥气热,以酸收之,以甘缓之。芍药之酸,以敛逆气。洁古云:白芍药补中焦之药,炙甘草为辅,治腹中痛。如夏月腹痛,少加黄芩;恶热而痛,加黄柏;若恶寒腹痛,加肉桂一分,白芍药二分,炙甘草一分半,此仲景神品药也。如寒月大寒腹痛,加桂一钱半,水二盏,煎一盏服。《主治秘诀》云:性寒,味酸,气厚味薄,升而微降,阳中阴也。其用有六:安脾经一也;治腹痛二也;收胃气三也;止泻痢四也;和血脉五也;固腠理六也。白补赤散,泻肝补脾。酒浸引经,止中部腹痛。去皮用。

在经方中的运用:

用于汗法:凡客邪袭人,症见恶风、身热、头痛、自汗出而表仍不解者,此为风伤太阳,营阴弱于内,卫阳盛于外之故,当以白芍配合桂枝治之,用桂枝发汗,散太阳之风;白芍和营,兼以敛汗,使不致发散太过,如此则一阴一阳,刚柔互济,相须为用,达到缓汗透邪、营和卫谐的目的。

用于下法:脾约证胃强脾弱阳盛阴伤,脾弱则不能为胃行其津液以四布,但输膀胱,于肠液干枯而输送维艰,结果小便频数而大便秘结。仲景以麻子仁丸立方,方中麻子仁、杏仁,能润干燥之坚,芍药敛液以辅润可谓深发奥义。脾约用芍药,即增水行舟之意,后世朱丹溪制活血润燥生津汤及吴又可创养营承气汤之所以使用白芍,当亦以此悟出。

用于和法:抑郁寡欢之人,其病多于肝,因肝为藏血之乡,性主疏泄,郁则逆其疏泄之性,于是气血不调,而有寒热往来,头痛颊赤,口苦烦渴,乳胀胁痛等症。调和之法,当用白芍与柴胡、薄荷等为伍,因柴胡有泄肝气、解肝郁之用;白芍柔肝养血,所为肝为刚脏,宜柔宜和,且白芍味酸,能入肝补益肝体,与《金匮要略》所云,夫肝之病,补用酸之义吻合。加辛散的薄荷解郁结之气以助肝用,则病自愈。目前临床对肝炎的处理,常借力于白芍,亦取柔肝养肝之意。

用于温法:太阳伤寒,发汗后表邪虽解,但恶寒现象反较前增剧,此乃发汗太过,或素体阳虚,因发汗而腠理不密,表阳外泄之故。吴鞠通云汗者,以阴津为材料,以阳气为运用。因而这时的病理机制是汗后伤正,阴亏阳弱,治以阴阳兼顾。药用:白芍、甘草、附子。由于白芍味酸而甘草味甘,酸甘化阴,有养阴敛阴之功,附子辛温大热,有回阳效能。三者合用,自能使阳生阴长。又少阴病以寒化,由于寒盛伤阳,阳气周流不利,营阴滞而致机体骨节疼痛,手足寒,脉沉者,应以白芍与附子、参、术等合用,因附子能回阳散寒;参、术能扶助正气。又因病在阴经,故用白芍和阴气,且可引附子入阴散寒,一若引经报使之意。

用于清法:伤寒少阴病,邪从热化,心阳亢盛,阴血亏耗,以致心神不宁,烦躁不寐者,应以白芍配合甘平的阿胶与苦寒的黄连等同用。其机制有二:一则借苦寒之性以制心经之元阳而除烦躁;一则以血肉有情之品以养血,兼含酸甘化阴之意。此法对杂病中因心肾不交而长期失眠的患者,经过多次实践证明,亦颇有效。

用于补法:白芍本有滋养阴血作用,常与地黄、当归之属配伍以治虚劳疾患。若再加参、术之类,则兼治气血双亏之证,这是众所周知的。此外,腹部挛急而痛,得按则减,心悸而烦的中虚患者,实因营阴亏损,阳气不足而形成,可重用白芍,并与饴糖、桂枝、甘草等为伍,取白芍、饴糖建中焦营阴之气为主,桂枝扶阳佐之。尤在泾云甘与辛合而生阳,酸得甘助而生阴。若此阴阳相生,则中气自可建立。况白芍、甘草合用,尚有甲己化土之义,乃调中之又一妙法。

其他:妇人月经不调,不论属寒属热,白芍均有一定的使用价值。例如月经延期,血色淡红,腹痛喜按,或因子宫虚寒而不受孕者,可用白芍补血虚;艾叶、吴茱萸、官桂之类暖子宫,祛血寒,务使阴血充盈,并处于温润和煦状态。如阴火内盛,血为热迫而妄行,以致经行不止,及崩中漏下,紫黑成块,烦热溺赤,舌绛,脉弦数。用白芍配龟板滋阴壮水,以制亢阳,再加黄柏、黄芩以清邪火,以此阴气生,火邪退,血得宁静,崩漏即止。肝木克土,脾失运化之权,以致肠鸣腹痛,大便泄泻,后而痛仍不减,服健脾和胃之剂而泻不止者,须加白芍、防风以泻木安土,方克有济,此即《黄帝内经》所云损其肝者缓其中之意。其他如水不涵木,肝阳升腾而头痛眩晕,以及温病热在下焦,灼伤真阴而筋脉拘急。手足瘛疭者,用白芍治疗,分别有柔肝息风、养阴止痉之效。此外,白芍与白术配合能治脾虚,用白芍在于益脾阴,用白术在于补脾阳。与黄连、黄芩为伍能治热痢,其中以白芍和太阴营气而安脾,芩连清阳明湿热以厚肠。与牡丹皮同用则平肝火,且牡丹皮味辛主散;白芍味酸主敛,一散一敛,则散不伤血,敛不留邪,有相反相成之妙用。与甘草温润阳气,使筋脉得以柔养而收缓急止痛之效。桂枝与白芍的配伍特点:小建中汤证虚劳在脏,故需振奋脏阳。白芍善入血分,可引桂枝入血入脾,振奋中阳。又"脾主为胃行其津液"(《素问·厥论》),阴血虚单纯补益而不能行,得脾运乃行;"太阴湿土,得阳始运"(《临证指南医案·卷三·脾胃》),桂枝振奋脾阳,其运通之用有助于阴津的充养。另,白芍酸敛而凉,若无桂姜之温通行散,则恐腹痛。桂枝性温而燥,本证阴血不足,若芍药不加倍,又恐桂枝生火化燥。故小建中汤中桂枝与白芍 1:2 配伍,在阴血充足的条件下,振奋脾气。

所谓赤芍和白芍,根据现今应用情况及历代本草中的记载可认为白芍是栽培的芍药植物的根,赤芍则主要来自野生芍药的根。我国民间用芍药治疗胸腹腰肋疼痛、自汗盗汗、阴虚发热、月经不调、崩漏、带下。现代药理研究表明芍药具有免疫调节、改善学习记忆行为、镇痛、镇静、解痉、保肝、扩张血管、抗炎等作用,芍药苷等单萜类化合物是这些生理活性的主要物质基础。

四、生姜

生姜温中散寒,和胃气以助健运,且可佐白芍之凉,散白芍之敛。《名医别录》曰其味辛,微温。主治伤寒头痛、鼻塞、咳逆上气,止呕吐。又,生姜,微温,辛,归五脏。去痰,下气,止呕吐,除风邪寒热。久服小志少智,伤心气。《本草拾遗》:本功外,汁解毒药,自余破血,调中,去冷,除痰,开胃。须热即去皮,要冷即留皮。《药性论》:主痰水气满、下气;生与干并治嗽、疗时疾、止呕逆不下食。生和半夏,主心下急痛,若中热不能食,捣汁合蜜服之。《开宝本草》:味辛,微温。主伤寒头痛鼻塞,咳逆上气,止呕吐。《本草图经》:以生姜切细,和好茶一两碗,任意呷之,治痢大妙!热痢留姜皮,冷痢去皮。《本草衍义》:治暴逆气。嚼三两皂子大,下咽定,屡服屡定。初得寒热,痰嗽,烧一块,含咬之终日间,嗽自愈。暴赤眼无疮者,以古铜钱刮净姜上取汁,于钱唇点目,热泪出,今日点,来日愈。但小儿甚惧,不须疑,已试良验。《药性赋》:味辛,性温,无毒。升也,阳也。其用有四:制半夏有解毒之功,佐大枣有厚肠之说。温经散表邪之风,益气止胃翻之哕。《汤液本草》:气温,味辛。辛而甘,微温,气味俱轻,阳也,无毒。《本草衍义补遗》:辛温,俱轻,阳也。主伤寒头痛、鼻塞、咳逆上气,止呕吐之圣药。治咳嗽痰涎多用者,此药能行阳而散气故也。又东垣曰:生姜辛温入肺,如何是入胃口?曰:俗皆以心下为胃口者,非也。咽门之下受有形之物,系谓之系,便为胃口,与肺同处,故入肺而开胃口也。又问曰:人云夜间勿食生姜,食则令人闭气,何也?曰:生姜辛温主开发,夜则气本收敛,反食之开发其气,则违天道,是以不宜。若有病则不然,若破血、调中、去冷、除痰、开胃。须热即去皮,若要冷即留皮用。《本草发挥》:成聊摄云,姜、枣味辛、甘。固能发散,而又不特专于发散之用。以脾主为胃行其津液,姜、枣之用,专行脾之津液,而和荣卫者也。

在经方中的运用:

解表散寒:从《伤寒论》六经辨证篇幅来看,太阳病证治篇幅居于首位。太阳主一身之表,统摄营卫,固护肌表,寒邪入侵人体,太阳首当其冲,太阳感邪后临床以恶寒发热,头痛项强,脉浮为主要脉证,在《伤寒论》中,凡称太阳病者一般都具备此证。因此,辛温解表法是本病总的治则。在太阳病篇方中,仲景选用生姜为伍的方剂有很多,如桂枝汤、桂枝加厚朴杏子汤、桂枝去芍药汤、桂枝去芍药加附子汤、桂枝去桂加茯苓白术汤等,都以生姜为伍助主药以表散风寒之邪。仲景应用生姜的另一个特点是用量大,在一些具有表散作用的方剂中,生姜用量常与主药同重,有的甚至超过主药量,如桂枝加芍药生姜各一两人参三两新加汤中生姜用量占居首位。生姜辛温发散,能逐寒邪而发表,仲景习用生姜为伍,以解太阳表证,正是利用这一功能而发挥治疗作用的。

和胃消痞:《伤寒论》云伤寒,汗出解之后,胃中不和,心下痞硬,干噫食臭,胁下有水气,腹中雷鸣下利者,生姜泻心汤主之。本条文论述了伤寒经发汗后,表证当解,但因患者脾胃素虚,或汗不如法,表解后,脾胃受损。脾胃伤必致升降功能失常,寒自内生,或汗后病及中焦,邪热内陷,寒热互阻,结于心下胃脘部,形成痞证的病机变化。痞证就一般而言,是痞而不硬,若邪气阻塞较重时,亦可痞而硬实,但临床表现多痞硬而不痛,无结胸证之征象。脾胃既虚则运化失职,不能熟腐水谷,以致食滞、水气内停,行走肠间,辘辘有声,故腹中雷鸣下利,因此,本证实属水饮食滞痞证。对本证治疗当和胃消痞,宣散水气。仲景在治疗本证时,仅在半夏泻心汤的基础上加减药量,重用生姜,以为主药,变半夏泻心汤为生姜泻心汤,由此一斑,可见仲景选方用药之精良,其义重在散水气之痞也。与半夏相配,则增强和胃降逆化饮止呕之功,与芩连相配,辛开苦降,复脾胃升降之职。清阳能升,浊阴能降,则痞硬自消,气逆下利自止是不言而喻的了。

降逆止呕:在《伤寒论》中,呕逆互为兼证或为主证,所以《伤寒论》云伤寒多呕逆的发生,多为胃气失于和降所致,而风寒之邪侵犯太阳或内传少阳,或内迫阳明,或热扰胸膈,或中焦虚寒,或痰饮水气内伏,或食滞均可导致胃气上逆,发生呕逆之证。所以呕逆可分为表里、寒热、虚实、痰饮、食滞等多种证候,对这一病证的治疗原则虽不同,但仲景在组方用药时选择生姜为伍似成常规。如:既有解表作用又兼能止呕逆的桂枝汤、葛根加半夏汤,具有和胃消痞、宣散水气的生姜泻心汤,用治胃虚痰阻、噫气不除的旋覆代赭汤以及热扰胸膈的栀子生姜豉汤,胃气虚寒、浊阴上逆的吴茱萸汤,邪入少阳、枢机不利的小柴胡汤,少阳兼腑实的大柴胡汤,少阳病兼下利呕吐的黄芩加半夏生姜汤等,都以生姜为伍者,是因这一类病证都有呕逆这一共同症候。此外,仲景使用生姜降逆止呕,一般用量都较大,如旋覆代赭汤中生姜用量约为旋覆花的 1.5 倍,代赭石的 5 倍;在栀子生姜豉汤中,生姜用量约为栀子的 1.5 倍,又如吴茱萸汤、大柴胡汤等,生姜用量都较大,由此不难看出,仲景广用重用生姜的目的在于降逆止呕以和胃气。

温阳化气:《伤寒论》烘针令其汗,针处被寒,核起而赤者,必发奔豚,气从少腹上冲心者,灸其核上各一壮,与桂枝加桂汤,更加桂二两也。伤寒,脉结代,心动悸,炙甘草汤主之。伤寒,汗出而渴者,五苓散主之;不渴者,茯苓甘草汤主之。伤寒二三日,心中悸而烦者,小建中汤主之。有心阳虚致发奔豚的证治,有心阴心阳虚的证治,也有胃阳虚、水饮停于胃中所致的证治和脾阳虚、悸而烦的证治,病变部位尽管有在心、在胃、在脾的区别,但都有阳虚本质,因此,仲景都采用了温阳化气法,或阴阳双补法。同时,在仲景所举桂枝加桂汤、茯苓甘草汤、炙甘草汤和小建中汤中不难发现,都有桂枝和生姜相互为伍。桂枝辛温,入心助阳而温经散寒,生姜辛温宣散,走而不守,两药之温热程度为方中诸药之最,仲景主以桂枝生姜为伍,相辅相成,以达温阳化气之目的恐是无疑的了。

五、大枣

大枣在本草中的论述。《神农本草经》:主治心腹邪气,安中养脾,助十二经,平胃气,通九窍,补少气少津液,身中不足,大惊,四肢重,和百药。《名医别录》:补中益气,强力,除烦闷,治心下悬、肠澼。《日华子本草》:润心肺,止嗽。补五脏，治虚劳损，除肠胃癖气。《本草新编》：通九窍，和百药，养肺胃，益气，润心肺，生津，助诸经，补五脏。惟中满及热疾忌食，齿疼并风疾禁尝。乃调和之品，非补益之味。

在经方中的运用：

建中补虚：大枣甘温质柔，能补脾和胃，《伤寒论》中常用于治疗脏腑虚损诸证。如小建中汤治疗伤寒二三日，心中悸而烦。伤寒初起即见悸烦，是患者素虚。阳气虚则心悸。阴血虚则心烦，此乃阴阳双亏、心脾两虚之证。用小建中汤先补其里虚，中气立则外邪自解。方中大枣佐饴糖，甘药为主剂有稼穑作甘之意。唯其味甘，才能资养脾胃，生长气血，是以心得之而火用修明，脾得之而化源健旺。诸药配伍则有平补阴阳、建中补虚之功，故此方应用甚广。《金匮要略·血痹虚劳病脉证并治》曰：虚劳里急，悸，衄，腹中痛，梦失精，四肢酸疼，手足烦热，咽干口燥者，小建中汤主之。又如炙甘草汤治疗伤寒脉结代，心动悸。根据表里同病，里虚者先治其里的原则，仲景以救里为急，用炙甘草汤峻补气血。方用大枣三十枚，剂量独重，殊寓深意，配生地黄、麦门冬、阿胶、麻仁能滋阴养血，使阳得阴助而生化无穷；配甘草、桂枝、人参、生姜、酒能辛甘化阳，使阴得阳升而泉源不竭。诸药共奏滋阴养血、益气复脉之功，后世滋补方剂大多由此化裁而出。但需注意，临证使用该方时诸药不能减量，否则难获复脉之效。再如半夏泻心汤、甘草泻心汤、旋复代赭汤所治之证皆在脾胃，故均主用大枣佐人参、甘草补虚健脾，扶助胃气。另如柴胡剂、吴茱萸汤及黄连汤之用大枣，皆取和胃调中、扶正祛邪之用。还有治疗血虚寒厥证的当归四逆汤和当归四逆加吴茱萸生姜汤，均重用大枣佐甘草以健中补虚，又脾主四肢使中阳振奋，则厥寒可愈。

调和营卫：大枣能调和营卫，与生姜为伍其效尤妙。《伤寒论》中常作为辛温发汗剂及调和营卫方中之辅助品，用于治疗风寒表证。如在桂枝剂中姜枣联用多达数次，故《本经疏证》曰：大率姜与枣联，为和营卫之主剂，姜以主卫，枣以主营。生姜辛散温通，大枣柔润甘缓，姜借枣之缓唯旋转于肌腠营卫之间，营卫遂因之而和解，所以屡屡应用于桂枝剂中。《神农本草经读》仲景桂枝汤等，生姜与大枣同用者，取其辛以和肺卫，得枣之甘以养心营，合之能兼调营卫也。它如葛根汤、葛根加半夏汤、大青龙汤及麻黄连连翘赤小豆汤之用大枣,亦为调和营卫,助正祛邪而设。

培土制水:大枣甘温,入脾、胃二经,善补中益气,培土制水。《伤寒论》中常用于治疗脾虚水停诸证。如桂枝去桂加茯苓白术汤,方用大枣配白术补益脾胃,复其转输之机,则水饮尽从下去而诸证霍然。生姜泻心汤治疗胃不和而有水气,方用大枣佐人参、生姜、甘草,和胃消痞,扶正祛邪,补益脾胃,宣散水气。苓桂甘枣汤治疗奔豚证,用大枣十枚以健脾,脾健则水制,所以悸动可止,奔豚不作。十枣汤治疗悬饮证,逐水剧药中加肥大枣枚以顾护胃气,益土胜水。

温通心阳:《伤寒论》中除桂枝配甘草温通心阳外,亦取大枣配桂枝辛甘合化,温通心阳。如桂枝去芍药汤治疗表证误下损伤胸阳而见脉促胸满,用大枣配桂枝,通胸阳,宣卫阳。桂枝去芍药加蜀漆牡蛎龙骨救逆汤治疗伤寒误亡心阳而见惊狂,用大枣补中焦和营卫,且助桂枝温通阳气。大枣配桂枝,又能通心阳而降冲逆,如桂枝加桂汤治疗奔豚证,苓桂甘枣汤治疗脐下悸欲作奔豚。《金匮要略·奔豚气病脉证治》立方3首,奔豚汤用于肝郁化火之气冲奔豚,故不用大枣,而阳虚偏寒者则用桂枝加桂汤及茯苓桂枝甘草大枣汤以治之。

缓急止痛:大枣又能缓解急迫而止痛,如小建中汤治疗腹中急痛,桂枝加芍药汤治太阴脾虚气滞之腹满时痛,桂枝加大黄汤治太阴脾实病兼阳明之大实痛。均用大枣助芍药合甘草以缓急止痛。后世《海上方》用大枣二枚,乌梅一枚,杏仁七枚同捣,男用酒,女用醋送下,可以治疗卒急心痛。另《金匮要略》方甘麦大枣汤,取大枣配小麦、甘草滋养心液、甘润补中缓急,用于治疗妇人脏躁,效若桴鼓。

调和药性:大枣甘缓性平,故又能调和百药,论中常用于峻猛剂中,一可缓和猛药峻烈之性,且解其毒性;二能顾护胃气;三有矫味作用,便于内服。如十枣汤,与甘遂、大戟、芫花同用,可使泄水而不伤胃;葶苈大枣泻肺汤,与葶苈子同用,可使泻肺而不伤肺;皂荚丸中与皂荚同用,可使痰除而不伤正;三方用大枣,意义相同。故柯琴曰此仲景用毒攻病之法,尽美又尽善也。后世李时珍师其法,用大枣去核,斑蝥去头足入枣煨熟,去蝥,空心食之,白汤送下,治反胃吐食。

大枣为鼠李科植物枣的成熟果实。中医中药理论认为,大枣具有补虚益气、养血安神、健脾和胃等作用,是脾胃虚弱、气血不足、倦怠无力、失眠多梦等患者良好的保健营养品。目前,国内外对大枣中的氨基酸、环磷酸腺苷、环磷酸鸟苷、维生素等都有较多的研究与报道,但对大枣多糖的研究还在初步阶段。大枣多糖具有多种生物活性,可以增强巨噬细胞吞噬功能、促进溶血素和溶血空斑形成,加快淋巴细胞转化和免疫兴奋,对血虚模型、气血双虚模型有较好的改善作用;可作为免疫促进剂,能控制细胞的分裂和分化,调节细胞的生长和衰老,对肝损伤有一定的保护作用。

第二节　功效与主治

小建中汤具有温中补虚、和里缓急的功效。主要用于中焦虚寒、肝脾不和证。腹中拘急疼痛,喜温喜按,神疲乏力,虚怯少气;或心中悸动,虚烦不宁,面色无华;或伴四肢酸楚,手足烦热,咽干口燥。舌淡苔白,脉细弦。(本方常用于胃及十二指肠溃疡、慢性肝炎、慢性胃炎、神经衰弱、再生障碍性贫血、功能性发热等属中焦虚寒、肝脾不和者。)本方病证因中焦虚寒,肝脾失和,化源不足所致。中焦虚寒,肝木乘土,故腹中拘急疼痛、喜温喜按。脾胃为气血生化之源,中焦虚寒,化源匮乏,气血俱虚,故见心悸、面色无华、发热、口燥咽干等。症虽不同,病本则一,总由中焦虚寒所致。治当温中补虚而兼养阴,和里缓急而能止痛。方中重用甘温质润之饴糖为君,温补中焦、缓急止痛。臣以辛温之桂枝温阳气,祛寒邪;酸甘之白芍养营阴,缓肝急,止腹痛。佐以生姜温胃散寒,大枣补脾益气。炙甘草益气和中,调和诸药,是为佐使之用。其中饴糖配桂枝,辛甘化阳,温中焦而补脾虚;芍药配甘草,酸甘化阴,缓肝急而止腹痛。六药合用,温中补虚缓急之中,蕴有柔肝理脾、益阴和阳之意,用之可使中气强健,阴阳气血生化有源,故以"建中"名之。

　　本方是由桂枝汤加饴糖,重用芍药组成,然其理法与桂枝汤有别。桂枝汤以桂枝为君,具有解肌发表、调和营卫之功,主治外感风寒表虚、营卫不和证;本方重用饴糖,意在温中补虚、缓急止痛,主治中焦虚寒、虚劳里急证。

第三章　源流与方论

第一节　源　流

对于小建中汤的病机,后世大多认为是温中之方。如金代成无己于《伤寒明理论》言:此汤温建中脏,是以建中名焉。后世医家多宗此说,认为小建中汤温中之剂,主治中焦虚寒,现行《方剂学》亦将其列入温里剂中。但也有学者认为,将小建中汤列入温中之剂值得商榷。

首先,在位置上,小建中汤在《伤寒论》中出现在太阳篇,更有"先与小建中汤;不差者,小柴胡汤主之"之条文,说明了小建中汤证与小柴胡汤证病机上的相关性及相似性。并且"心中悸而烦""手足烦热,咽干口燥"等症状,不能用太阴虚寒来解释。

其次,后世医家以小建中汤治腹痛而认为其病机为中焦虚寒,仔细琢磨中焦虚寒之腹痛为何要用小建中汤? 遍查伤寒诸方,仲景治腹痛多加芍药,如桂枝加芍药汤治腹满痛,小柴胡汤后之加减"腹中痛者,去黄芩,加芍药",此乃泄木安土法,与太阴虚寒无关,且中焦虚寒之腹痛另有大建中汤,其用干姜、蜀椒等辛温之药,若小建中汤为中焦虚寒用药不应相差甚远。

再者,仲景太阴篇曰"太阴为病,脉弱,其人续自便利,设当行大黄、芍药者,宜减之,以其人胃气弱,易动故也",真武汤证后之加减"下利者去芍药,加干姜二两",脾阳败,故去芍药。可见,若小建中汤为治中焦虚寒,仲景应不会"倍芍药"而用之。

最后,从小建中汤的药物组成上看。本方由饴糖一升、芍药六两、桂枝三两、大枣十二枚、甘草三两、生姜三两组成。方中补阴药与补阳药并用，而补阴药的数和量都超过了补阳药。若小建中汤为治疗中焦虚寒之剂，则应以温里药为主，应该重用桂枝、生姜温热之药，但为何倍芍药，又加饴糖？结合以上依据，将小建中汤列入温中之剂确实不妥。中焦脾胃乃升降之枢纽，脾升胃降；肝肺为升降之外轮，肝升肺降，脾气升发可带动肝气升发，太阴脾虚则厥阴风木郁而不升，少阳相火郁而不降。故后来学者认为小建中汤之病机为太阴脾虚，厥阴不升，少阳不降。

　　阳脉涩，阴脉弦。关于阴阳之意，有很多争论，如程郊倩认为轻取为阳，沉取为阴，但如果将阴阳强解为浮沉，不合情理。按浮沉之说解释，那么《伤寒论》290条："少阴中风，脉阳微阴浮者，为欲愈。"阳微阴浮就是轻取为微，重按反而为浮脉？浮为轻取即得，怎能重按而见浮脉？除此，根据《伤寒论》："寸口脉阴阳俱紧者，法当清邪中于上焦，浊邪中于下焦。"又云："阳脉浮大而濡，阴脉浮大而濡，阴脉与阳脉同等者，名曰缓也。"由此可见，阴脉阳脉并非指浮取、中取，结合脉法十四推测阴脉、阳脉应是寸关尺三部，寸为阳，尺为阴。另外《伤寒论·辨太阳病脉证并治上》第3条云："太阳病，或以发热，或未发热，必恶寒，体痛，呕逆，脉阴阳俱紧者，名为伤寒。"第1条提纲云："太阳之为病，脉浮，头项强痛而恶寒。"结合这两条也可推测出阳脉、阴脉皆是指表证之浮脉，并非指浮取、中取，所以可以得出阳脉涩是指寸脉涩，阴脉弦是指尺脉弦，从病机来解释，"上以候上，下以候下阴。"脉弦，则是厥阴风木郁于下而不升，木主升发，郁于下则攻冲，横克脾土，故见腹痛，妇人腹中痛亦此理；阳脉涩，乃是少阳相火郁于上而不降，故用芍药平厥阴风木止痛，另兼清少阳相火，若不差，应该是从厥阴风木论治无效，此时改为小柴胡，侧重清少阳证，故曰"不差者，小柴胡汤主之"，小柴胡汤后之加减"腹中痛者，去黄芩，加芍药"，说明小柴胡汤本身就能治疗腹痛，这一加减可以看作两方的过渡形式。

　　腹中痛，梦失精，四肢酸疼。木气郁于下，愈郁则愈疏泄，风木郁而生风，横克脾土，故见腹痛，用桂枝助肝气升发，肝气疏泄条达，自不生风，奔豚诸证亦是此理，故皆用桂枝助疏泄而平逆冲；肝主筋，筋聚于关节，木气升发失司，筋节不畅，故四肢酸疼。人之精，赖肾气闭藏，肝气疏泄，一泄一藏，开合有度,今木气郁于下,升意不遂,强行疏泄,寅卯之令,肝气萌动,故见遗精。

心中悸而烦:心悸的论述,《伤寒论》言"心中悸",《金匮要略》虽只言"悸",但本症为气血阴阳皆不足,故为"心中动悸"。其机制为气血津液皆不足,不能养心。悸在理论与实践中均主要反映阴血不足的病机,所以这种动悸以活动加重为主。

《伤寒论》云"心中悸而烦",故烦为心中烦,此属内烦、虚烦。由阴血不足,不能含摄阳气,虚阳郁越所致。

衄:《金匮要略》中但言"衄",此衄为阴虚,不能荣养于上,经中虚火郁滞化热,又因呼吸而致干燥。燥热最易伤及血络,而见鼻衄或齿衄时发,量不多。

手足烦热,咽干口燥:"脾主四肢",脾气流于四肢而主统血和推动。阴血不足,不能涵养阳气,脾气流溢而滞留于四肢,虚阳郁而为热,故手足烦热。《诸病源候论·虚劳病诸候》中云:"虚劳之人,血气微弱,阴阳俱虚……热因劳而生。""血为气之母",阴血为阳气之承载。本症由于阴血不足,不能荣养于上,津液不能上承而上燥,且脾气上浮,于咽喉等局部郁滞化热,燥热伤于局部,出现咽干口燥。《诸病源候论·虚劳口干燥候》云:"劳损血气,阴阳断隔,冷热不通,上焦生热,令口干燥也。"

第二节　古代医家方论

1. 太阳病,得之八九日,如疟状,发热恶寒,热多寒少,其人不呕,清便欲自可,一日二三度发。脉微缓者,为欲愈也,脉微而恶寒者,此阴阳俱虚,不可更发汗、更下、更吐也。面色反有热色者,未欲解也,以其不能得小汗出,身必痒,宜桂枝麻黄各半汤。(23)

郭雍：亦宜先服小建中汤。(《仲景伤寒补亡论·卷八·不可发汗四十条》)

张璐：虽脉微恶寒，止宜小建中加黄芪，以温分肉、司开合，原非温经之谓。(《伤寒缵论·卷上·太阳下篇》)

李梴：似疟不呕、二便自调者，必自愈；不愈脉迟，有汗者，小建中汤。(《医学入门·外集·卷之三·伤寒·六经正病》)

2. 太阳病，发热恶寒，热多寒少。脉微弱者，此无阳也，不可发汗，宜桂枝二越婢一汤。(27)

朱肱：尺脉迟者，血少也，先以小建中加黄芪汤，以养其血。(《类证活人书·卷第三》)

沈金鳌：热多寒少而尺迟者，营气本足，血少故也，先以小建中汤加黄最良。尺尚迟，再一剂。(《伤寒论纲目·卷第一·太阳经症·风伤卫寒伤营》)

3. 太阳中风，脉浮紧，发热恶寒，身疼痛，不汗出而烦躁者，大青龙汤主之。若脉微弱，汗出恶风者，不可服之。服之则厥逆，筋惕肉𥆧，此为逆也。(方后注)汗出多者，温粉粉之。一服汗者，停后服。若复服，汗多亡阳遂虚，恶风烦躁，不得眠也。(38)

朱橚：汗不止，筋惕肉𥆧，其候最逆且先服防风白术牡蛎散，次服小建中汤。(《普济方·卷第一百二十二·伤寒门·辨不可发汗病脉证并治》)

朱肱：发汗则头眩汗出，筋惕肉𥆧，此为逆难治，且先服防风白术牡蛎散，次服建中汤。(《类证活人书·卷第九》)

沈金鳌：此候最逆，先宜防风白术牡蛎汤，次服小建中汤。(《伤寒论纲目·卷第三·筋惕肉𥆧》)

刘昉、陶华、徐春甫亦认为：先服防风白术牡蛎汤，次服小建中汤。(《幼幼新书·卷第十五·伤寒自汗第一》)(《伤寒六书·伤寒明理续论·卷之六·恶风》)[《古今医统大全·卷之十三·伤寒门(上)证候·自汗》]

4. 脉浮数者，法当汗出而愈。若下之，身重心悸者，不可发汗，当自汗出乃解。所以然者，尺中脉微，此里虚，须表里实，津液自和，便自汗出愈。(49)

张璐：所以身重心悸，当与小建中和其津液，必自汗而愈。(《伤寒缵论·卷上·太阳上篇》)

郭雍：若心下悸而烦，宜小建中汤。(《仲景伤寒补亡论·卷四·太阳经证治上九

十五条》)

5. 脉浮紧者,法当身疼痛,宜以汗解之。假令尺中迟者,不可发汗。何以知然?以荣气不足,血少故也。(50)

庞安石:此若软紧而迟,不可汗,宜小建中汤。(《伤寒总病论·卷第二·不可发汗证》)

朱肱:尺脉迟者,先以小建中汤以养之;脉浮者,麻黄汤主之。(《类证活人书·卷第九》)

郭雍:此一证与前证(即 49 条)略相似,宜小建中汤,次则柴胡桂枝汤。(《仲景伤寒补亡论·卷四·太阳经证治上九十五条》)

陶节庵:尺脉迟,为无血,先用小建中汤,候尺脉浮,却用麻黄汤。(《伤寒六书·伤寒明理论·卷之六·身痛》)

沈金鳌:热多寒少,尺脉沉迟者,荣血不足,黄芪建中汤。(《伤寒论纲目·卷第三·身痛》)

张璐:尺中脉迟,不可用麻黄发汗,当频与建中汤和之。和之而邪解,不须发汗,设不解不妨多与。(《伤寒缵论·卷上·太阳上篇》)

6. 下之后,复发汗,必振寒,脉微细。所以然者,以内外俱虚故也。(60)

汪琥:愚以上证,邪热虽去只宜温补,不可用大热之药,故黄芪建中汤,服之为稳。(《伤寒论辨证广注·卷之四·辨太阳病脉证并治法中·小青龙汤方》)

郭雍:常氏云可参建中汤。(《仲景伤寒补亡论·卷十一·发汗吐下后七十三》)

尤在泾:脉微为阳气虚,细为阴气少,既下复汗,身振寒而脉微细者,阴阳并伤,而内外俱虚也,是必以甘温之剂,和之养之为当矣。(《伤寒贯珠集·卷第二·太阳篇下·太阳救逆法第四·误汗下及吐后诸变脉证十三条》)

7. 下之后,复发汗,昼日烦躁不得眠,夜而安静,不呕,不渴,无表证,脉沉微,身无大热者,干姜附子汤主之。(61)

李梴:下后阳虚,脉沉无表证,夜静昼烦不得眠者,宜古姜附汤,或四逆汤加茯苓。汗多者,小建中汤。(《医学入门·外集·卷三》)

8. 发汗后,身疼痛,脉沉迟者,桂枝加芍药生姜各一两人参三两新加汤主之。(62)

朱肱:小建中汤,兼治汗后身疼、脉沉而迟者。(《类证活人书·卷第九》)

汪昂:黄芪建中汤……亦治伤寒汗后身痛,表虚恶寒,脉迟弱者。(《医方

9. 夫持脉时,病人手叉自冒心。师因教试令咳而不咳者,此必两耳聋无闻也。所以然者,以重发汗,虚,故如此。发汗后,饮水多必喘,以水灌之亦喘。(75)

郭雍:常器之云素无热人,可与芍药附子汤;素有热人,可与黄芪建中汤。(《伤寒补亡论·卷第四·太阳经证治上九十五条》)

汪琥:愚以重发汗而致虚,黄芪建中汤。(《伤寒论辨证广注·卷之四·辨太阳病脉证并治中·茯苓甘草汤方》)

郭雍:先宜小建中汤。(《仲景伤寒补亡论·卷九·汗后四十四条》)

10. 咽喉干燥者,不可发汗。(83)

张璐:宜小建中。(《伤寒缵论·卷上·太阳上篇》)

11. 淋家不可发汗,发汗必便血。(84)

张璐:未汗宜黄芪建中汤。(《伤寒缵论·卷上·太阳上篇》)

12. 疮家虽身疼痛,不可发汗,汗出则痉。(85)

张璐:王云小建中加归芪。(《伤寒缵论·卷上·太阳上篇》)

13. 衄家不可发汗,汗出必额上陷,脉急紧,直视不能眴,不得眠。(86)

张璐:衄家不可发汗也,许叔微云:黄芪建中。(《伤寒缵论·卷上·太阳上篇》)

张璐:吕沧洲,小建中加葱豉。(《伤寒缵论·卷上·太阳上篇》)

14. 亡血家,不可发汗,发汗则寒栗而振。(87)

张璐:黄芪建中汤。(《伤寒缵论·卷上·太阳上篇》)

张璐:孙兆云,黄芪建中加葱豉。(《伤寒缵论·卷上·太阳上篇》)

15. 太阳病,先下而不愈,因复发汗,以此表里俱虚,其人因致冒,冒家汗出自愈。所以然者,汗出表和故也。里未和,然后复下之。(93)

张璐:冒为发汗过多,胃中清阳气伤,故叉手自冒。必补气,以助其作汗,宜小建中加参芪,频服乃瘥。若尺中迟弱者,更加熟附子三五分,可见昏冒耳聋,非大剂温补不能取效也。(《伤寒缵论·卷上·太阳下篇》)

16. 太阳病,下之,其脉促,不结胸者,此为欲解也。脉浮者,必结胸;脉紧者,必咽痛;脉弦者,必两胁拘急;脉细数者,头痛未止。脉沉紧者,必欲

呕。脉沉滑者,协热利。脉浮滑者,必下血。(140)

郭雍:两胁拘急,小建中汤。(《仲景伤寒补亡论·卷十一·发汗吐下后七十三条》)

17. 阳明病,法多汗,反无汗,其身如虫行皮中状者,此以久虚故也。(196)

朱肱:宜术附汤、黄芪建中汤。(《类证活人书·卷第九》)

戴思恭:以病患久虚,津液竭不能为汗,宜用黄芪建中汤。得津液既和,而阳明证仍在,徐用小柴胡汤。(《秘传证治要诀及类方·卷之二·诸伤门·伤风寒》)

聂惠民等:万全曰此阳明病身痒如虫行者,责其胃虚不能做汗也,宜小建中汤。(《伤寒论集解》)

王肯堂:胃为津液之主,病人久虚,津液竭,不能为汗。胃主肌肉,实则为痛,虚则为痒,宜用黄芪建中汤。(《证治准绳·伤寒》)

18. 阳明病,反无汗,而小便利,二三日呕而咳,手足厥者,必苦头痛。若不咳不呕,手足不厥者,头不痛。(197)

郭雍:手足厥者,宜小建中汤。(《仲景伤寒补亡论·卷六·阳明经证治八十七条》)

李梴:小便利,吐而咳,手足厥,若头痛鼻干者,小建中汤。(《医学入门·外集·卷三》)

19. 少阳中风,两耳无所闻,目赤,胸中满而烦者,不可吐下,吐下则悸而惊。(264)

陶节庵:少阳病,耳聋目赤,胸满而烦,妄加汗下,则悸而惊,与小建中汤;有热者,小柴胡汤。(《伤寒六书·伤寒明理续论·卷之六·心悸》)

20. 伤寒,脉弦细,头痛发热者,属少阳。少阳不可发汗,发汗则谵语,此属胃,胃和则愈,胃不和,烦而悸。(265)

程杏轩:此处云属胃,胃虚故也。和胃不曾出方。然玩胃不和则烦而悸,当是小建中汤。以下有二三日,心中悸而烦者,小建中汤主之之条也。(《医述·卷第四·伤寒析疑·会通》)

21. 少阴病,下利,若利自止,恶寒而蜷卧,手足温者,可治。(288)

陶节庵:若下利,恶寒而倦,手足温者,小建中汤。(《伤寒六书·伤寒明理续论·卷之六·恶寒》)

李梴:小建中汤……少阴恶寒,手足蜷而温。(《医学入门·外集·卷三》)

徐春甫:下利后恶寒而倦手足温者,小建中汤。(《古今医统大全·卷之十三·证□》)

22.厥阴中风,脉微浮为欲愈,不浮为未愈。(327)

朱肱:宜小建中汤。(《类证活人书·卷第一·经络图》)

朱棣:厥阴病,其脉微浮,为欲愈。不浮,为未愈。宜小建中汤。(《普济方·卷第一百三十·伤寒门》)

王怀隐:伤寒六日,厥阴受病,其脉微浮,为欲愈。不浮为未愈也,宜建中汤。(《太平圣惠方·卷第八·辨厥阴病形证》)

23.伤寒五六日,不结胸,腹濡,脉虚复厥者,不可下。此亡血,下之死。(347)

郭雍:常氏云:可小建中汤。已下,不治。(《仲景伤寒补亡论·卷十·不可下四十七条》)

24.脉濡而弱,弱反在关,濡反在巅,微反在上,涩反在下。微则阳气不足,涩则无血,阳气反微,中风汗出,而反躁烦,涩则无血,厥而且寒,阳微发汗,躁不得眠。(《伤寒论·辨不可发汗病脉证并治第十五》)

郭雍:用小建中汤。(《仲景伤寒补亡论·卷十·不可下四十七条》)

陶节庵:中风,汗出,脉濡而弱,厥而且寒,躁不得眠,小建中汤。(《伤寒六书·伤寒明理续论·卷之六·不得眠》)

25.动气在左。不可发汗,发汗则头眩,汗不止,筋惕肉瞤。(《伤寒论·辨不可发汗病脉证并治第十五》)

庞安石:但先服防风白术散,次服建中汤。(《伤寒总病论·卷第二·不可发汗证》)

26.动气在下,不可发汗。发汗则无汗,心中大烦,骨节苦疼,目运恶寒,食则反吐,谷不得前。(《伤寒论·辨不可发汗病脉证并治第十五》)

庞安石:先服大橘皮汤,得吐止,后服小建中汤。(《伤寒总病论·卷第二·不可发汗证》)

郭雍:大橘皮汤、茯苓汤、小半夏汤,皆可用以止吐。吐止而心中烦,骨节疼,恶寒证不去者,服柴胡桂枝汤,后服小建中汤。(《仲景伤寒补亡论·卷八·不可发汗四十条》)

27.诸脉得数,动微弱者,不可发汗。发汗则大便难,腹中干,胃躁而烦,

其形相象,根本异源。(《伤寒论·辨不可发汗病脉证并治第十五》)

庞安石:诸脉动数微弱,不可发汗,(以上并宜建中汤)。(《伤寒病总论·卷第二·不可发汗证》)

28.咳者则剧,数吐涎沫,咽中必干,小便不利,心中饥烦,晬时而发,其形似疟,有寒无热,虚而寒栗。咳而发汗,蜷而苦满,腹中复坚。(《伤寒论·辨不可发汗病脉证并治第十五》)

郭雍:自咳者之下,为咳者剧证,咳者之上,为不咳未剧之证,二证之脉,皆濡而弱也,咳证里寒多,宜小建中汤、理中丸、附子汤微温之。(《仲景伤寒补亡论·卷八·不可发汗四十条》)

29.脉濡而弱,弱反在关,濡反在巅,微反在上,涩反在下。微则阳气不足,涩则无血。阳气反微,中风汗出,而反躁烦;涩则无血,厥而且寒。阳微则不可下,下之则心下痞硬。(《伤寒论·辨不可下病脉证并治第二十》)

庞安石:宜建中汤。(《伤寒总病论·卷第二·不可下证》)

30.动气在左,不可下。下之则腹内拘急,食不下,动气更剧。虽有身热,卧则欲蜷。(《伤寒论·辨不可下病脉证并治第二十》)

庞安石:先服干姜甘草汤……后服建中汤。(《伤寒病总论·卷第二·不可下证》)

郭雍:庞常皆云先服干姜甘草汤,后服小建中汤。(《仲景伤寒补亡论·卷十·不可下四十七条》)

31.动气在上,不可下。下之则掌握热烦,身上浮冷,热汗自泄,欲得水自灌。(《伤寒论·辨不可下病脉证并治第二十》)

郭雍:常氏云宜小建中汤。(《仲景伤寒补亡论·卷十·不可下四十七条》)

32.诸虚者,不可下,下之则大渴。求水者易愈,恶水者剧。(《伤寒论·辨不可下病脉证并治第二十》)

郭雍:宜小建中汤。(《仲景伤寒补亡论·卷十·不可下四十七条》)

33.脉浮而大,浮为气实,大为血虚。血虚为无阴,孤阳独下阴部者,小便当赤而难,胞中当虚。今反小便利,而大汗出,法应卫家当微,今反更实,津液四射,荣竭血尽,干烦而不眠,血薄肉消,而成暴液。医复以毒药攻其胃,此为重虚,客阳去有期,必下如污泥而死。(《伤寒论·辨不可下病脉证并治第二十》)

郭雍常氏云可小建中汤,已经下者,不治。(《仲景伤寒补亡论·卷十·不可下四□七条》)

34.伤寒发热,口中勃勃气出,头痛目黄,衄不可制,贪水者必呕,恶水者厥。若下之,咽中生疮。假令手足温者,必下重,便脓血。头痛目黄者,若下之,则目闭。贪水者,若下之,其脉必厥,其声嘤,咽喉塞;若发汗,则战栗,阴阳俱虚。恶水者,若下之,则里冷。不嗜食,大便完谷出;若发汗,则口中伤,舌上白胎,烦躁,脉数实,不大便六七日,后必便血;若发汗,则小便自利也。(《伤寒论·辨不可下病脉证并治第二十》)

郭雍:阴阳俱虚,小建中汤。(《仲景伤寒补亡论·卷十·不可下四十七条》)

35.仲景曰:脉微而涩者,此为医所病也。大发其汗,又数大下之,其人亡血,病当恶寒,后乃发热,无休止时。夏月盛热,欲著复衣;冬月盛寒,欲裸其身。所以然者,阳微则恶寒,阴弱则发热,此医发其汗,使阳气微,又大下之,令阴气弱。五月之时,阳气在表,胃中虚冷,以阳气内微,不能胜冷,故欲著复衣。十一月之时,阳气在里,胃中烦热,以阴气内弱,不能胜热,故欲裸其身。又阴脉迟涩,故知血亡也。(《伤寒论·辨脉法第一》)

郭雍常氏云宜小建中汤。(《仲景伤寒补亡论·卷十一·发汗吐下后七十三条》)

第三节 现代医家方论

一、温补脾胃 治疗腹痛

腹痛是指胃脘以下、耻骨毛际以上部位发生的疼痛。其病机多由脾胃虚寒,中阳不振,脉络凝滞所致。脾胃为仓廪之官,主受纳及运化水谷,若素体脾胃虚弱,饮食不节等,导致脾胃运化失职,气机不畅而引发腹痛;或中阳不足,中焦虚寒失其温养而出现腹痛。治当温补脾胃,缓急止痛。小建中汤意在以甘平之饴糖温中补虚,和里缓急;辛温之桂枝温阳散寒,通阳化气;酸苦微寒之白芍养血敛阴,柔肝止痛;甘平之甘草补中益气,调和诸药,甘苦相须能缓挛急而止腹痛;辛温之生姜与甘温之大枣,可调和营卫,加强温中补虚,缓急止痛之功。诸药合用,使中气自立,营卫调和,脾胃健运,气血得充,脏腑得以温养,脉络气血流畅,腹痛乃愈。现代药理研究表明,芍药能缓解内脏平滑肌和骨骼肌痉挛,具有镇痛作用;生姜、桂枝可促进消化液分泌,增强消化和吸收功能;饴糖具有强壮和缓解疼痛作用;甘草对胃黏膜有保护作用。诸药合用可治疗腹痛及减少腹痛复发率。现代医学中的消化性溃疡、肠痉挛、急慢性胃炎、急慢性肠炎等,若出现虚寒腹痛症状者,均可参照该法进行辨证论治。

二、甘温除热　治疗阴火

阴火是指内伤气虚在先而复感邪气在后的发热,属于内伤发热的范畴。以起病缓慢,病情较长,热势轻重不一,低热为多,或自觉发热而体温不高为特征。其病机多由劳倦内伤,中气虚弱,脏腑功能失调所致。甘温除热,即"以辛甘温之剂,补其中而升其阳,甘寒以泻其火",是指以甘温之剂治疗发热属于气虚或阳虚的一种治法。《金匮要略·血痹虚劳病脉证并治》以小建中汤治疗"手足烦热",可视为甘温除热的先声。本法源于《素问·至真要大论》劳者温之,损者温之理论,实践于张仲景的小建中汤等方,完善于李东垣的脾胃学说。脾胃居于中焦,为气血生化之源,气机升降之枢纽,营养人体五脏六腑,调节全身气机升降出入,若饮食不节、劳倦过度等损伤脾胃,致脾胃气虚,健运失职,升降失调,气血生化匮乏,水谷精气不充以致中气不足,阴火内生或脾虚不化生阴血,气血阴阳亏虚,脏腑功能失调而引起发热。治当益气健脾,甘温除热。小建中汤中饴糖甘温建中,补益虚劳;芍药甘酸,养血敛阴;桂枝辛甘温通;炙甘草、生姜、大枣甘温益气健脾,诸药配伍,以其甘温之性益气健脾,调和阴阳,从根本上消除"阴火"之源。现代医学中的功能性发热、肿瘤及部分感染性疾病引起的发热,若出现上述病症者,均可参照本法进行辨证论治。

三、调和阴阳　治疗不寐

不寐是指以经常性不能获得正常睡眠为特征的一种病症。《类证治裁》:"阳气自动而之静,则寐;阴气自静而之动,则寤;不寐者,病在阳不交阴也。"说明失眠乃阴阳不和所致。其病机为精血不足,阴阳失调,神不安舍。脾胃为后天之本,气血生化之源,气血为人之阴阳的基础。若虚劳日久,精血不足,阴阳失调,而致阴虚及阳或阳虚及阴,阴虚不受阳纳,阳盛不得入于阴而致阴阳不和,夜难入寐;又若思虑过度,劳伤心脾,脾气虚弱,生化乏源,阴阳不相维系,形成失眠。治当调和阴阳,益气健脾,养心安神。若脾胃之气得以复调,中焦阳气得以四运,阴阳之气得以调和,则不寐自除。《金匮要略心典》谓:"故求阴阳之和者,必于中气,求中气之立者,必以建中也。"小建中汤的精妙之处在于:辛甘化阳之中又具酸甘敛阴之用,方中芍药酸甘敛阴,阴收则阳附也;饴糖甘温建中,中土润则万物生也;两药合用酸甘化阴,调和阴阳;桂枝辛温通阳,与饴糖合用,辛甘化阳;生姜、大枣辛甘相和,健脾益胃,调和营卫;炙甘草益气健脾。诸药配伍,温中补虚之中,蕴有重建脾胃,益阴和阳之意,用之可使中气强健,气血生化有源,阴阳协调,则不寐自愈。现代医学中的神经官能症、更年期综合征等,若出现阴阳失和所致不寐者,均可参照本法进行辨证论治。

四、补益心脾　治疗心悸

心悸,指患者自觉心中悸动,惊惕不安,甚则不能自主的病证。其病机多由心脾两虚,气血不足,心失所养所致。脾为后天之本,气血生化之源,脏腑、四肢百骸皆赖其输化精微以滋养。心神赖心血滋养,心血源于脾气,若心脾虚弱,主轴不运,气血生化不足,气虚血亏,不能濡养心神,心失所养,加之气虚不能运血,心气虚不能与邪相抗,则心中悸动不安。治当补益心脾,益气养血。小建中汤中,桂枝辛甘温通,温助心阳,通利血脉;白芍敛阴缓急,行血宣痹;饴糖甘温质润,温补心脾;炙甘草益气养心复脉,专补心脾之气。诸药配伍,共奏温阳通脉,补益心脾之功,中气充则化源足,五脏皆可得养;气血足则邪自除,心室趋于安宁。现代医学中各种原因引起的心律失常,如心动过速、期前收缩、心房颤动等,凡属心脾两虚所致心悸者,均可参照本法进行辨证论治。

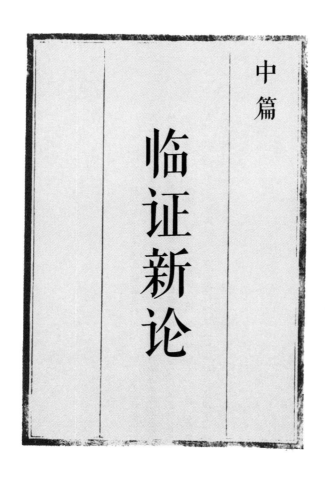

中篇

临证新论

本篇从三个部分对小建中汤的临证进行论述：第一章临证概论对古代和现代的临证运用情况进行了梳理；第二章介绍经方的临证思维，从临证要点、与类方的鉴别要点、临证思路与加减、临证应用调护与预后等方面进行展开论述；第三章为临床各论，从内科、外科、妇科、儿科等方面，以临证精选和医案精选为基础进行细致的解读，充分体现了中医『异病同治』的思想，为读者提供广阔的应用范围。

第一章 小建中汤临证概论

第一节 古代临证回顾

一、小建中汤在古代医案中的应用

1.《吴鞠通医案》

(1)施,二十岁。形寒而六脉弦细,时而身热,先天不足,与诸虚不足之小建中法。芍药(六钱),生姜(四钱),大枣(四枚,去核),桂枝(四钱),炙甘草(三钱),胶糖(一两,去渣化入),前方服过六十剂,诸皆见效,阳虽转而虚未复,于前方内减姜桂之半,加柔兼药与护阴大生地(五钱),五味子(二钱),麦冬(四钱,莲心)。

(2)沈,二十岁,正月二十九日。六脉弦细若丝,阳微极矣。咳嗽便溏,纳食不旺,由上焦损及中焦,所以致损之由,初因遗精,继因秋伤于湿,冬必咳嗽。外邪未清,骤然用补,使邪无出路,致咳嗽不已。古谓病有三虚一实者,先治其实,后治其虚。现在喉哑治实,先与提肺气,治虚与诸虚不足之小建中汤。

(3)陈,十六岁。少年而体质本弱,六脉弦细而软,五更咳嗽,时而吐血,应照阳虚夹饮吐血论治。又劳者温之治法,与小建中汤,加茯苓、半夏。白芍(六钱,炒),姜半夏(三钱),生姜(三大片),桂枝(四钱),云苓(五钱),胶饴(八钱,化入),炙甘草(三钱),大枣(二枚,去核)多服为妙。

(4)姚,三十岁,乙酉五月初五日。六脉弦细而紧,劳伤吐血,诸虚不足,小建中汤主之。小建中汤加茯神四钱,共服二十一帖痊愈。

(5)章,丙寅二月初九日。劳伤吐血,脉双弦,《金匮》谓大则为虚,弦则为减,虚弦相搏,其名曰革,男子失精亡血诸不足,小建中汤主之。白芍(六钱),桂枝(四钱),炙甘草(三钱),大枣(二枚),生姜(四钱),胶饴(一两,去渣后入上火二三沸),水五碗,煮取两碗,渣再煮一碗,分三次服,病轻者日一帖,重则日再作服。

(6)寿,二十岁,乙酉十一月十二日。怒伤吐血,两胁俱痛,六脉弦紧,误补难愈。凡怒伤肝郁,必有瘀血,故症现胁痛,一以活肝络为主,俟瘀血去净,而后可以补虚……十二月初五日,六脉弦细而紧,《金匮》谓脉双弦者寒也,弦则为减,男子失精亡血,小建中汤主之。怒伤吐血愈后,以小建中复阳生阴。焦白芍(六钱),生姜(三钱),桂枝(三钱),大枣(二枚),炙甘草(三钱),胶饴(一两,后化入)。初九日加丹皮(三钱),麦冬(三钱)服八帖。十八日诸症痊愈,胃口大开,虚未全复,于原方加麦冬二钱,使分布津液于十二经脏,则虚从饮食中复矣。

(7)胡,三十一岁,乙酉四月二十八日。劳伤吐血,汗多足麻,六脉弦细不数,小建中汤主之。白芍(六钱),桂枝(四钱),炙甘草(三钱),生姜(五钱),大枣(三枚,去核),胶饴(一两,去渣后入上火二三沸)。五月初六日,曰汗减,足麻愈,食少加,再服。十五日前药已服十四帖,诸症皆愈,惟咳嗽未止,于前原方加云苓、半夏。

(8)沈,二十四岁,乙酉五月初十日。六脉弦数,劳伤吐血,建中汤主之。白芍(六钱,炒),生姜汁(三匙,冲),桂枝(三钱),大枣(二枚,去核),炙甘草(三钱),胶饴(一两),十二日加麦冬(五钱),丹皮(三钱),煮三杯,分三次服,四帖。

(9)赵氏,五十五岁,乙丑三月十八日。六脉弦而迟,沉部有,浮部无,巅顶痛甚,下连太阳,阳虚内风眩动之故。桂枝(六钱),白芍(三钱),生芪(六钱),炙甘草(三钱),川芎(一钱),全当归(二钱),生姜(五钱),大枣(三枚,去核),胶饴(五钱,化入)。辛甘为阳,一法也;辛甘化风,二法也;兼补肝经,三法也。服二帖。初十日阳虚头痛,愈后用黄芪建中。白芍(六钱),桂枝(四钱),生姜(三片),生芪(五钱),炙甘草(三钱),大枣(二枚,去核),胶饴

（五钱,化入)。

2.《临证指南医案》

(1)杨(二八),内损,阴及阳分,即为劳怯,胃弱少纳,当以建中汤加人参。

(2)朱(二七),既暮身热,汗出早凉,仍任劳办事,食减半,色脉形肉不足,病属内损劳怯,人参小建中汤。

(3)汪(三九),此劳力伤阳之劳,非酒色伤阳之劳也,胃口消惫,生气日夺,岂治嗽药可以奏功。黄芪建中汤去姜。

(4)某,阳伤背寒,胃伤谷减,小建中汤。

(5)仲,久嗽,神衰肉消,是因劳倦内伤,医不分自上自下损伤,但以苦寒沉降,气泄汗淋,液耗夜热,胃口得苦伤残,食物从此顿减,老劳缠绵,讵能易安,用建中法,黄芪建中汤去姜。

(6)严(二八),脉小右弦,久嗽晡热,着左眠稍适,二气已偏,即是损怯,无逐邪方法,清泄莫进,当与甘缓,黄芪建中去姜。

(7)某,色白肌柔,气分不足,风温上受而咳,病固轻浅,无如羌防辛温,膏知沉寒,药重已过病所,阳伤背寒,胃伤减谷,病恙仍若,身体先惫,问谁之过欤,小建中汤。

(8)某,内损虚症,经年不复,色消夺,畏风怯冷,营卫二气已乏,纳谷不肯充长肌肉,法当创建中宫,大忌清寒理肺。希冀止嗽,嗽不能止,必致胃败减食致剧,黄芪建中汤去姜。

(9)陈(二七),脉细促,久嗽寒热,身痛汗出,由精伤及胃,黄芪建中汤去姜。

(10)许(二七),久嗽不已,则三焦受之,一年来病,咳而气急,脉得虚数,不是外寒束肺,内热迫肺之喘急矣,盖馁弱无以自立,短气少气,皆气机不相接续。既曰虚证,虚则补其母,黄芪建中汤。

(11)任(五六),劳力伤阳,自春至夏病加,烦倦神羸不食,岂是嗽药可医,《内经》有"劳者温之"之训,东垣有甘温益气之方,堪为定法,归芪建中汤。

(12)张(二九),馆课诵读,动心耗气,凡心营肺卫受伤,上病延中,必渐减食,当世治咳,无非散邪清热,皆非内损主治法,黄芪建中汤去姜。

(13)吕,脉左细,右空搏,久咳吸短如喘,肌热日瘦,为内损怯症,但食纳已少,大便亦溏,寒凉滋润,未能治嗽,徒令伤脾妨胃。昔越人谓上损过脾,下损及胃,皆属难治之例。自云背寒忽热,且理心营肺卫,仲景所云元气受损,甘药调之,二十日议建中法,黄芪建中去姜。

(14)郑(二七),脉来虚弱,久嗽,形瘦食减,汗出吸短,久虚不复谓之损,宗《内经》形不足,温养其气,黄芪建中汤去姜加人参五味。

(15)某(二四),脉弦右大,久嗽,背寒盗汗,小建中去姜加茯神。

(16)朱(三九),五年咳嗽,遇风冷咳甚,是肌表卫阳疏豁,议固剂缓其急,黄芪建中汤。

(17)某,久咳神衰肉消,是因劳内伤,医投苦寒沉降,致气泄汗淋,液耗夜热,胃口伤残,食物顿减,黄芪建中去姜。

(18)许(四八),劳倦伤阳,形寒,失血咳逆,中年不比少壮火亢之嗽血,黄芪建中汤。

(19)王(二八),脉软,形劳失血,小建中加玉竹。

(20)某,形瘦色枯,脉濡寒热,失血心悸,是营伤,归芪建中去姜。

(21)陈(二八),失血,前后心痛,归建中去姜。

(22)姚,劳伤下血,络脉空乏为痛,营卫不主循序流行,而为偏寒偏热,诊脉右空大,左小促,通补阳明,使开合有序,(劳伤营卫)归芪建中汤。

(23)宣(三五),痛而纳食稍安,病在脾络,因饥饿而得,当养中焦之营,甘以缓之,是其治法,(饥伤)归建中汤。

(24)江(五六),劳倦过月,气弱加外感,头痛恶风,营卫二气皆怯,嗽则闪烁筋掣而痛,大凡先治表后治里,世间未有先投黄连清里,后用桂枝和表,此非医药,(风伤营卫误治)当归建中汤。

(25)王,面色㿠白,脉来细促,久嗽不已,减食腹痛便溏,经闭半载,此三焦脏真皆损,干血劳怯之痾,极难调治,俗医久嗽见热,多投清肺寒凉,生气断尽,何以挽回,(营虚干血劳)归芪建中汤去姜。

(26)某,脉弱无力,发热汗出,久咳形冷,减食过半,显然内损成劳,大忌寒凉清热治嗽,姑与建中法,冀得加谷经行,犹可调摄。桂枝(五分),生白芍

（一钱半），炙草（五分），枣肉（三钱），饴糖（二钱），归身（一钱半）。

（27）姚（二二），久嗽背寒，晨汗，右卧咳甚，经事日迟，脉如数而虚，谷减不欲食，此情志郁伤，延成损怯，非清寒肺药所宜。（后期，郁伤久嗽，肺气虚）黄芪、桂枝、白芍、炙草、南枣、饴糖。

（28）孙（二九），奇脉下损，经迟腹痛，先用当归建中汤，续商八脉治法。（奇脉虚寒滞）归建中汤。

（29）冯（四二），产后两月，汗出身痛，（营卫兼虚）归芪建中汤。

（30）金（三八），经后即背寒不热，逾月不愈，嗽痰有血，自秋令产蓐，屡屡若伤风咳嗽，正月至谷减，思产后不复是下虚，形寒减食，先调脾胃，即和营卫法，（中虚）人参建中汤。

（31）某，畏风面冷，卫外阳微，参芪建中去姜加茯神。

（32）姜，劳烦哮喘，是为气虚，盖肺主气，为出气之脏，气出太过，但泄不收，则散越多喘，是喘症之属虚，故益肺气药皆甘，补土母以生子，若上气散越已久，耳目诸窍之阻，皆清阳不司转旋之机，不必缕治，（中气虚）人参建中汤去姜。

3.《续名医类案》

（1）孙文垣治吴肖峰室，董浔阳次女，而龙山之妹也。患咳嗽体倦，多汗腹痛，呻吟不绝口者半月，诸治愈加，脉之，左手三五不调，而右手沉弦，面色青，息甚微，腹中漉漉有声。问上年夏日曾病否？曰：曾头痛体倦多汗，但不咳嗽，不腹痛，今五月初，病如上年。医谓伤风，用参苏饮发之，始咳嗽，与治嗽则加腹痛。又谓通则不痛，以沉香滚痰丸下之，遂惫不可支。曰：此乃注夏病，仲景谓春夏剧，秋冬瘥者是也。问注夏何为咳嗽？曰：原不咳嗽，由参苏饮重发其汗，肺金受伤，故燥而咳。何以腹痛？曰：因治咳，寒其中气故也。况又服滚痰丸之剂，以重伤之。盖五月六阳之气，布散于外，汗而又汗，汗多则亡阳。夏至一阴将萌，腹中尚虚，虚而复下，下多则亡阴。阴阳俱亡，不愈何待？乃用酒炒白芍五钱，甘草、黄芪各三钱，桂枝二钱，大枣二枚，水煎临卧服，加饴糖一合，饮讫而睡，自巳至申不醒咸谓夏不用桂，伐不和也，诸痛不补，助邪气也，不可为矣。。

（2）陆氏，妇产后发疹，细而成粒，不稀不密，用荆芥、蝉蜕、鼠粘等药，一剂头面俱透。越一日,渐有回意,忽大便溏泄数次,觉神气不宁。问其所苦,曰热曰渴,语言皆如抖出,脉虚细数,有七至。沈师金大文诊之曰:此阳脱症也,属少阴。用生附子三钱,水洗略浸,切片焙,水炒米色,炮干姜八分,炒甘草一钱,炒白芍一钱五分,水煎冲童便一调羹,青鱼胆汁四小茶匙,(因无猪胆,故以此代之。)服毕即睡,觉来热渴俱除。续用黄芪建中汤加丹参、苏木,二剂而安。

(3)一人,年二十七。脉细促,久嗽寒热,身痛汗出,由精伤及胃,用黄芪建中汤去姜。又一人年二十四,脉弦右大,久嗽背寒盗汗,用小建中去姜加茯神。

(4)窦材治一幼女,病咳嗽,发热咯血,减食,先灸脐下百壮,服延寿丹,黄芪建中汤而愈。戒其不可出嫁,犯房事必死。过四年而适人,前病复作。窦曰:此女禀赋素弱,只宜固守终老,不信余言,破损天真,元气将脱,不可救矣。强余丹服之,竟死。

(5)张路玉治颜氏女,虚羸寒热,腹痛里急,自汗喘嗽者三月余,屡更医不愈,忽然吐血数口。脉之,气口虚涩不调,左皆弦微,而尺微尤甚。令与黄芪建中加当归、细辛。或曰:虚涩失血,曷不用滋阴降火,反行辛燥乎?曰:不然。虚劳之成,未必皆本虚也,大抵皆由误药所致。今病欲成劳,乘其根蒂未固,急以辛温之药,提出阳分,庶几挽回前失。若仍用阴药,则阴愈亢,(亢字未妥。)而血愈逆上矣。从古治劳,莫若《金匮》诸法,如虚劳里急诸不足,用黄芪建中汤。即腹痛悸衄,亦不出此。加当归以和荣血,细辛以利肺气,毋虑辛燥伤血也。遂与数帖,血止。次以桂枝人参汤,数服腹痛寒热顿除。后用六味丸,以枣仁易萸肉,或时间进保元、异功、当归补血之类,随症调理而安。

(6)孙文垣治张二尹近川,始以内伤外感,服发散消导多剂,致胃脘当心而痛。诊之,六脉皆弦而弱,法当补而敛之。白芍五钱,炙甘草三钱,桂枝一钱五分,香附一钱,大枣三枚,饴糖一合。小建中加香附。煎服,一剂而瘳。

(7)朱少湖,仲冬夜间忽头项微强,身体微痛,疑是伤寒,连夜用紫苏二大把,生姜十片,浓煎热服,厚覆大汗之,身体觉轻,自谓愈矣。至明日之夜,复觉拘急,反增沉重,复如前取汗不解,身体如石,烦躁口干,睡卧不安。天明延一医诊之,谓脉极浮数,冬月伤寒,非麻、桂不解,姜、苏轻剂,岂能疗此大病乎?拟用大青龙汤,病家疑而卜之,不吉,复延陆同议。诊之,脉浮数而微细如蛛丝,按之欲绝。曰:阳虚症也,愿不宜汗,况经谓冬三月,闭藏之令,无扰乎阳,无泄皮肤,使气亟夺。一之为甚,其可再乎?彼医曰:仲景云,阴盛阳虚,汗之即愈。既曰阳虚,何为不可汗?况麻、桂、青龙,正为冬时虚寒而设。如拘闭藏之令不宜汗,则仲景此等汤剂,必待春夏伤寒而后用乎?陆不能辨,但徐曰:议论甚高,第恐此脉不相应耳。病家问当用何药?曰:惟建中、生脉酌而用之彼医谓邪在表而补敛之,不死何待?陆曰:汗之而愈,则补误,补之而愈,则汗误,原不两是也。病家不能决,卜之,谓补吉汗凶,乃以建中、生脉合投之,烦躁仍剧,噫气不绝,足胫逆冷,身不能转,彼医谓毙可立而俟也。陆曰:误汗者再,药轻病重,故未效耳。仍前方倍人参加附子,浓煎冷服,少顷,烦躁顿定。数剂,诸症悉除。月余,时出虚汗不能起,用人参数两方获安。

4.《柳选四家医案》

肝脏失调,侵脾则腹痛,侮肺则干咳,病从内生,非外感客邪之比,是宜内和脏气,不当外夺卫气者也,但脉弱而数,形瘦色槁,上热下寒,根本已漓,恐难全愈。归身、白芍、炙草、茯苓、桂枝、饴糖。

5.《徐批叶天士晚年方案真本》

(1)倪枫桥,二十三岁,劳伤营卫,不任烦冗,元气不足,兼后天生真不旺。古人必以甘温气味。从中调之(心营肺卫治法用药益见心为阳中之太阳也)建中法加人参、桂心、当归。心营肺卫,实则兼统于心。以心为阳中之太阳,营卫惟太阳主之,建中加参、桂、当归,建心主之宫城也。

(2)许,五十岁,劳倦伤阳,失血,庸医以凉药,再伤气分之阳,指麻身痛,法当甘温。(气已属阳,再于气分分出阴阳,精细极矣)人参当归建中汤,去姜。

(3)钱娄门,十七岁,少年面色青黄,脉小无神,自幼频有呕吐,是后天饮食寒暄,致中气不足,咳嗽非外感,不宜散泄。小建中汤法主之(老笔纷披)。

(4)顾,劳伤形,气寒,脉小失血,乱药伤胃,食减,必用人参益胃,凉药治嗽必死,人参当归建中法去姜。人参、炙草、南枣、饴糖、当归、白芍、桂枝。

(5)吴,二十三岁,夏病入秋嗽血,外寒内热,乃虚症。阴阳交伤,色萎黄,脉大濡,可与人参建中汤。

(6)徐,三十九岁,劳形阳伤,失血。小建中汤去姜。

(7)华,无锡,三十一岁,夏月带病经营,暑热乘虚内伏,秋深天凉,收肃暴冷,引动宿邪,寒热数发,形软减食,汗出,与归芪建中汤。

(8)杨(花步),背寒属卫阳微,汗泄热缓。人参建中汤去姜。

6.《三家医案合刻》

(1)少年面色青黄,脉小无神,自幼频有呕吐之症,明是饮食寒暄不调,以致中气不足,咳嗽非外感,不宜疏泄,小建中汤主之。

(2)嗽而失血,已逾三载,缠绵不已,色暗脉弦,嗽益甚,环口色黄,由于肝脾,及于肾,上藏为其所取,给而不能应矣。饮亦从而为患,逐之不得,滋之无功,迁延日损,莫可弥缝,当取其中以冀流布,庶几近之。拟宗建中法,加以涤饮之品,俟阳明升而继以大补太阴,然后渐入纯阴之法,否则非治也。小建中汤去姜,加茯苓、姜皮。

(3)疟发,腹中犹胀,肝邪未平。归芪建中汤加鹿角霜、焦白术、小茴香、橘饼。

7.《未刻本叶氏医案》

(1)此劳伤为嗽,脉来弦大,食减则剧,小建中汤去姜易茯神。

(2)此劳伤营卫,寒热时作,心悸胸痛,怕其失血,小建中汤加芍加牡蛎。

8.《扫叶庄医案》

色夺脉小,形寒久嗽,皆营卫二气久损,病属劳伤。《内经》云:劳者温之,损者益之。参芪建中汤去姜。

色㿠白,脉小不食不饥,便溏不爽,久坐脊骨痛软,行动如喘。此精气内夺,失血内损未复,更加时疟再伤,涎沫涌吐,五液所化,非阴腻之药所宜用。参建中汤去姜。

寒热半年,嗽血前后,胸背相映刺痛,是过劳受伤,营卫二气空隙。法当甘温益气,莫与清凉肺药。归芪建中汤去姜,附黄芪建中去姜加牡蛎。

脉缓,寒热失血,自述负重伤力,已是营卫两怯,当以甘剂益中,勿见血辄与滋凉。黄芪建中汤。

脉涩缓无神,胁痛吐痰腥秽,渐至减食,短气寒热,肝病入胃显然,劳伤不复。当归建中汤去姜。

面黄肌瘦,脉数虚,形寒食少,乃劳倦致伤,不可为外感有余,议用小建中汤。

9.《种福堂公选良方》

徐(二六),胃减,痰血频发,上年误服玄参、山栀,致便溏泻,此受苦滑寒凉之累。人参建中汤。

10.《凌临灵方》

南皋桥七家田沈商尧,年五十余,胃寒痛不止,脉弦迟舌白胖,清乌镇沈馨斋治之,用归芪建中汤一剂即止,方附后。桂枝(一钱),煨姜(三片),全当归(二钱),东白芍(三钱),红枣(三枚),大棉芪(一钱五分),炙甘草(七分),饴糖(三钱),胡芦巴(一钱)。

11.《古今医案按》

丹溪治一人,六月投渊取鱼,至秋深雨凉,半夜小腹痛甚,大汗,脉沉弦细实,重取如循刀责责然。与大承气汤加桂二服。微利痛止,仍连日于申酉时复痛,坚硬不可近,每与前药,得微利,痛暂止,于前药加桃仁泥。下紫黑血升余,痛亦止,脉虽稍减,而责责然犹在,又以前药加川附子。下大便五行,有紫黑血如破絮者二升有余。又伤食,于酉时复痛在脐腹间,脉和,与小建中汤,一服而愈。

许学士治乡人邱生者,病伤寒发热,头痛烦渴,脉虽浮数而无力,尺以下迟而弱。许曰:虽麻黄证,而尺迟弱。仲景曰:尺中迟者,营气不足,未可发汗,用建中汤加当归、黄芪。翌日脉尚尔,其家索发汗药,言几不逊,许忍之,只用建中调营而已。至五日尺部方应,遂投麻黄汤二服,发狂须臾,稍定略睡,已得汗矣。

12.《周慎斋遗书》

一女,两臂痛而不举,脉数而虚,用黄芪建中汤加秦艽、山栀。盖脾气虚而血不荣于臂也;脉数者,血虚则火起也。故用建中汤补血,秦艽、山栀清血中之火,所以愈也。

13.《得心集医案》

(1)辛卯冬月,有同道长子,患伤寒病,畏寒头痛,发热无汗,屡服发散,汗不能出,热不能止,变痉而逝。其次子旋得此症,连进发表,皮肤干涩,发热愈炽,同道骇怖请视,告余曰:明是寒邪伤营,见症俱属外感,奈何汗之不应,又岂死症耶?余曰:辨症虽真,未能相体故耳。郎君关弦尺迟,面白露筋,乃中气虚而血不足,故寒邪外感,非滋其血液,何能作汗?汗既不出,热何由解?宜与当归建中汤。

(2)聂安生,腹痛下痢,红多白少,诸医以腹痛为积,又以红多为热,屡进消导不应,更与芩连归芍,服之潮热时起,下坠难支,欲进巴霜丸,疑而未决。余为诊视,左关弦大之至,唇舌虽红,然不喜茶水。脉症相参,知为劳伤中气,以致营卫不调。盖营虚则血不藏,卫虚则气不固,而为下痢红白也。加之苦寒迭进,致使阳虚外扰而潮热,中气内伤而下坠,意拟理中焦之阳,使气血各守其乡。但脉无沉细,且有弦大,又兼腹痛,据症按脉,斯制木、补土、提气三法,在所必须,与黄芪建中加姜炭,四剂始安,后与附桂理中加固脂、鹿茸,十剂而健。

(3)胡晓鹤孝廉尊堂,素体虚弱,频年咳嗽,众称老痨不治。今春咳嗽大作,时发潮热,泄泻不食,诸医进参术之剂,则潮热愈增,用地黄、鹿胶之药,而泄泻胸紧尤甚。延医数手,无非脾肾两补,迨至弗效,便引劳损咳泻不治辞之。时值六月,始邀予诊,欲卜逝期,非求治也。诊之脉俱迟软,时多歇止,如徐行而怠,偶羁一步之象,知为结代之脉。独左关肝部弦大不歇,有土败木贼之势……此病肝木自盛,脾土不胜,法当补土制肝,直取黄芪建中汤与之。盖方中桂芍,微泻肝木之胜,甘糖味厚,重实脾土之不胜。久病营卫行涩,正宜姜枣通调,而姜以制木,枣能扶土也。用黄芪补肺者,盖恐脾胃一虚,肺气先绝。连进数剂,果获起死回生。但掌心微热不除,且口苦不寐,咳泻虽止,肝木犹强,原方加入丹皮重泻肝木之胜,再进而安。黄芪建中汤(黄芪、芍药、肉桂、甘草、煨姜、饴糖、大枣)。

吴,显余内人,小产后腹痛,夜热,咳嗽,医者作瘀血治之,遂尔腰屈不伸,痰多食减。又以理中、四物之属投之,致今夜热大作,少腹极痛,脉来迟紧带弦,因谓之曰:此中虚而血寒也。四物泥腻,非痰多食减者所宜,理中壅燥,岂夜热咳嗽者能任? 遂疏黄芪建中汤,叠进而安。

14.《医学举要》

府廪生高菊裳(名崇瑚,弟药房,名崇瑞,选拔又中式)令堂,病阳虚久痢,医频服温补延至半载,病反增剧,昼夜三五十次。余诊时,但述腰脊空痛异常,遂用斑龙丸峻补奇脉。初服一剂,病势大减,自后连服数剂,竟无增减,服参些少,略安片刻,而菊裳药房昆仲,以尊人病怔忡经年,参药大费,人参岂能常服。余为沉思良久,改用黄芪建中加鹿角。时有医士李蘅堂(秀)在座,谓峻补之法,继以宣通阳气,亦是一法。力赞此方为中病,坚服二十余剂而愈。

15.《慎柔五书》

尝诊一人,脉右关浮大,乃阳气浮上,症当中寒,果然肚疼作泻,宜用建中汤,收阳入内,而中温矣。(即小建中汤)

二、古代临证中的方药应用

1. 小建中汤:治肺与大肠俱不足,虚寒乏气,小腹拘急,腰痛羸瘠百病方。大枣(十二枚),生姜、桂心(各三两),甘草(二两),芍药(六两)。上五味㕮咀,以水八升,煮取三升,去滓,合饴糖八两,煮三沸,分三服。(《肘后》用黄芪、人参各二两,名黄芪建中汤)。(《备急千金要方·卷十七·肺虚实第二·小建中汤》)

2.《古今录验》黄芪汤,主虚劳里急,引少腹绞痛,极挛,卵肿缩疼痛方。黄芪(三两),甘草(三两,炙),桂心(二两),芍药(六两),生姜(一斤),大枣(十二枚,擘),饴糖(半斤),上七味,切,以水一斗二升,煮取三升,去滓。纳糖令消。分服一升,呕即除饴糖。忌海藻、菘菜、生葱。(《外台秘要·卷十七·虚劳里急方六首》)

3.《古今录验》疗虚劳,腹中痛,梦失精,四肢酸疼,手足烦热,咽干口燥,并妇人少腹痛,芍药汤方。芍药(六两),桂心(三两),甘草(三两,炙),生姜

（四两），大枣（十二枚，擘），饴糖（一斤），上六味，切，以水九升，煮取三升，去滓，下糖，分服七合，日三夜一。忌海藻、菘菜、生葱。（此仲景小建中汤方，本云：甘草二两，生姜三两）。（《外台秘要·卷十七·虚劳心腹痛方二首》）

4.又建中黄芪汤，疗虚劳短气，少腹急痛，五脏不足方。黄芪（三两），甘草（三两，炙），桂心（三两），生姜（一斤，薄切），饴糖（半斤），大枣（十二枚，擘），上六味，切，以水一斗，煮取三升，去滓，下糖，温服一升，日三。忌海藻、菘菜、生葱。（《外台秘要·卷十七·虚劳心腹痛方二首》）

5.《必效》疗虚劳，下焦虚冷，不甚渴，小便数，黄芪建中汤方。黄芪（三两），桂心（二两），人参（二两），当归（二两），芍药（三两），生姜（八两），胶饴（八两），大枣（三十枚），上八味，切，以水一斗，煮七味，取三升，去滓，下饴烊消，分三服。若失精加龙骨一两，白蔹一两，忌生葱。（《外台秘要·卷十七·虚劳小便利方五首》）

6.治蜎病筋脉相引而急，建中汤方。人参、甘草（炙，锉）、桂（去粗皮）、白茯苓（去黑皮）、当归（切，焙，各二两）、黄芪（锉）、龙骨、麦门冬（去心焙，各三两）、芍药、生干地黄（焙，各四两）、附子（炮裂去皮脐）、浓朴（去粗皮生姜汁炙，各一两），上十二味，粗捣筛，每服五钱匕，水一盏半，生姜三片，枣二枚劈破，煎至一盏，去滓，入饴糖少许，再煎数沸温服，日二夜一。（《圣济总录·卷第四十三·心脏门·蜎病》）

7.治腹中虚寒，心腹切痛补血，小建中汤方。桂（去粗皮，三分），甘草（炙，半两），白芍药（一两半），上三味，㕮咀如麻豆，每服五钱匕，水二盏，入生姜一分切碎，大枣四枚劈破，同煎至一盏，去滓，更入胶饴半两许。再煎令胶饴化、温服。甚者日三服，此药偏能治腹中虚寒补血，尤止腹痛。常人见其药性温平未必用，然腹痛按之便痛，重按却不甚痛者。此止是气痛，重按愈痛而坚者，当有积也，气痛不可下，下之愈痛，此虚寒证也，尤宜服此药。（《圣济总录·卷第五十七·心腹门·心腹痛》）

8.治虚劳里急诸不足，黄芪建中汤方。黄芪（锉）、甘草（炙，锉，各三两）、桂（去粗皮，二两）、芍药（五两），上四味，粗捣筛，每服五钱匕，水一盏半，入生姜一分拍碎，枣两枚劈破，煎至八分，去滓，入饴糖一分，再煎令沸，空腹温服。日午夜卧再服，若呕者加生姜，腹满者去枣，加白茯苓一两。

（《圣济总录·卷第九十一·虚劳里急》）

9.治虚劳里急,腹中疼痛,夜梦失精,四肢酸疼,手足烦热,咽干口燥,并妇人小腹痛,小建中汤方。桂(去粗皮,一两半),芍药(三两),甘草(炙,锉,半两),上三味,粗捣筛,每服五钱匕,水一盏半,入生姜一分拍碎,枣二枚劈,煎至八分,去滓下饴糖一分,再煎令沸,空腹温服,日午夜卧再服。(《圣济总录·卷第九十一·虚劳里急》)

10.黄芪建中汤,治男子妇人诸虚不足,羸乏少力。此药大生血气,补益荣卫。(方见虚劳门。)(《济阴纲目·卷之四·虚劳门》)

11.当归建中汤,治妇人一切血气不足,虚损羸乏。(《济阴纲目·卷四·虚劳门》)

12.腹痛按之痛,重按却不痛,此是气痛。重按愈痛而坚,有积也。气痛不可下。下之愈痛,虚寒证也。小建中汤治腹痛如神。[《针灸资生经·针灸资生经第四·腹满(心满胀)》]

13.黄芪建中汤,治盗汗,入米糖煎服,效!（《世医得效方·卷第十二·小方科·盗汗》)

14.微脉弱,为亡阳,不可汗,桂枝二越婢一汤。尺脉迟,为血少,营气不足,不可发汗,先以黄芪建中汤养血。(《普济方·卷第一百二十九·伤寒门·辨伤寒热病两感证候》)

15.虚痛者,寸脉涩,尺脉闭,肠鸣泄利,先与小建中汤。(《普济方·卷第一百四十·伤寒门·治伤寒心腹胀痛附论》)

16.小建中汤出指南方,治劳弱胃虚。芍药(六两),官桂、甘草(各三两),上为粗末,每服五钱,水二盏,姜三片,枣三枚,饧少许,煎一盏,去滓服。(《普济方·卷第二百三十·虚劳门·虚劳潮热附论》)

17.如吐泻转筋,胁下痛,脉弦者,宜建中加木瓜柴胡汤,平胃加木瓜五钱亦可也。(《普济方·卷二百一·霍乱门·总论》)

18.建中汤(出《简易方》)行血补气,温营养卫,治一切劳伤,腹内切痛,酒客不可与之,其意恶甜故也。芍药(一两),官桂(三两),粉草(二两),上药每四钱水一盏半,姜五片,枣三枚,煎七分,去滓,食前温服,一法汤煎成去滓,入饴一匙,再煎溶服。(《普济方·卷第二百一十八·诸虚门·补虚益气附论》)

19.男子诸虚不足,腰背疼痛,肉酸疼,筋骨膜胀,脐下虚满,喘乏不食,或劳伤过度,脏腑俱伤,积劳虚损,肢体消瘦,气短嗜卧,寒热头痛,咳嗽喘促,呕吐痰沫,手足冷,面容枯,小腹拘急,百节尽疼,夜盗汗,梦寐惊悸,小便滑,大便频,失血,虚极心忪,面黑,脾肾久虚,饮食不进,患病后服此调理,或病后不复,加黄芪一两半,名黄芪建中汤。(《普济方·卷二百十八·诸虚门·补虚益气附论》)

20.产后半月,每日三服,妇人血气,一切虚损,或产后劳伤,虚羸不食,加当归一两,名当归建中汤。(《普济方·卷第二百十八·诸虚门·补虚益气附论》)

21.产后半月,每日三服,令人伤寒气痛及一切气,加乌药、香附各一两,更甚者入炒茱萸半两,丁壮或吐泻状如霍乱,或冒寒失贼风入腹切痛,加附子三分,名附子建中汤。(《普济方·卷二百十八·诸虚门·补虚益气附论》)

22.疝气绞痛无定处,手足厥冷,五内拘急而阴缩,更加蜜一匙,一名蜜附建中汤。(《普济方·卷二百十八·诸虚门·补虚益气附论》)

23.妇人血痛,男子心腹疼痛,四肢拘急,疼甚者加远志五钱,名加味小建中汤。(《普济方·卷第二百十八·诸虚门·补虚益气附论》)

24.黄芪建中汤治男子女人诸虚不足,小腹急痛,胁肋痞胀,脐下虚满,胸中烦躁,面色萎黄,唇口干燥,少力身重,胸满短气,腰背强痛,骨肉酸疼,行动喘乏,不能饮食,或因劳伤过度,或因病后不复,并宜服之。(《普济方·卷第二百二十六·诸虚门·补益诸虚附论》)

25.加减建中汤(出《卫生家宝方》)治虚劳咳嗽,痰盛,渐成劳疾。黄芪(二两或三两),白芍药(六两),桂(二两),甘草(二两),加半夏(五两),上为粗末,水一盏半,药末四钱,生姜五片,枣子二枚,同煎至七分,去滓入饧少许,再煎饧熔。食前温服。腹胀者去枣加茯苓三两,心忡悸者,加柏子仁三两,潮热者加柴胡三两,喘者加五味子三两,自汗加小麦同煎服。(《普济方·卷二百三十一·虚劳门·虚劳咳嗽附论》)

26.黄芪建中汤一名黄芪汤疗虚劳,腹满食少,小便多。(《普济方·卷二百三十四·虚劳门·虚劳心腹痞满(附论)》)

27.当归建中汤治产后劳伤,虚羸不足,腹中疼痛,吸吸少气,小腹拘急连腰背,时自汗出,不思饮食,产后,直至满月,每日三服。令人形状强健。当归(四两),桂(三两),芍药(六两),甘草(炙二两),上㕮咀,如麻豆大,每服五钱,水一盏,生姜一片,枣三大枚,拍碎,煎八分去滓,温服,日三。若大虚,

加饴糖少许,汤送下。(《普济方·卷三百五十五·产后诸疾门·咳嗽附论》)

28. 虚劳营卫不足者,脉极虚芤迟,短气里急,四肢酸疼,腹中痛,或悸或衄,或手足烦热,咽干口燥,宜甘酸辛药调之。甘以缓急,酸以养阴,辛以养阳也,小建中汤方。白芍(六两),甘草、桂枝、生姜(各三两),大枣(十二枚),胶饴(一升),虚甚者加黄芪一两半,上六味,以水七升,煮取三升,去滓,内胶饴,更上微火消解,温服一升,日三服。(《金匮翼·卷三·虚劳统论·虚劳营卫不足》)

29. 《外台》建中汤,治气血虚寒,不能荣养心脾,其痛连绵不已,而亦无急暴之势。按之则痛反缓,或按之便痛,重按却不甚痛,此正是虚证。《经》所谓虚者聂辟气不足,按之则气足以温之,故快然而不痛是也。黄芪、白芍(各三两),甘草(炙)、桂心各二两,生姜六两,半夏五两,大枣十二枚,饴糖十两,上以水八升,煮取三升,分三服。(《金匮翼·卷第六·腹痛·寒冷腹痛》)

30. 自汗……若不恶寒不气少,则为血虚,不可用参、附,宜黄芪建中汤,即小建中汤加黄芪也。(《杂病心法要诀·卷二·自汗盗汗总括》)

31. 有气不顺而自汗不止,须理气,使荣卫调和,小建中汤加木香。若服药汗仍出者,小建中汤加熟附子一钱不去皮,或正元饮,仍以温粉扑之。(《杂病广要·内因类·汗证》)

32. 黄芪建中汤,治血汗出污衣,甚如坏染,皆由大喜伤心,喜则气散,血随气行故也。体虚者,宜服此。(《杂病广要·诸血病·肌肤出血》)

33. 小建中汤,治脾胃劳伤,肝木太过,及阳气不足诸病。桂枝、甘草、生姜(各三两),芍药(六两),大枣(二枚),饴糖(一斤),加黄芪,名黄芪建中汤。(《证治汇补·卷之二·内因门·劳倦》)

34. 建中汤治腹痛喜按。(方即小建中汤)(《证治汇补·卷之六·腹胁门·腹痛》)

35. 如久不大便而脉反微涩者。黄芪建中汤。(《证治汇补·卷之八·下窍门·秘结》)

36. 黄芪建中汤治产后诸虚不足,发热或恶寒腹痛。黄芪(炒)、肉桂(各一两),白芍药(炒,二两),甘草(炒,七钱),每服五钱,姜、枣水煎服,日二三服,虚甚者加附子。(《证治准绳·女科·卷之五·产后门·蓐劳》)

37. 痛时身不甚热,口不作渴,时或发寒,时或呕吐,肠鸣自利,六脉虚

细,面青手足冷者,此脾胃虚寒也,宜黄芪建中汤加木香、青皮。(《儿科要略·第□章·痧痘论治·第四节·痘证概要》)

38.虚劳悸衄,身体微热,四肢酸疼者,当归建中汤主之。(《婴儿论·辨寒热脉证并治第二》)

39.羸瘠之气,腰腹拘急,四肢沉重,咽干唇燥,面色少华,二脉不足者,黄芪建中汤主之。(《婴儿论·辨寒热脉证并治第二》)

40.病胸胁挛拘,夜卧盗汗,若身发虚班。若心悸动者,黄芪建中汤主之。(《婴儿论·辨疳病脉证并治第五》)

41.气虚面色黄白,或体肢倦懒之人,频并痛,后重不食,脉细弱,或有汗出,黄芪建中汤吞保和丸三丸。(《丹溪治法心要·卷二·痢》)

42.气虚自汗,黄芪建中汤。(《丹溪治法心要·卷三·自汗》)

43.产后血虚成痉,归芪建中汤。(《伤寒指掌·卷三·伤寒变症·痉》)

44.如劳役虚烦,身热骨疼,腿膝酸软无力,或兼自汗舌润不渴者,当以归芪建中汤,加川断、杜仲主之。(《伤寒指掌·卷四·瘟疫九传·虚烦》)

45.伤寒二三日心中悸而烦者,小建中汤主之(咸伤寒二三日邪气在表未当传里之时,心中悸而烦是非邪气搏所致心悸者,气虚也烦者,血虚也以气血内虚与小建中汤先建其里)。(《伤寒证治准绳·卷五·合病并病病汗下吐后等病》)

46.如脉缓,病怠惰嗜卧,四肢不收,或大便泄泻,此湿胜,从平胃散。若脉弦,气弱自汗,四肢发热,或大便泄泻,或皮毛枯槁、发脱落,从黄芪建中汤。(《脾胃论·卷上·脾胃盛衰论》)

47.呕吐,血出于胃也,实者,犀角地黄汤主之;虚者,小建中汤加黄连主之。(《丹溪心法·卷二·吐血十八》)

48.形寒饮冷咳嗽,兼腹痛脉弦者,小建中汤加桔梗以提肺气之陷,寒热自汗,加黄芪。(《张氏医通·卷四·诸气门下·咳嗽》)

49.内伤劳役之人,喘嗽面赤,发热头痛而衄,此肺经气虚,失护卫之职……兼有风寒,小建中加葱、豉。(《张氏医通·卷五·诸血门·衄血》)

50.风气循风府而上,则为脑风,项背恶寒,脑户极冷,当归四逆汤。因发散太过,头痛转剧,小建中加当归、童便。(《张氏医通·卷五·诸痛门·头痛》)

51. 因客寒作痛者,脉必弦缓,小建中加炮姜,兼气郁脉沉者,更加台芎、苍术、香附。(《张氏医通·卷五·诸痛门·腹痛》)

52. 心腹绞痛如刺,两胁胀满……脉弦数者,是木克土也,治之以小建中汤。取芍药味酸,于土中泻木。(《张氏医通·卷五·诸痛门·心痛胃脘痛》)

53. 脾风传肾,小腹痛,冤热出白液,名曰蛊,左传以丧志名为蛊病,乃真元不守也,当归内补建中汤加黄芪。(《张氏医通·卷七·大小府门·赤浊白浊(白淫筋疝)》)

54. 间有寒热邪相击;面赤为热面白寒……感寒作痛者,面白或青,四肢冷甚,宜小建中汤。(《医学入门·外集·卷五·小儿门·小儿病机·内伤乳食类》)

55. 当归建中汤,治妇人一切血气虚损,及产后劳伤,腹中疞痛,少腹拘急,痛引腰背,时自汗出。(《卫生宝鉴·卷第十八·妇人门·产后扶持荣卫》)

56. 劳役形体,饮食失节,脾胃中州,变寒走痛而发黄,治用小建中汤,或大建中汤,或理中汤。(《卫生宝鉴·补遗·内伤似外感证·似外感杂症》)

57. 一幼女病咳嗽,发热,咯血,减食。先灸脐下百壮,服延寿丹、黄芪建中汤而愈。(《扁鹊心书·卷中·虚劳》)

58. 此由膏粱饮酒太过,热积肠中,久则成痈,服当归建中汤自愈。(《扁鹊心书·卷下·肠痈》)

59. 暑中于心,传于小肠,故大便下血,宜当归建中汤。(《扁鹊心书·卷下·下血》)

60. 脾虚气弱,阑门元气不足,不能分别水谷,卫生汤。自汗沉困,脉迟久泻,黄芪建中汤。(《明医指掌·卷四·泄泻四》)

61. 甚则备急丸(伤食),丁香脾积丸(伤食)、原物汤下。原无腹痛,自利后痛者,此虚痛也,黄芪建中汤加木香、青皮。[《证治准绳·幼科·集之六·心脏部四·痘疮(下)·腹痛》]

62. 疮疹未出而腹痛者……若原食少,又便常润,忽尔作痛者,此虚寒证也,病在中焦,必喜用手按摩,黄芪建中汤主之。[《证治准绳·幼科·集之六·心脏部四·痘疮(下)·痘后余毒证治》]

63. 风伤营卫,头痛,咳则闪烁筋掣,当归建中汤。(《类证治裁·卷之一·伤风论治》)

64. 久嗽中气虚,营卫兼损,归芪建中汤。(《类证治裁·卷之二·咳嗽论治》)

65. 血出肤孔,属卫气不固,血乘阳分。脉洪,当归六黄汤。脉弱,保元汤。脉数,当归补血汤。脉浮,黄芪建中汤。有红汗,色红染衣,黄芪建中汤,兼用妙香散,小麦煎汤调下。(《类证治裁·卷之二·衄血论治》)

66. 若脉弦数,木克土也,小建中汤。(《类证治裁·卷之六·心痛论治》)

67. 因烦劳伤气而脘痛者,得食稍缓,当甘温和中,小建中汤。(《类证治裁·卷之六·胃脘痛论治》)

68. 脉迟身痛,营分虚也,当归建中汤和之。(《类证治裁·卷之八·产后论治》)

69. 汗出身痛者,营卫俱虚也,归芪建中汤两和之。(《类证治裁·卷之八·产后论治》)

70. 脾虚于中,卫虚于外,肌肉无主,别无他证而汗不敛者,人参建中汤。[《景岳全书·卷之四十五烈集·痘疹诠·痘疮(下)·多汗》]

71. 如吐泻转筋,四肢厥冷,脉微缓者,宜建中汤加附子当归汤。桂枝一两,当归二钱,芍药二两,甘草半两,胶饴半升,生姜一两,附子三钱(炮),大枣六枚,上同前煎服。(《医学纲目·卷之十四·肝胆部·转筋》)

72. 当归建中汤,治产后虚劳腹痛、身痛、自汗、不思饮食等证。当归(二钱),白芍(酒炒,钱半),肉桂(研末调服,一钱),黄芪(蜜炒,钱半),姜枣引。水煎,加饴糖一块再煎,温服。[《罗氏会约医镜·卷第十五·妇科(下)·产后门》]

73. 此治痢之大凡也。然而病之由来不一,更变无穷,固不得不求其详也……腹中疼痛不止,则由肺邪郁在大肠……虚弱用建中汤。(《杂病源流犀烛·卷十五》)

74. 虚痛即悸痛。心下悸……或当归肉桂建中汤,或黄芪建中汤加吴萸、川椒。(《医学刍言·第十四章·心腹痛》)

75. 若虚羸而腹痛,少气不得息,少腹拘急,牵引腰背,不能饮食者,宜内补当归建中汤。(《重订产孕集第十三章去疾第十三》)

76. 若不恶寒、肢冷,只自汗不止,属血虚者,忌用附子,服黄芪建中汤和之(见祛寒门)。(《大方脉·杂病心法集解卷三·汗症门·自汗》)

77. 黄芪建中汤,治虚劳,卫气不足,及伤寒汗后,身痛,表虚,恶寒,脉迟弱者。蜜炙黄芪(钱半),白芍(六钱),桂枝、生姜(各三钱),炙草(一钱),大枣(二枚),煎汤,去渣,再入饴糖一两,微火煎化,温服。

当归建中汤,前汤去黄芪,加当归二钱。治虚劳,荣血不足。(《大方脉·伤□杂病医方卷六·医方祛寒门》)

78.发黄、腹中拘急,小建中汤主之。(《药征·卷中·茵陈蒿》)

79.如腹痛不止,虚烦而喜按,脉弦者,为肝邪克土,宜小建中汤。服一时许,即以小柴胡汤,去黄芩加白芍药继之,神效。(《时方妙用·卷第三·痢疾》)

第二节　现代临证应用

一、单方妙用

◎案

某,男,38岁。1997年3月16日初诊。患慢性乙型病毒型肝炎2年。刻诊:周身乏力,四肢沉重,脘腹胀满,按之则痛,纳呆便溏,畏寒肢冷,面色晦暗,每因劳累复发或加重,舌淡苔白腻,脉濡弱无力。肝功能检查:丙氨酸转氨酶(ALT)58μmol/L,谷草转氨酶(AST)36μmol/L,乙型肝炎病毒表面抗原(HBsAg)(+),乙型肝炎病毒e抗原(HBeAg)(+)。胃镜示:胃底及胃体部黏膜充血水肿,有红白相兼花纹,以红为主。给予小建中汤基本方加附子6g。1个疗程后胃镜见胃黏膜病变恢复正常,食欲明显增加,脘腹胀满、压痛等消失,肝功能检查略有好转。后以此方为主加减治疗3个疗程,除HBsAg阳性外,其他皆转阴,随访至今病情稳定。

◎案

施某,女,11岁。心悸、胸闷、气短半年。半年前因感冒后,渐觉心悸、胸闷、气短,触脉有间歇,西医经心电图检查,诊断为"病毒性心肌炎"。经住院治疗一月,期前收缩及自觉症状基本消失。然出院后,稍做剧烈活动,如体育课、跳绳等,即觉心悸、胸闷,期前收缩又出现。经西药治疗,病情无明显改善,于1997年5月就诊。诊见患儿形胖,面白少华,唇淡,舌淡红,苔薄白略腻,脉细数(90次/分),不耐按,重按即无,时有歇止。辨证为中气不足,营血亏损,心失所养。治以益气建中,养血益营之法。方用小建中汤加味。

处方:桂枝10g,白芍20g,炙甘草6g,大枣12g,饴糖冲2匙,生姜10g,红参10g,茯苓10g。日1剂,水煎服。

服上方半月,心悸、胸闷明显改善,脉无歇止现象。效不更方,守上方出入继服3个月,自觉症状消失,心电图正常,能做各项活动。继服药3个月以巩固,随访至今病无复发。

按《伤寒论》102条云:"伤寒二三日,心中悸而烦者,小建中汤主之。"《伤寒论》中凡冠以伤寒或中风者,皆示病变初起有一个表证阶段,在外感表证的过程中,出现"心中悸而烦"这一病变特征,颇似现代医学的"病毒性心肌炎",故临症遇之,以小建中汤加味治疗,多取得良好效果。病毒性心肌炎大抵属中医心悸病范畴,心悸何以投建中剂? 其一,建中剂具建中补脾,调和营卫之功,《难经·十四难》曰:"损其心者,调其荣卫。"故心悸而以建中剂治之;其二,心虽为血脉之主,然脉之动力必赖胃气也,《素问·平人气象论》云:"胃之大络,名曰虚里,贯膈络肺,出于左乳下,其动应衣,脉宗气也。"脉主动有赖宗气,而宗气属胃,故心悸之病而以建中治之。

◎案

王某,女,14岁。2004年12月感冒痊愈后心悸、胸闷、心慌,兼耳穴心反应区痒痛,经西医诊为心肌炎,因信奉中医拒西医来求诊,患者面黄无华,心悸胸闷,活动后加剧,言语低微,脉稍细数无力,舌质淡红,苔薄白。

处方:桂枝15g,芍药30g,生姜10g,炙甘草10g,大枣4枚,黄芪15g,党参15g,麦冬15g,五味子15g。7剂,每日1剂,水煎,早、晚两次温服。

服药1周后,患者诉症状消失,不欲再服药,1个月后,患者因耳穴心反应区痒痛来诊,要求再服原方7剂。2005年5月患者再次因耳穴心反应区痒痛求诊,继续守原方7剂。2005年9月患者体检示心电图正常。

按《伤寒论》102条说:"伤寒二三日,心中悸而烦者,小建中汤主之。"患者外感后心悸、胸闷,遇劳加重,言语低微,兼面黄无华,可见里气先虚、气血双亏为本,而又复感外邪为标,内虚外扰,气血双亏,心无所主则悸,外邪扰心,中气虚馁,心中气血不畅则胸闷。方用小建中汤外和营卫,内调气血,加党参、黄芪率气血运行,又脉稍细数加生脉饮复脉止悸,诸药共用得建中补虚益心止悸之功。

◎案

吕某,男,56 岁。2010 年 7 月 5 日初诊。右踝肿剧痛半天。患者在 3 日前夜间睡眠时吹空调,晨起感觉两脚踝发硬,晨练后左踝好转,但右踝无变化,自贴膏药 3 日后,脚踝无好转但也未加重,至夜间,突然疼痛加剧,阵阵如放电样,伴有踝肿。近期手足心烦热,晨起涕带血丝,咽干口燥,但不能食冷食。夜半阴茎异常勃起。晚上看电视超过 0.5 小时眼睛即模糊不清,尤其看红色画面时,10 分即模糊。舌淡红,苔薄白,脉寸关大尺弱。既往史:2 年前的 6 月曾出现右足大趾疼痛,2 日后全足红肿,曾至脉管炎医院检查排除脉管炎,又至风湿病医院检查排除风湿,外科亦排除无名肿毒。综合治疗月余好转。1 年前的 6 月左足大趾肿痛如同右足趾,用同样的方法治疗 1 月余好转。今年右踝开始疼痛,但发作时间在 7 月。抗"O":阴性;类风湿因子(RF):阴性;红细胞沉降率(血沉,ESR):53mm/h;C 反应蛋白(CRP):15ng/ml;尿酸(UA):395μmol/L;血糖:4.6mmol/L;三酰甘油:1.8mmol/L;总胆固醇:5.2mmol/L;高密度脂蛋白:1.36mmol/L;低密度脂蛋白:3.8mmol/L。西医诊断为痛风待查。中医诊断为痹症。辨证为中气亏虚,相火不降,下焦虚寒。方用小建中汤加减。

处方:桂枝 15g,炒白芍 30g,麦冬 15g,黄连 6g,乌梅 10g,生龙骨 20g,生牡蛎 20g,藿香 10g,炒白术 12g,炒麦芽 15g,红糖 30g,附子 10g,玄参 15g,炙甘草 12g,生姜 30g,大枣 10 枚。5 剂,日 1 剂,水煎服。

1 剂药下后即觉气下行,疼痛渐减,当天痛止,踝肿消大半,5 剂后,手心热解,涕中无血丝,舌如前。上方重用白术 15g、附子 15g,加桑寄生 20g。7 剂,日 1 剂,水煎服。上方服后,踝已不痛,脉寸关转缓尺部略起。守上方继服 7 剂以巩固疗效。

按 此例患者从相关检查看,尿酸不高,又在天气炎热时发病,不符合痛风诊断标准。但病发部位先从小关节发起,后及大关节,反复发作,且发作时往往白天疼痛轻微,夜间疼痛加剧,符合风的特点。经与相似疾病排除,非风无他。《伤寒论》云:"夫天布五行,以运万类,人禀五常,以有五藏……庶夫欲视死别生,实为难矣。"天人合一才是中医的病源。"肺主制节",人不顺应自然时才发生疾病。夏季是阳气相见于"离"时,阳气最盛,恰此时"坎"位也是最寒之时。造化之机,唯恐相火不降。患者在天气炎热时发病,相火直升不降,中下虚寒。脚大趾为厥阴之起点,脾又主四肢,肾水虚寒,木气脱根,土困木贼,津液干涸,荣卫经络瘀塞,卫气冲击则痛;少阳甲木不降,相火拔根,子半阳生,阳生木动,经脉滞塞,运动不通,阳气瘀阻,故夜半阴茎异常勃起;肺窍于鼻,甲木不降,相火逆行,不能收敛,故涕带血丝;咽干口燥者,相火不降则动风,风耗肺津故;手脚心发热者,甲木不降,心包相火逆行,故手足心热,天气炎热时胃中不能食凉者,相火不降,不能生土,中焦虚寒,故不能食凉;眼睛不能看电视,尤其是不能看红色,目得血而能视,肝开窍于目,下焦虚寒,木气拔根,升降失常,运动阻滞,郁而生风,金水被耗,不能运血于目而视也。脉寸关大尺弱者,上盛下虚也。建中者,中气立则四维调和。白术、藿香、麦芽、炙甘草、生姜、大枣补脾胃,建中气;附子温坎水,坎水温则木气得根而风息;白芍、黄连降甲木,桂枝升肝木,甲降乙升则风息,升降立则经络通,津液和;麦冬、玄参降肺金,润津液,金降则能生水而制木;龙骨、牡蛎潜阳息风而导滞;乌梅最能大补木气而息风;红糖者,因本地无饴糖,将红糖炼代饴糖润脾津。《金匮要略》云:"虚劳里急,悸,衄,腹中痛,梦失精,四肢酸疼,手足烦热,咽干口燥,小建中汤主之。"只要方证对应,疗效是时方无法比拟的。

◎案

李某,女,2周岁。1987年6月6日初诊。患儿于6个月前觉吞咽梗阻,食后呕吐,时轻时重,轻时,吞咽干食困难,重时,稀饭、开水均难咽下,伴胸胁疼痛,失眠易怒。1个多月前,曾先后在重庆市某两个医院做食管钡餐检查,均示:食管边缘光滑,下端变尖,成锥形改变。诊断为贲门失弛缓症。今日因吞咽梗阻,食后呕吐加重,而来就诊,患儿面色苍白,语声低微,倦急乏力,心烦易怒,舌质淡嫩,苔少而干,脉细弱。辨证为中焦虚寒,脾胃失健。治以温中补虚,健脾强胃之小建中汤主之。

处方:桂枝30g,白芍60g,炙甘草、大枣、生姜各10g,饴糖100g。

8剂后,症状消失。6月29日,重庆市某医院钡餐摄片示食管轮廓完整、光滑,黏膜皱襞走行规则,蠕动正常。之后,随访2月余,先后在医院做食管钡餐3次,食管均未发现异常。

按 贲门失弛缓症又名贲门痉挛,属中医噎膈范畴。此案辨证为中焦虚寒,脾胃失健,方用小建中汤。方中芍药、饴糖补阴,桂枝、生姜、甘草、大枣补阳,诸药合用,温中补虚,健脾强胃,柔肝缓急。脾胃得健,气血得充,阴阳得复,诸证自除。

◎案

某,男,41岁。小便不利3年余,饮水正常,但根本没有尿意。曾多次到某医院就诊治疗,均未见效。于2002年8月5日就诊。查其形体、色脉、五音、腹诊均无异常,但脉象特殊,为弦脉。证为中位不和,胃火伤脾,反使脾阴受损,运化乏力。所以在没有水下利膀胱,服小建中汤30剂,病症痊愈。

按 脾胃同为"仓廪之官",但一为脏,一为腑。形状与功能都不相同,正如《临证指南医案》所说:"盖胃属戊土,脾属己土。戊阳己阴。阴阳之性有别也。脏宜藏,腑宜通。脏腑之为体用各殊……纳食主胃,运化主脾。"脾宜升为健,胃宜降为和,是也。不过,脾胃同居于中焦,互为表里,两者总是升降斡旋,互相调和。也就是说,一定要"得之中和"才好,只有这样,才能共同完成饮食水谷的消化吸收、保持人体赖以生存所必需的生化之源。脾必须得到胃的燥土之气,胃必须得到脾的湿土之气,脾才能升,胃才能降,二者才能相辅相承。反之,如果胃燥不能及脾,反靠脾湿是不能运化的。如果脾湿不能及胃仅靠胃燥,则形成"焦谷"。如果胃过燥淫脾,脾亦过燥,则运化乏力。如果脾湿淫胃,胃亦过湿,则反呆滞。此病例是病及三焦,气化失常的表现。胃之燥土之气不能及脾,脾独湿不能运化,使湿滞留于三焦,气化达不到洲都,故没有尿意。湿滞于三焦,由于脾湿木郁,所以才"脉弦"。又因脾有湿,不能运化津液,津不能上承使脾水干涸,干到一滴液都没有的程度,故水不能下到膀胱。因此,治疗的关键在于调整胃的燥土之气,使之能够很好地通达于脾,使脾的湿土之气能够很好地通达于胃,矫正这种太过和不及,当然得用小建中汤。小建中汤出自《伤寒论》和《金匮要略》,本方的临床应用广泛,疗效确切。在小建中汤中,桂枝汤对于营卫有振奋鼓舞作用。

倍加芍药可益营敛阴。桂枝汤还有向内的药效作用。芍药和甘草可以共同起到酸甘缓急的作用,用于治疗里急最好。处方中病机是阳土之燥不足,阴土挟湿,在用小建中汤扶正的基础上,用桂枝振奋鼓舞卫阳,流通三焦之气机,如果阳土之燥得以及脾、三焦之气化行,自会通达洲都,饴糖为主药。甘补中,可温暖中焦。诸药合用,中焦得振奋,保证营卫气血的生化之源,使中气得以建立。

◎案

刘某,男,28岁。1982年10月3日初诊。患者于1年前煤气中毒昏迷,经抢救愈后遗下低热一证。检查排除了结核等感染性疾病。症见:低热,上午发热,体温(T)37℃或38℃,午后热渐退,伴恶风自汗,神疲肢软,手足烦热,唇红而干,纳呆、大便时硬时烂,舌淡嫩、薄白,脉细数。辨证为脾胃气虚潮热。治以甘温除热,调和营卫。用小建中汤加减。

处方:桂枝10g,芍药15g,甘草5g,生姜3片,大枣10g,黄芪20g,白术12g,茯苓20g,山药20g,日1剂,连服旬余,追踪1年低热未再复发。

按 患者低热为大病后内伤气血亏损,为中气不足,阴火上乘,营卫不和而致,以小建中汤加黄芪、白术等益气建中,甘温除热,营卫得以调和而诸证退。

◎案

小建中汤源于《伤寒论》,由桂枝、甘草、芍药、大枣、生姜、饴糖6味药组成,具有温中补虚、缓急止痛之功能。主治脾胃虚寒而致的脘腹挛痛,喜温喜按或虚劳发热或心悸虚烦等症。田螺:中药名出自《药性论》为田螺科动物中国圆田螺,或其同属动物全体,全国大部分地区均有分布,味咸、甘,性寒;入膀胱、大肠、胃经,具有清热、利水功能。

常某,男,14岁,初中学生。2001年5月2日初诊。家人诉4日前在街市吃带壳卤制田螺约250g,食后上学,课间突然脘腹挛痛,在小诊所输液未果。连夜转县中医院,住院3天用药不详,腹痛不但未减轻反而加重,已几夜不能入睡,4天没有进食,稍进则呕吐不止。初期腹泻,近2日大便未解,病情逐日加重。症见面色不华,形容憔悴,双手按腹,肢体蜷缩,精神萎靡不振,呻吟绵绵,时而大喊腹痛,心烦不安,唇干,舌红少津,脉弦。症由过食寒凉、损伤脾胃、脾阳不振,胃阴亏损致脾胃虚寒腹痛,治以温中补虚缓急止痛。方用小建中汤。

处方:桂枝 10g,白芍 30g,甘草 10g,大枣 4 枚,生姜 10g,水 400ml 煎至 200ml,入饴糖 50g 溶化,热服。

晚上 10 时左右服下约 15 分呕吐 1 次,为药液,吐后舒适安静入睡,一夜未诉腹痛。翌晨精神转佳,服二汁后无不适,也未吐。服药液约 30 分,思食,嘱调稀粥一小碗服下,精神顿爽。前方再服 1 剂,痊愈,增 1 剂以巩固疗效。

按 田螺性寒,入胃,大肠经。患者因嗜食过量,乃至寒邪直中,损伤脾胃,中阳不振阴寒内盛,寒则收引,故脘腹挛痛,喜温喜按得热则减,加之吐泻津液亏损,胃阴不足,至心烦不眠,舌红少津。小建中汤即桂枝汤原方倍芍药加饴糖而成;方中重用饴糖,甘温质润,温中补虚,益气养阴,缓急止痛,为君药;重用芍药,敛阴和营,柔肝缓急止痛,为臣药;君臣相伍,有酸甘合化之妙。桂枝、生姜温阳健胃;大枣、甘草调补脾胃。诸药相合,既辛甘化阳,酸甘化阴,气血双补而协调阴阳;二则药性甘温,以建补脾土为主,使中气健旺,化源充足。如此则中气健,气血充,阴阳调,虚劳寒热诸症得以清除。

◎案

张某,女,35 岁。1985 年 6 月 16 日初诊。主诉经期腹痛伴晕厥发作 3 年余。患者自 1981 年春因夫妻不和长期忧思恼怒而致月经先后不定期。1982 年 4 月于月经来潮第 2 天突发少腹疼痛,恶心呕吐,肠鸣,并觉"有股凉气"从脐下上冲胸中,堵于咽喉,随即晕厥,口吐白沫,不省人事,经七八分钟后苏醒,腹痛亦随之减轻。之后每逢月经来潮必有一次发作,症状同前,且经期延长,量多色淡。同年 8 月在某医院做脑电图检查诊断为癫痫。曾口服苯妥英钠、西地泮(安定)、维生素类药物治疗,始之有效,继而如故。来时月经已过 3 日,经期诸证同上。刻下少腹拘急,痛引胃脘,得温按略减,伴心烦失眠,纳呆便溏。面色萎黄,精神呆滞,口角流涎,舌淡苔白,脉象弦缓。此由情志内伤,中焦虚寒,肝气乘脾而为患。治以小建中汤温中补虚、补脾柔肝。

处方:白芍 30g,桂枝、炙甘草、生姜各 10g,大枣 12 枚,饴糖 40g。前 5 味水煎两次,取汁,兑入饴糖,分 2 次温服,每日 1 剂。

服 10 剂,腹痛止,食欲倍增,夜能入睡六七小时,又服 15 剂,月经按期来潮,量中色正,腹痛、晕厥来发作,继用 30 剂,诸症皆愈。随访 5 年未复发。

按 本病发于怒气伤肝,忧思伤脾,肝脾同病,中焦虚寒。盖脾虚则运化无力而痰自内生;运化无力营血亏虚则肝失所养;而经期失血又使营血益亏。遂致阴不敛阳,冲气挟痰浊上扰神明,发为癫痫。小建中汤温中补虚正合本证病机。方中生姜、桂枝温脾阳,平冲降逆;白芍酸敛益肝血,潜熄虚风;饴糖质润滋脾阴缓肝之急;甘草、大枣补脾气,甘温和中。诸药相合,共奏扶正定痫之功。

二、多方合用

1. 小建中汤合膈下逐瘀汤治疗慢性萎缩性胃炎 150 例

慢性萎缩性胃炎在临床较为常见,多由慢性浅表性胃炎迁延不愈引起,与幽门螺杆菌感染、不良饮食习惯、精神因素等有关。当炎症深入到胃黏膜固有膜时,使腺体萎缩或消失、黏膜上皮化生、不典型增生。如不及时治疗,可进展至胃癌。

主要用于经中医辨证分型为气滞血瘀型,症见胃脘疼痛、胀满不适、嗳气吞酸、食少纳呆、体倦乏力,舌淡少津,苔薄白,或有瘀点或紫斑,脉弦或细弱。研究对象同时排除合并心、脑血管疾病,肝功能、肾功能障碍,原发性造血系统疾病,自身免疫性疾病,精神病史,胃溃疡、十二指肠溃疡,恶性肿瘤,近期使用抗生素、质子泵抑制剂、胃黏膜保护剂,妊娠期女性,过敏体质等患者。

治疗方法为所有患者均接受小建中汤合膈下逐瘀汤治疗。

处方:饴糖 30g,桂枝 9g,白芍 18g,生姜 9g,甘草 6g,大枣 6 枚,五灵脂 6g,当归 9g,川芎 6g,桃仁 9g,赤芍 9g,牡丹皮 6g,乌药 6g,延胡索 3g,香附 6g,红花 9g,枳壳 6g。日 1 剂,水煎 2 次,取汁 400ml,分早、晚 2 次口服。

连续服药 12 周,用药期间忌食发物、油炸、辛辣、腌制食品,不饮浓茶、咖啡、酒精性饮料。观察临床疗效,并对比治疗前后病理检查积分的变化。

治疗后患者达到显效 53 例,有效 75 例,无效 22 例,总有效率为

85.33%。与治疗前对比发现,患者治疗后胃黏膜萎缩、肠上皮化生、异型增生度等病理检查积分均明显下降,差异具有统计学意义。

按 中医学理论将慢性萎缩性胃炎归纳于"胃脘痛""痞证"之范畴,与先天禀赋不足、后天饮食不节、情志内伤、外邪犯胃等有关,早期多为实证。病程日久可致气阴两虚,气虚则血行不畅,瘀血阻于胃络,而成虚实夹杂之证。治则以健脾益气、活血化瘀为法。小建中汤出自《伤寒论》,是温里剂的代表方剂,可温中补虚、益阴和阳。方中重用饴糖为君药,取其甘温质润之性,功擅益脾气、养脾阴、温润中焦,兼可补益肝肺。桂枝、白芍共为臣药,取桂枝温阳化气、温中散寒之效,驱胃脘寒邪外出。白芍甘凉柔润,可滋养胃阴、柔肝缓急。生姜温胃止呕,被誉为"呕家之圣药";大枣补脾养胃,被称为"脾胃之果",凡脾胃之病皆宜之。炙甘草补中益气,既可助君药饴糖益气健脾,又可助臣药桂枝、白芍益气温中、缓急止痛。

膈下逐瘀汤方出自清代王清任《医林改错》,功擅活血祛瘀、行气止痛。方中五灵脂入汤剂应包煎,功擅疏通血脉、散瘀止痛,对瘀血内阻、血不循经之证均有效。川芎为血中之气药,不仅能养血活血,还可行血中之气,增强逐瘀之效。当归活血养血,补益之中兼助逐瘀。红花、桃仁合用,活血化瘀之功大增。赤芍、牡丹皮可凉血化瘀,清胃内热毒。香附理气解郁、枳壳理气,对缓解脘腹胀满、嗳气吞酸症状效果较好。乌药温中散寒、舒气止痛;延胡索为活血化瘀、行气止痛之妙品,可治一身上下诸痛。甘草酸甘化阴,可濡润胃腑、缓急止痛。小建中汤合用膈下逐瘀汤,温补之中兼以祛瘀,共奏健脾益胃、活血化瘀之功效。本研究中患者经小建中汤合用膈下逐瘀汤治疗3个月后,胃黏膜萎缩、肠上皮化生、异型增生等产生了明显的逆转或延缓作用,总有效率高达85.33%。本研究结果表明:小建中汤合膈下逐瘀汤对慢性萎缩性胃炎具有满意的治疗效果,值得在今后的临床工作中推广应用。

2.四君子汤合小建中汤治疗胃肠道恶性肿瘤手术和化疗后45例

胃肠道恶性肿瘤在手术切除原发病灶并予以辅助化疗以后,常出现各种虚证的临床证候及免疫功能低下的情况,使患者的生活质量降低,并不利于继续治疗,引起复发和转移,是影响预后的重要因素。

胃肠道恶性肿瘤目前主要是采用手术治疗,术后根据患者的具体情况进行辅助化疗,能取得一定程度的有效率。但临床常常可以看到患者的肿瘤病灶切除或得到有效的控制以后,又出现各种身体虚弱和免疫功能低下的表现,并有可能成为影响进一步治疗,引起复发和转移等影响预后的重要原因。根据中医学基础理论,胃肠道恶性肿瘤在手术切除病灶和辅助化疗以后,表现为外邪被祛除,但正气已严重受损,出现相应的临床虚证的表现,即胃肠道手术的损伤和化疗,已经严重地影响脾胃的功能,使患者生化乏源,产生以气虚为主,继而阴阳气血俱虚的表现。中医"虚者补之"的理论和治疗原则可在一定程度上发挥其缓解证候、恢复病体、利于继续治疗和防止肿瘤复发的作用。如果患者出现神疲乏力、头晕目眩、面色少华、少气懒言、纳呆、大便溏薄、形体消瘦、自汗、失眠等证候和免疫功能低下或失调,可通过以补气为主,阴阳气血俱补的治疗措施,达到缓解证候、恢复机体功能的目的。

四君子汤始见于《太平惠民和剂局方》,具有很好的调补脾胃、补益气血作用,能改善胃肠道恶性肿瘤手术和辅助化疗出现的脾胃气虚,运化乏力。其中党参甘温益气补中,白术甘苦温健脾燥湿,茯苓甘淡平渗湿健脾,甘草甘缓和中。小建中汤始见于《金匮要略》,是以甘温治疗阴阳两虚的经典处方,其中甘草、大枣甘以建中,桂枝、生姜辛以通阳调卫气,白芍酸以收敛和营气,达到益气补中,阴阳协调,缓解各种虚证的目的。现代医学研究证明,上述二方不仅能明显地缓解患者的虚证,还能明显的提高机体内网状内皮系统吞噬功能和体液免疫,对抗化疗药物等免疫抑制剂对免疫系统的抑制作用等。因此,在使用四君子合并小建中汤作为临床辨证用药时,选用胃肠道恶性肿瘤已被切除,但由于手术和多次化疗后,属于虚证和免疫功能低下的患者作为观察对象,有可能取得直达病灶的效果,同时也证实四君子汤合并小建中汤具有一定程度上改善胃肠道恶性肿瘤患者临床证候和提高其免疫功能的作用。

3. 小建中汤合良附丸联合西药治疗脾胃虚寒型消化性溃疡

临床报道显示中药汤剂配合胃三联疗法治疗脾胃虚寒型消化性溃疡总有效率为85.75%,并使患者生活质量明显提高。单纯使用胃三联疗法治疗消化性溃疡总有效率为68.2%,生活质量改变不显著。故认为中药汤药可有效缓解患者临床症状,阻止或减缓病变的进展,并且可改善患者的生活质量。

小建中汤首载于《伤寒论》,系仲景用于治疗虚劳的著名方剂,具有温中补虚、和里缓急之功。方由桂枝、甘草、芍药、生姜、大枣、饴糖组成。近年来的临床和实验研究表明,小建中汤治疗消化性溃疡确有良好疗效,能提高溃疡愈合的质量,减少复发,且副作用少。其中桂枝味辛性温,其辛能散,温能通,对慢性消化性、溃疡,久病入络者尤为适宜。白芍味酸微寒,既能和营又能缓急止痛,《汤液本草》中提到腹中虚痛,脾经也,非芍药不能除。现代研究表明,白芍具有抑制胃肠道平滑肌收缩的作用。因此就桂枝、白芍其单味功用而言,均适宜于脾胃虚弱,腹中虚痛。在临床治疗中如遇到胃脘疼痛明显或因气郁伤肝,肝木失于疏泄,横逆犯胃所致者,则白芍用量可增加至 3 倍,取其酸味入肝以和营柔肝,缓急止痛。生姜味辛性温,有较强的温中散寒止呕之功。《药性赋》有言若欲止呕温中,则生姜可喜。现代药理研究报道,生姜的提取物生姜丙酮有抑制大鼠溃疡的作用,抑制率为 97.15%。有关调查发现生姜产地居民的幽门螺标菌(Hp)感染率明显低于非生姜产地居民,喜食生姜者 Hp 的感染率也明显低于非喜食生姜者。亦有研究发现生姜还具有促进胃黏膜合成及减弱胃蛋白酶的作用。甘草调和诸药,根据现代药理研究证实:甘草的主要成分是甘草酸,甘草酸进一步水解为甘草次酸。甘草次酸能增强胃黏液的分泌,可保护溃疡面,服用后能减轻消化性溃疡症状,使溃疡面积逐渐缩小,西药生胃酮(甘草次酸半琥珀酸酯二钠)即是甘草次酸制剂。故而小建中汤若用于消化性溃疡的治疗,甘草宜于生用。饴糖具有和里温中缓急止痛之功,然饴糖味甘而滋腻,故而现代医家鲜有人用,本实验中免煎颗粒亦无饴糖。

良附丸出自《良方集腋》,由高良姜、香附醋制两味药物组成。为温胃理气之剂。本实验将丸药改为汤剂使用,其效更强,等量入药即可,常用量各 10～12g。方中高良姜辛、热,有散寒止痛功效,主治胃寒作痛及呕吐等病症。香附辛,微苦,甘,平。具有疏肝理气,温经活血之功效,主治两胁疼痛胸腹胀痛,乳房胀痛,疝气腹痛,月经不调,经行腹痛等病症。现代医学诊断慢性胃炎、胃溃疡、十二指肠球部溃疡等,属中医寒凝气滞者均可使用。

第二章 小建中汤临证思维

第一节 临证要点

《伤寒论》论述以小建中汤治疗腹中急痛,心中悸而烦者,虽为外感而设,但究其病机,则为中焦虚寒,营卫不足,又感受少阳之邪所致,而《金匮要略》则以本方治疗其病机为中焦虚寒,精气亏虚,脏腑虚损不足引起的多种内伤杂病。《伤寒论》100条说:"伤寒,阳脉涩,阴脉弦,法当腹中急痛,先与小建中汤,不差者,小柴胡汤主之。"102条说:"伤寒二三日,心中悸而烦者,小建中汤主之。"而《金匮要略》中有三条提到"小建中汤"。一是"血痹虚劳病脉证并治"云:"虚劳里急,悸,衄,腹中痛,梦失精,四肢酸疼,手足烦热,咽干口燥,小建中汤主之。"二是"黄疸病脉证并治"云:"男子黄,小便自利,当与虚劳小建中汤。"三见于"妇人杂病脉证并治"云:"妇人腹中痛,小建中汤主之。"建中法本为虚劳病而设,虚劳病包括因劳伤所致的多种慢性衰弱性疾患,其病理机制是五脏气血阴阳虚损。因人体的阴阳是相互维系的,所以虚劳病的发展往往是阴虚及阳,或阳虚及阴,从而导致阴阳两虚之证。然究其原因,关键在于中焦脾胃。一者脾胃为气血生化之源,如脾胃病久,则营养乏源,气血并亏;二者脾胃为阴阳升降之枢,中虚失运,则阴阳升降失序。正常情况下,人体阳气下降,阴气上升,而促使人体阴升阳降以达到阴阳相交、水火既济的中介力量则是脾胃的枢纽作用。今脾胃既虚,则阳不下交而浮越于上,阴不上承则独治于下,遂有寒热错杂诸证。故本病见证虽多而杂,均以脾胃元气亏虚、阴阳升降失调为要。因此,依"治病求本"的原则,其治疗方法就不能简单地以热治寒,以寒治热,而应以建中气、补脾胃、平调阴阳的甘温药物为治,使"中气立则营卫流行而不失其和"。如此则脾胃之气得以复建,中焦阳气得以四运,从阴引阳,从阳引阴,使阴阳相循,如环无端,阴阳之气得以协调,寒热错杂之证得以祛除。故《金匮要略心典》云"此和阴阳,调营卫之法也"。然对于大建中汤证而言,其病机为中阳衰弱,阴寒内盛,充斥于上下内外、脏腑经络,《金匮要略心典》云此"阳病不能与阴和,则阴以其寒独行……而实非阴之盛也"。此时又当以大建中阳,温中散寒为法,俾阳气复建,阴寒得散,脏腑经络得以温煦,气血津液得以舒畅。所以尤在泾云"欲求阴阳之和者,必于中气,求中气之立者,必以建中也",高度概括了建中的机制在于能使机体恢复"阴阳之和"和"中气之立"的协调平衡状态。

《伤寒杂病论》中小建中汤的证治

一、中焦虚寒,气血不足而兼伤寒表证

《伤寒论》102 条曰:"伤寒二三日,心中悸而烦者,小建中汤主之。"此条伤寒二三日,无阳明证是少阳病之期,不见寒热头痛胸胁苦满之表证,又无腹痛苦呕或咳或渴之里,未经误治而出现"心悸而烦"是寒伤神,热伤气,里虚扰邪。未发汗,而心悸是心虚的表现,是少阳中枢受寒而木邪挟相火为病,相火旺则君火虚。心悸者,气虚也;烦者,血虚也。以气血内虚,与小建中汤先建其里。故以小建中汤建补中焦。《伤寒附翼》曰:"疼而热者为实,当用苦寒以泻心火;悸而烦者为虚,当用甘温以保心气,是建腹中之宫城也。"中焦先虚,化源不足,气血双亏,心无所主,神志不宁,故以小建中汤以建中焦。

二、脾虚腹痛兼少阳邪郁证

《伤寒论》100 条曰:"伤寒,阳脉涩,阴脉弦,法当腹中急痛,先与小建中汤,不差者,小柴胡汤主之。"本条是以脉象言病机,涩示不足,说明阳气少;阴脉弦,弦示有余,说明阴寒盛。尺寸俱弦是少阳受病,今阳脉涩而阴脉弦

是寒伤厥阴,而不在少阳。寸为阳,阳主表,阳脉涩说明阳气运行不畅,即表寒未解。弦说明肝木受邪,必挟相火。相火不能御寒,必入厥阴而为患。足厥阴经循行抵少腹,挟胃属肝络胆。尺为阴,尺主里,今阴脉弦为肝脉必当腹痛。肝苦急必以甘缓之,酸以泻之,辛以散之,此小建中为厥阴驱寒发表平肝逐邪之先着也。因此用小建中汤,以解除表证并且驱厥阴之寒。

三、虚劳病中焦虚寒,阴阳两虚证

《金匮要略·血痹虚劳病脉证并治》曰:"虚劳里急,悸,衄,腹中痛,梦失精,四肢酸疼,手足烦热,咽干口燥,小建中汤主之。"此条是调阴阳和营卫之法也。如阴阳和平,则百疾不生。若阳病不能与阴和,则阴以其寒独行,为"里急",为"腹中痛",而实非阴之盛也。阴病不能与阳和,则阳以其独热行,为"手足烦热",为"咽干口燥",而实非阳之炽也。如以寒攻热,以热攻寒,寒热内贼,其病益甚,唯以甘酸辛药,和合成剂,调之使和,则阳就于阴,而寒以温,阴就于阳,而热以和。岂徒云寒可治热,热可治寒而已哉。在此所以建中是因为营卫生于水谷,而水谷转输于脾胃,故中气立,则营卫流行而不失其和;又因为中焦是四运之轴,阴阳相互转化的原始,故中气立,则阴阳相循,如环无端,而不极于偏。是方甘与辛合而生阳,酸得甘助而生阴,阴阳相生,中气自立,是故求阴阳之和者,必于中气,求中气之立,必以建中也,故以小建中汤主之。虚劳为病,则元阳之气不能内统精血,则荣枯而虚,里气乃急,为"腹中痛""梦失精"。元阳之气,不能外充四肢、口咽,则阳虚而燥,为四肢酸疼,为手足烦热,为咽干口燥。假令服小建中汤使胸中大气一转,则燥热之病气自行,故以桂、芍、甘、姜、枣大和其营,而加饴糖一味,以建立中气,为后世补中益气汤之祖,虽无升、柴,而升清降浊之理,具于此方。《吴鞠通医案》中即载有施,二十岁,形寒而六脉弦细,时而身热,先天不足,与诸虚不足之小建中法,白芍六钱,炙甘草三钱,生姜四钱,桂枝四钱,胶饴一两(去渣后化入),大枣(去核)四枚,煮三杯,分三次服……前方服过六十剂,诸皆见效,阳虽转而虚未复,于前方内减姜、桂之半,加柔药与护阴。

四、黄疸病属脾虚气血不足证

黄疸当小便不利,如小便利者,即黄疸病不热而寒,不实而虚者,治疗应变攻为补,变寒为温,中焦气血不足,不能上荣于面所致的萎黄,可以用小建中汤,使其中气得建,黄自当愈。正如《金匮要略·黄疸病脉证并治》所说"男子黄,小便自利,当与虚劳小建中汤"。

五、妇人腹中痛,小建中汤主之

张仲景凡提及"妇人"或"男子"多指房劳过度而致病,房劳过度则耗伤精血,血无气不生,血无气不行,中气建运,虚病亦易于痊愈。

第二节 与类方的鉴别要点

一、建中法与理中法

建中法、理中法分别以仲景的小建中汤和理中丸(汤)组方立法为依据,建者,复也;理者,治也;中者,中土、中宫、中焦、脾胃之谓也。《中庸》曰"中也者,天下之大本也",中土、中宫、脾胃为人身之大本,建中、理中为恢复治理人身之大本也。《医理真传》中指出:"用药机关,即在这后天脾土上,仲景故立建中、理中二法。因外邪闭其营卫,伤及中气者,建中汤为最;因内寒湿气,伤及中气者,理中汤如神。内外两法,真千古治病金针,医家准则,惜人之不解耳。"王莘(福建中医学院)认为仲景理中、建中二法,主要体现在理中汤(丸)与小建中汤两首典型方剂之中。两方均以补中,恢复脾气为目的,但其用药特点,理中汤重用温阳药,偏于温燥;小建中汤重用甘味药,偏于甘润。其引用《灵枢·决气》："上焦开发,宣五谷味,熏肤,充身,泽毛,若雾露之溉,是谓气。"认为"熏肤"乃气中之阳的温煦作用,"泽毛"属气中之阴的满润滋养作用。又引用《难经·三十七难》中"人气内温于脏腑,外濡于腠理"一言,认为其中"濡"与"温"实指气中阴阳的双重功能。《灵枢》《难经》也明确指出了气具有温煦与濡润两方面的功能,因此脾气也包括脾阴脾阳,故脾气虚当包括脾气之阴虚和脾气之阳虚。若脾气虚无寒热象者,四君子汤证便是;偏于脾气之阴虚者出现热象,小建中汤证便是;若偏于脾气之阳虚者出现寒象,理中汤证便是。但理中汤证又突出了气机升降紊乱,充分说明了脾气之用在脾气气化中的动力与主导作用。仲景理中法、建中法的临床应用充分利用气与阴阳的关系。

《伤寒论》第 100 条曰:"伤寒,阳脉涩,阴脉弦,法当腹中急痛,先与小建中汤,不差者,小柴胡汤主之。"第 102 条曰:"伤寒二三日,心中悸而烦者,小建中汤主之。"在《金匮要略》中"血痹虚劳病脉证并治""妇人杂病脉证并治"等篇章均有关于小建中汤证的条文,后世医家对其解读各有千秋,仁者见仁,智者见智。成无己《注解伤寒论》曰:"建中者,建脾也。《内经》曰:脾欲缓,急食甘以缓之。胶饴、大枣、甘草之甘以缓中也。辛润散也,荣卫不足,润而散之,桂枝、生姜之辛,以行荣卫。酸收也、泄也,正气虚弱,收而行之,芍药之酸,以收正气。"刘渡舟在《伤寒挈要》中记载:"小建中汤扶正气以治其本,俾中气一旺,则荣卫自能有拒邪作用,所谓'虚人伤寒建其中'是矣。"又云:"桂枝汤外能调荣卫,内能调脾胃,而有调和阴阳的作用。若倍芍药使其酸甘化阴以补荣,又能土中平木以缓血脉拘急;又妙在加饴糖一升,大能缓中补虚,奉心化赤而为血,故善治心悸而烦与虚劳腹痛之证。"蔡丽慧(山东省德州市人民医院)等认为,小建中汤中滋阴与助阳法同用,其意不在"阴中求阳"以补脾阳之虚,而在于滋养脾阴,故方中重用饴糖、芍药为君,以甘酸化阴,补虚养血,缓解急迫,主药均属滋脾阴之品。芍药应以白芍为主,因其长于养营益阴。白芍伍甘草则能甘缓和中,以缓肝而不乘脾土。饴糖配阴柔之大枣则能益气生津,以滋脾阴。少佐桂枝、生姜,甘温益阳,使阳生阴长,以刚济柔,桂枝乃通阳化气之品,此处纳桂枝于滋阴剂中,意不在温阳,而在微微化生,考《神农本草经》云其有"补中益气"之用。

《伤寒论》第386条曰："霍乱,头痛发热,身疼痛,热多欲饮水者,五苓散主之;寒多不用水者,理中丸主之。"第396条曰:"大病差后,喜唾,久不了了,胸上有寒,当以丸药温之,宜理中丸。"理中丸亦名人参汤,《金匮要略·胸痹心痛短气病脉证治》中记载:"胸痹心中痞,留气结在胸,胸满,胁下逆抢心,枳实薤白桂枝汤主之;人参汤亦主之。"相对于小建中汤而言,历代医家对理中丸的解读意见较为统一,多认为其为温中祛寒补益脾胃之方。左季云在《伤寒论类方汇参》中指出:"此中焦虚寒,以失燮理之功。为制甘辛温补,扶助脾胃之阳之温方也。"刘渡舟《伤寒论十四讲》认为:"理中汤是治疗太阴脾气虚寒证的主方……方中用人参、甘草以补脾气之虚;干姜、白术以温脾寒而化湿。"王莘认为,方中人参大补元气,白术健脾燥湿,炙甘草益气和中,三药皆为甘温补脾气之品;与辛热温中之干姜相伍,中焦脾虚脏寒者则能消除。诸药配伍,深得辛甘化阳之意,有助阳益气之妙,乃治疗脾阳虚寒之方剂。

小建中汤、理中丸(汤)历来被医家所重视,其临床研究应用亦多,对两方所示意的建中法、理中法鲜有理论研究报道,建中、理中二法被纳入到广义的"八法"中。然中国传统文化、古代哲学均离不开一个"中"字,如《中庸》"致中和,天地位焉,万物育焉"之说,又如《尚书》中"人心惟危,道心惟微;惟精惟一,允执厥中",该十六个字即儒学乃至中国文化传统中"十六字心传"。《素问·平人气象论》曰:"平人者,不病也……平人之常气禀于胃,胃者平人之常气也,人无胃气曰逆,逆者死。"脾胃为中宫,胃气亦即中气也,即人无中气则逆则死。仲景立法垂方秉承先贤"重中"思想,建中、理中二法亦深扎根于中国传统文化、古代哲学思想的土壤,故建中、理中二法可脱离广义"八法"作单独研究,对剖析仲景立中之道有重要意义,亦能进一步指导临床实践。

二、大建中汤、小建中汤和黄芪建中汤

《金匮要略·腹满寒疝宿食病脉证并治》云:心胸中大寒痛,呕不能饮食,腹中寒,上冲皮起,出见有头足,上下痛而不可触近,大建中汤主之。大

建中汤方:蜀椒二合,去汗,干姜四两,人参二两,上三味,以水四升,煮取二升,去滓,内胶饴一升,微火煎取一升半,分温再服。如一炊顷,可饮粥二升,后更服,当一日食糜,温覆之。《金匮要略·血痹虚劳病脉证并治》云:虚劳里急,诸不足,黄芪建中汤主之。黄芪建中汤方:即小建中汤加黄芪一两半。由论中条文可以看出,大建中汤证与小建中汤证比较,疼痛更为剧烈,同时伴有呕吐。从用药组方来看,两者均以脾胃虚寒为基本病机,但大建中汤证表现更为严重。且小建中汤证病程多较大建中汤证为长。从止痛效果来看,大建中汤的止痛作用主要在于蜀椒,《神农本草经》曰:蜀椒,气味辛、温,有毒。主邪气咳逆,温中,逐骨节皮肤死肌,寒湿痹痛,下气。且蜀椒有轻度局部麻醉作用。而小建中汤的止痛作用主要是芍药,《神农本草经》曰:芍药,气味苦、平,无毒。主邪气腹痛,除血痹、破坚积。治寒热疝瘕,止痛,利小便,益气。而小建中汤与黄芪建中汤比较,黄芪建中汤为小建中汤方加黄芪一两半组成,二者在主治及病机之间由于黄芪的存在而有了一定的区别。建中汤本取化脾中之气,而肌肉乃脾之所生也,黄芪能走肌肉而实胃气,故加之以补不足,则桂、芍所以补一身之阴阳,而黄芪、饴糖又所以补脾中之阴阳也。里急者,里虚脉急,腹中当引痛也。诸不足者,阴阳诸脉并俱不足,而眩、悸、喘、失精、亡血等证相因而至也。急者缓之必以甘,不足者补之必以温,充虚塞空,则黄芪尤有专长也。黄芪为补气扶弱之品,得饴糖则甘温以益气,得桂枝则温阳以化气,得白芍又有益气和营之效。综合全方,其补虚益气之功优于小建中汤。

由上可以看出,经方中的建中三方均是以脾胃虚弱为前提,皆表现为虚寒里急、腹痛的各症状,同时又均以饴糖为君药。由于个人体质差异,脾胃在人体的作用不止一端,因而分出大建中汤、小建中汤、黄芪建中汤证。

三、建中法对后世的影响

《肘后备急方》载凡男女因积劳虚损,或大病后不复,常若四体沉滞,骨肉疼酸,吸吸少气,行动喘惙,或小腹拘急,腰背强痛,心中虚悸,咽干唇燥,面体少色,或饮食无味,阴阳废弱,悲忧惨戚,多卧少起,久者积年,轻者才百日,渐至瘦削,五脏气竭,则难可复振,治之汤方。甘草二两,桂三两,芍药四两,生姜五两,无者亦可用干姜、大枣二七枚。《备急千金要方·卷三·妇人方》云:治产后虚羸不足、腹中刺痛不止、吸吸少气;或苦小腹拘急、痛引腰背、不能饮食。产后一月,日得服四五剂(当归建中汤)为善,令人力壮方。《景岳全书》载痘疹腹痛,寒气犯胃,或食生冷而呕恶,吐泻,腹无胀满而但有疼痛者……或小建中汤……误饮冷水凉茶,寒湿留中,小水不利而腹痛者,……小建中汤。《温病条辨》载温病愈后,面色萎黄,舌淡,不欲饮水,脉迟而弦,不食者,小建中汤主之。均是对小建中汤的拓展应用。

《血证论》更是认为:细按此方(小建中汤),乃健胃滋脾,以阳生阴之法。归脾汤从此方重浊处套出,补中汤从此方轻清处套出。说明本方对后世的影响之深。

《吴鞠通医案》三焦俱损,先建中焦。补土可以生金,肾关之虚,亦可仰赖于胃关矣。《临证指南医案》载上下交损,当治其中。使饮食增,而津旺。以致充血生精而复其真元之不足。则是以建中法为依据,总结出了治疗温病的新思路。

第三节　临证思路与加减

小建中汤所治之虚劳,据症状分析而知虚劳在脾,为中焦阳气不振,饮食虽能消化、吸收,但不能化生精血。《临证指南医案·卷第三·脾胃》云:"纳食主胃,运化主脾。"重不在虚,而在中气不立,当建立中气,以化生气血。本观点从小建中汤的组成及服用法,可以反证。小建中汤有以下几味药组成:

桂　枝

桂枝甘温,其性温通。仲景用桂,欲走经达表,以和营卫,祛表之邪时,必啜热粥并温覆取汗。小建中汤中桂枝虽曰三两,但并不啜粥,亦未温覆,知其意不在表;且有芍药之倍,饴糖之缓,不在表之意更明。《临证指南医案·卷三·脾胃》云:"太阴湿土,得阳始运。"桂枝不走表而入里,通里阳,振奋中气,以利运化。白芍:白芍酸甘而凉,性酸敛而柔和,不滋腻。仲景用芍药,遇阴血不和则加,见里脏有寒则减(《伤寒论》"设当行大黄芍药者,宜减之,以其人胃气弱,易动故也")。小建中汤中芍药加倍,知此证非中焦虚寒可解。白芍入血分,益阴养血,和畅阴血。

桂枝与白芍的配伍特点:小建中汤证虚劳在脏,故需振奋脏阳。白芍善入血分,可引桂枝入血入脾,振奋中阳。又"脾主为胃行其津液者也"(《素问·厥论》),阴血虚单纯补益而不能行,得脾运乃行。桂枝振奋脾阳,其运通之用有助于阴津的充养。而白芍酸敛而凉,若无桂姜之温通行散,则恐腹痛。桂枝性温而燥,本证阴血不足,若芍不加倍,又恐桂枝生火化燥。故小建中汤中桂枝与白芍1:2配伍,在阴血充足的条件下,振奋脾气。

饴　糖

小建中汤中之饴糖,世人讹误最多。所误之处,多将饴糖视为君药而主补虚。然据"君臣佐使"之制,此说却不能立足。君药为"针对主病或主证起主要治疗作用的药",即单用此药可以治疗疾病的"主病或主证"。若将桂芍去掉,单用饴糖一味,则并不能称之为建中,无甚疗效。

虚劳者,虚极成劳,脾不能化生气血,故补虚无益,法当建立中气。桂芍振奋中阳,脾"得阳始运",中焦化生有力;而欲化生气血,需有水谷之甘,饴糖味甘性温,易于消化吸收,予以饴糖为气血化生之源,使气血得以速生。故称小建中汤之动力在桂芍之伍,原料在饴糖之甘。

姜　枣

生姜温中散寒,和胃气以助健运,且可佐白芍之凉,散白芍之敛。大枣益气养血,以助补益。临床常用加减法:临床上,饴糖储购多有不便,多用生山药、知母、黄精等药代替。

处方:桂枝 10～15g,生白芍 20～30g,生山药 20～50g,知母 10～20g,黄精 15～30g,易名为加味建中汤。

其所设加减法大抵如下:以悸为主者,加柏子仁;以烦为主者,知母加量;以气虚乏力为主者,加黄芪;以衄为主者,加沙参、炙百合;以焦虑为主者,加合欢花、生麦芽、小麦;以便干为主者,生白芍加量;以四肢酸疼为主者,加鸡血藤、木瓜;大便溏者,易生白芍为炒白芍;中焦虚寒者,加炮姜。

小建中汤证为虚劳在中焦脾脏。由于脾阳不振,脾不能化生气血,而出现阴阳气血俱不足,以阴虚精血不足为主要病机的证候。故用小建中汤之桂芍建立中气,恢复脾化生气血的功能,又加以饴糖为气血化生之源,以达建立中气、益气养阴、和畅气血之功,此与中焦虚寒之大建中汤明显不同。中气指脾化生气血之气,为生生之气,而非中阳。

其他加减方有:

1. 黄芪建中汤:见于《金匮要略》。即小建中汤加黄芪一两半,功用:温中补气,和里缓急。主治虚劳里急,诸不足。加黄芪,增强其益气建中之功,使阳生阴长诸虚不足之证自除。气短胸满者加生姜;腹满者去大枣,加茯苓一两半;及疗肺虚损不足加半夏三两。

2. 前胡建中汤:见于《备急千金要方》,前胡、黄芪、芍药、当归、茯苓、桂心各二两,甘草一两,人参、半夏各六分,白糖六两,生姜八两。主大劳虚劣,寒热呕逆,下焦虚热,小便赤痛,客热上熏,头痛、目疼、骨肉痛、口干方。

3. 当归建中汤:《备急千金要方》有载,其名为内补当归建中汤,当归建中汤首见于《千金翼方》。功用温补气血,缓急止痛。主治产后虚羸不足,腹中疾痛不止,吸吸少气,或若小腹拘急挛痛引腰背,不能饮食,产后一月,日得服四五剂为善,令人强壮内补方。本方能建后天的中气,立方之法出于建中汤,彼用黄芪助阳,此用当归调血。宜得多剂,谓应急用以调治其虚,复其元气,内补之功,此方最宜。当归四两,桂心三两,芍药六两,生姜三两,甘草二两,大枣十二枚。此方亦可用于经后腹痛,《医案金鉴》"经后腹痛或去血过多,乃血虚也,宜用当归建中汤补之。"《济阴纲目》亦载其用于治疗妇人一切血气不足,虚损羸乏。

4. 乐令建中汤:《太平惠民和剂局方》即有此方,治血气劳伤,五脏六腑虚损,肠鸣神倦,荣卫不和,退虚热,除百病。前胡、细辛、黄芪(蜜涂炙)、人参、桂心、橘皮(去白)、当归(洗去土)、白芍药、茯苓。

小建中汤适用于脾胃阳虚,中气不足,元阳不振,以及阴阳水火升降失调所致的脾胃虚寒证,中医学中的脾胃,在生理功能和病理表现上大致相当于现代医学的消化系统,并与水液代谢和造血系统密切相关。此方现代临床应用很广,主要用于治疗胃溃疡、十二指肠溃疡、溃疡性结肠炎、胃酸过多、胃酸过少、慢性胃炎(萎缩性胃炎和浅表性胃炎)、胃弛缓、胃下垂、蛔虫性腹痛、脐痛(尤适用于过敏性或痉挛性脐痛者)、慢性肝炎、习惯性便秘、神经衰弱、虚证眩晕、虚劳遗精、产后体虚、痛经、虚性眼疾、痢疾、肺结核等。

综上所述,小建中汤主要用于治疗里急腹痛,虚劳,以及阴阳失调的寒热错杂证。腹痛就其部位来说应为大腹痛,如在少腹又为肾虚寒有余而非本方所主。其痛特点为按之即痛,但重按之却不甚痛。正如《苏沈良方》云:"然腹痛按之便痛,重按却不甚痛,此止是气痛。"又说:"气痛不可下,下之愈痛。"后世医家所述之证诸如"妇女产后""男女因积劳虚损""亡血失精""咳嗽而体虚"等大凡可归为虚劳证治而行加减疗法。此方治疗阴阳失调寒热错杂。因其主治为阴阳两虚而偏于阳虚。用小建中汤,以辛甘化阳,建运中气,使阴阳平调,恢复脾胃的建运功能,脾胃得建,则营养增加,气血自生,营卫和调,而偏寒偏热的症状自然消失。《灵枢·邪气脏腑病形》云:"阴阳形气俱不足,勿取以针,而调以甘药也。"在阴阳失调的病情中,补阴则碍阳,补阳必损阴。如《灵枢·终始》说:"阴阳俱不足,补阳则阴竭,泻阴则阳脱,如是者,可将以甘药,不可饮以至剂。"这是本方立法处方的理论根据。在临证时应注意此方的基本症状:虚热自汗,面色不华,舌质淡,脉弦而涩等。现代在多种慢性病甚至是急性病而由虚损因素或诱因所致者,皆可以用其加减方灵活运用。

第四节　临证应用调护与预后

服用本方期间禁忌就是少食油腻,饮食清淡。服用中药的时间:补养药与健胃药应饭前服用,增加药物有效成分的吸收率。辛辣而有刺激性的药物应在饭后服用,以减少对胃的刺激。驱虫或攻下药适宜在空腹时服用,以增强药效。治疟疾时宜在发作之前服药,用安神药时应在临睡前服药,急性病者应不拘时间尽快服药。

服药的次数:一般每日服药 2~3 次,维持疗效者改为每日一次,有的一日多次或煎汤代茶,不拘次数。一般中药煎剂以温服者多。根据病情及治疗的需要也有采用冷服用于热证者,采用热服用于寒证者。

药饮选择:一般用白开水送下,因呕吐而服药困难者,可饮姜汁,药液中加白糖或矫味剂。送服化瘀活血剂,增强药效以黄酒为饮。

忌口:一般在服药期忌食生冷、油腻、辛辣等不易消化的食物。皮肤病及疮伤应忌食鱼、虾、腥食物和刺激性食物等。

第三章　临床各论

第一节　内科疾病

一、功能性消化不良

功能性消化不良(FD)又名非溃疡性消化不良,是具有慢性持续性或反复发作性上腹部痛或不适、腹胀、嗳气、早饱、厌食、恶心、呕吐、胃灼热等,病程超过 12 周以上而未发现器质性疾病的一组临床综合征。罗马Ⅲ学术委员会建议使用以下定义:FD 是指存在被认为源自胃、十二指肠区域的症状,且无任何可以解释这些症状的器质性、系统性或代谢性疾病。该病曾被命名为非溃疡性消化不良、原发性消化不良、特发性消化不良等,但现已认可 FD 这一术语。近年来功能性消化不良已成为国内外医学界重视、关注的消化内科常见病,其病因和机制的复杂性和不明确性给 FD 的治疗带来一定的难度。FD 发病率高,缺乏特效药物,复发率高,故需进一步深入研究。

中医认为本病病位在胃,涉及肝脾两脏,多因饮食不节,外邪内侵等,使脾失健运,胃失和降,导致中焦气机阻滞,脾胃升降失常,胃肠运动功能紊乱而发病。脾胃气机失常是发病的中心环节。饮食不节和情志所伤为其主要发病因素,六淫劳倦为次。徐敏等发现,本病脑力劳动和城市居民患病概率较大。气候因素与六淫均有关,其中与寒冷关系最密切,其次为海鲜或辛辣食物,精神因素主要与忧郁多虑有关。李乾构强调指出,情志致病在 FD 的发病机制中表现为气机失调、脏腑损伤和神志变化。研究表明:人的情绪变化对胃肠运动有很大的影响,当患者情绪忧郁、恐惧或被激怒时,可显著延缓胃的消化与排空。

中医学中没有 FD 的病名,由于 FD 临床主要有以下三大症状:上腹部痞满,胸骨后或胃脘部疼痛、烧心、泛酸。因此李乾构等认为应将 FD 归属于中医学的"痞满""胃脘痛""嘈杂"范畴。在治疗这些疾病上,中医具有一定的优势,很多文献对"痞满""胃脘痛""嘈杂"的病因病机进行研究发现,其发病主要涉及饮食不节,情志内伤,脾胃虚弱,虚实寒热错杂,外感及误下伤中等方面,以下就对这方面的病因病机进行总结:

1. 情志失调

中医学认为,脾胃属土,主运化,肝属木,主疏泄,调节脾胃功能。肝脾在生理上相互协调,相互为用,肝的疏泄功能是脾胃正常升降的一个重要条件。若情志抑郁、忧思恼怒,导致肝气郁结,疏泄不及,可致"木郁土壅";若肝气疏泄太过,则可横逆乘犯脾胃而致病,即"木旺乘土"。情志失调包括精神紧张、抑郁、焦虑、恼怒等方面。多项研究发现,以情志失调引起的 FD 居多。遂认为情志失调是引起 FD 的主要病因病机。

2. 饮食失常

胃为水谷之海,主受纳与腐熟水谷,饮食不节,首先伤及脾胃。饮食过多,暴饮暴食,超过了脾胃的运化能力则脾胃损伤;若饮食过热,或过食辛辣、肥甘厚腻之品,蕴积湿热,耗伤胃阴;饮食过于寒凉,损害脾胃阳气。一项对 72 例功能性胃肠病复合型患者的证候病机的研究发现,与饮食因素相关者有 37 例,饮食因素是引起 FD 的重要原因。饮食因素主要为脂餐、寒冷饮食和进食海鲜或辛辣食物。因此,饮食所伤仅次于情志失调,是引起 FD 的第二大病因病机。

3. 脾胃虚弱

素体脾胃虚弱,中气不足,或贪逸、劳倦过度,耗伤脾胃之气,或久病脾胃受伤,均能引起脾阳不足,中焦虚寒,或胃阴受损,失其濡养而发生疼痛。徐敏等通过一项对 222 例 FD 患者的研究表明,FD 的病机关键是脾虚,此外,导致脾胃虚弱的因素还包括气候因素、饮食因素、精神因素。陈贞等调查研究发现,脾虚气滞证和脾胃虚弱(寒)证占 FD 患者的 63.5%,可见脾虚亦是 FD 的重要病因病机。

4. 寒湿不慎

外感六淫之邪的侵袭,影响脾胃功能,使其失于和降而出现胃痛。六淫之中以寒邪和湿邪最为常见,寒邪客胃则阳气被遏而气机阻滞,胃失通降;湿性黏滞而缠绵,常直趋中焦而致脾胃气机不利,使脾失健运,胃失和降导致中焦气机阻滞、脾胃升降失常、胃肠运动功能紊乱而发病。虽然寒湿内侵所致的 FD 较少,但也是临床上一个不可忽视的致病因素。FD 可因气候因素发病或加重,并且与风、寒、暑、湿、燥、火均有关,其中与寒冷关系最为密切。

5. 寒热错杂

FD 患者一般病程较长,正气逐渐消耗,脾胃虚弱,中焦阴阳失调,而出现寒热错杂。张介眉认为本病多为虚实并见、寒热错杂之证;而田德禄以为 FD 以脾虚为本,病初以邪实为主,但病久则虚实夹杂,寒热错杂。

临床中将功能性消化不良分为肝气郁结证、脾胃气虚证、肝气犯胃证、湿热滞胃证四个证型。肝气郁结证主要证候:脘胁胀痛,痛无定处,脘闷嗳气,急躁易怒,脉弦。治法:疏肝解郁,理气消滞。方药:柴胡疏肝散合越鞠丸加减。肝气犯胃证主要证候:胃脘痞满,闷胀不舒,胀及两胁,情志不遂易诱发或加重,嗳气呃逆,烧心泛酸,心烦急躁,脉弦或弦细。治法:疏肝解郁,和胃降逆。方药:四逆散合沉香降气散加减。脾胃气虚证主要证候:脘腹痞满隐痛,劳累后加重或饥饿时疼痛,纳差而饱,大便溏软,舌质淡,体胖有齿痕,苔薄白或白腻。治法:健脾益气,和胃降逆。方药:小建中汤加减。湿热滞胃证主要证候:胃脘痞满,闷胀不舒,恶心欲吐或呕吐,纳呆食少,嗳气不爽,舌质红、苔黄腻。治法:清热化湿,理气和胃。方药:三仁汤加减。

临床中还有将功能性消化不良分为脾胃虚弱证、肝郁气滞证、饮食积滞证三个证型进行治疗。脾胃虚弱证治以健脾助运、祛湿化痰,用六君子汤加减治疗;肝郁气滞证治以疏肝解郁,理气活血,方用四逆散加味;饮食积滞证治以消积导滞,和胃降逆,方用枳术丸加味。另外中成药如香砂六君丸、六味能消丸、六味安消散、胃力康颗粒、气滞胃痛片等也是常用治疗药剂,具有较好的效果。

临床研究

主要的临床表现为间歇性或持续性消化不良症状,具体为上腹痛、腹胀、早饱、泛酸、嗳气、恶心、呕吐、食欲不振等,胃镜、X 线钡餐透视、B 超、生化检查等均未见明显的异常。给予加味小建中汤加减治疗。

处方:制大黄 6g,黄芪 20g,白芍 18g,桂枝 10g,大枣 12g,生姜 6g,炙甘草 6g,蒲公英 15g,枳壳 9g,莪术 9g,厚朴 9g。

脾胃虚寒者加高良姜 6g、党参 10g、吴茱萸 4g、炒白术 10g;肝郁气滞者加旋覆花 6g、代赭石(包煎)15g、柴胡 6g;湿热积滞者将方中黄芪、大枣、桂枝减为 6g,制大黄加至 10g,加茵陈 15g、佩兰 10g、莱菔子 10g、山楂 20g、神曲 20g;胃阴不足者将桂枝减至 6g,去除生姜,加沙参、麦冬、黄精各 10g;疼痛者加丹参 15g、延胡索 10g;呕吐明显者加半夏 10g。日 1 剂,水煎,分 3 次服,疗程为 1 个月。临床上运用小建中汤加减治疗本病,取得了一定的效果。

按 目前,临床对于 FD 病因以及发病机制尚不清楚,大量的临床实践和研究表明,FD 主要的病理生理机制极可能和胃排空延迟、胃窦 – 幽门 – 十二指肠协调运动异常、小肠运动异常、内脏敏感性增强、胃电律紊乱、胆囊排空障碍、幽门螺杆菌感染等众多因素相关。临床上主要应用胃动力药物治疗该疾病,多潘立酮被广大医师认为是促胃动力较强的药物,且不良反应少,但是也存在部分患者应用该药物治疗后症状仍不能缓解的情况。

FD 属中医"胃脘痛""嘈杂""痞满"等范畴。近年来随着"神经胃肠病学"概念的提出,部分学者主张从肝脾(胃)入手,以疏肝理气、和胃降逆为法治疗 FD,通过长时间观察,我们认为肝脾失调仅仅是导致 FD 的一个证型,FD 的病机主要包括虚实两个方面。虚主要责之于脾胃阳气不足,包括气滞、寒凝、血瘀、食滞、火郁等,以虚为本,以实为标。脾胃为后天之本,气血化生之源,脾升胃降,气血调畅,气机不息。如果脾胃虚弱患者,气机升降失常运化失职,则会导致上腹疼痛胀闷等不适,出现早饱、嗳气、恶心、呕吐等症状,脾胃虚弱,气血生化无源,则表现为形体偏瘦,面色无华,舌质淡、脉弦涩。脾胃虚弱,中焦虚寒。小建中汤加大黄正是基于上述病理变化组方,方中主要以桂枝、黄芪、生姜、炙甘草、大枣、白芍益气温中,建立中气,针对其本,恢复脾之升运;枳壳、大黄、厚朴通降胃腑,促其传导。上述主要主辅相配,斡旋中州,使清阳升,浊阴降,气机通达,水谷运化。佐以蒲公英、黄连燥湿清热兼健胃,莪术醒脾活血,同时,大枣、白芍、甘草能滋脾敛阴。全方寓通于补,温中有清,具有补气温阳、行气活血、泻火益阴的功效,适于各证型FD 的治疗。

二、胃溃疡

胃溃疡是常见病、多发病之一,其发生主要与黏膜损害和黏膜自身防御修复等因素之间失衡有关。幽门螺杆菌感染、非甾体抗炎药、胃酸分泌异常是其常见病因,药物、应激、激素等可导致溃疡,心理因素及不良生活习惯均可诱发溃疡,典型的胃溃疡疼痛具有长期性、周期性和节律性等特点。随着生活节奏加快,不良生习惯,社会、工作、家庭、心理负担加重,胃溃疡的发病率有逐年上升趋势。其典型表现为饥饿不适、饱胀嗳气、泛酸或者餐后定时的慢性中上腹疼痛,严重时可见黑便与呕血。

中医认为胃溃疡属于"脾虚""胃虚""脾胃虚寒""胃脘痛""吐酸""反胃""呕吐"等范畴。从中医辨证论治的观点分析,多由情志刺激、饮食不节、肝胃不和、脾胃损伤而致肝胃不和、脾胃虚寒、肝胃郁热、瘀血阻络、胃阴亏虚等证型。脾胃虚弱是本病的主要病因,气滞、血瘀是其基本的病理变化,中医治疗该病以健脾益胃、理气化瘀为根本。

辨证论治是中医认识疾病和治疗疾病的基本原则,是中医学对疾病的一种特殊的研究和处理方法。正确辨证能从整体上调节人体胃肠道功能,充分发挥中医药治疗胃溃疡的优势。现对于胃溃疡的辨证分型尚无统一标准,多则七型,少则四型,但一般分成 5 型。

1.肝胃不和型

症见胃脘胀痛,痛窜两胁,痛无定处,每与情志因素有关,大便不畅,苔白微腻,脉弦细。证属肝郁气滞,横逆犯胃,胃气阻滞。治以疏肝解郁、理气止痛。方以柴胡疏肝散加减。

处方:柴胡10g,陈皮10g,川楝子10g,香附10g,延胡索10g,白芍10g,枳壳 9g,甘草 6g,木香 5g。

疼痛较甚加延胡索 6g、川楝子 3g;嗳气较频者加旋覆花 6g(包煎)、沉香 1.5g(研末冲服)进行加减。

2. 脾胃虚寒型

症见胃痛日久,呕吐恶心,嗳气吞酸,畏寒,喜温喜按,得食痛减,口淡无味,口黏,口干不欲饮,便溏或黏滞不爽,舌质淡体胖、苔白腻或滑腻,脉多滑或细缓无力。证属脾虚运化无力,水湿内停。治以温中散寒、健脾化湿。方用黄芪建中汤合良附丸。

处方:黄芪 15g,白芍 15g,桂枝 10g,炙甘草 10g,高良姜 10g,香附 10g,生姜 3 片,海螵蛸 20g,饴糖 30g。

泛吐清水较多者加陈皮 9g、干姜 6g、法半夏 6g、茯苓 10g 等。

3. 肝胃郁热型

症见胃脘灼痛,痛势较急,心烦易怒,口苦咽干,常伴发热,面色发红,小便黄赤,大便干结,舌红苔黄,脉弦数。证属胃火炽热、肠腑滞阻。治以疏肝泄热,和胃止痛。方用丹栀逍遥散。

处方:栀子 10g,牡丹皮 10g,白芍 10g,黄连 10g,陈皮 10g,石斛 10g,夏枯草 10g,麦冬 10g。

4. 瘀血阻络型

症见胃脘疼痛如针刺,痛时持久,固定不移,拒按,食后加剧,入夜尤甚,或见呕血黑便,舌质紫暗或多见瘀斑点,苔薄黄,脉细涩。证属瘀停胃络,脉络蕴滞。治以活血通络、理气和胃。方用金铃子散合失笑散。

处方:黄芪 15g,丹参 15g,佛手 10g,枳壳 10g,紫苏梗 10g,赤芍、白芍各 10g,白术 6g,砂仁 6g,五灵脂 10g,川楝子 10g,延胡索 10g,蒲黄 6g。

出血不止加白及 9g、三七 9g;出血兼见舌质光红,口咽干燥,脉细数加沙参 12g、牡丹皮 6g、麦冬 10g、阿胶 10g(烊化)加减。

5. 胃阴亏虚型

症见胃脘隐痛,时剧痛,似饥而不欲饮食,口干唇燥,易泛酸水,食甘甜之品后更甚,食后作胀,便干,舌红少津,苔净,脉细数。证属胃阴不足,虚火灼络。治以养阴和胃,生津润燥。方用麦冬汤加减。

处方:麦冬30g,人参9g,法半夏9g,粳米3g,甘草6g,大枣9g,石斛10g,白芍10g。

临床研究

临床应用指征,西医诊断标准:参照《实用内科学》中的诊断标准。慢性胃炎症状无特异性,体征少,X线检查排除其他脏器疾病,行胃镜检查及胃黏膜活组织检查确诊;胃溃疡有典型的餐后疼痛症状,以典型的周期性上腹疼痛、X线钡餐检查及内镜检查确诊;十二指肠溃疡有典型的餐前及夜间疼痛,以周期性上腹痛及内镜检查确诊。中医诊断标准:根据《中医病症诊断疗效标准》中的诊断标准,即出现胃痛绵绵、空腹为甚、喜热喜按、得食则缓、神倦乏力、泛吐清水、手足不温、大便稀溏、食后脘闷、脉沉细等。临床治疗方法:小建中汤治疗,水煎取汁,兑入饴糖,文火加热溶化,1剂/天,分早、晚两次服用。小建中汤方剂由甘草6g,大枣6枚,桂枝9g,生姜9g,芍药18g,饴糖30g组成。

医案精选

◎案:十二指肠球部溃疡

朱某,女,60岁。1995年4月26日初诊。胃脘疼痛10年。胃脘部疼痛10年来反复发作,中西药物迭进罔效。3天前行胃镜检查示:十二指肠球部溃疡。刻诊:胃脘部隐隐作痛,绵绵不休,得食稍减,喜温喜按,形寒倦怠,少气懒言,身体消瘦,面色少华。舌淡、苔白,脉涩而微弦。

处方:桂枝10g,白芍15g,炙甘草6g,生姜5g,吴茱萸3g,大枣5枚,饴糖60g(分冲)。每日1剂,水煎服。

二诊:4月30日。胃脘疼痛减轻,守方治疗。再进3剂痛止,唯感乏力少气,纳谷不香。此乃中气亏虚,生化乏源。原方稍有加减继服40剂后,体重增加,诸症消失。胃镜复查示十二指肠球部溃疡愈合良好。

按 《伤寒论》云:"阳脉涩,阴脉弦,法当腹中急痛,先与小建中汤。"此例为小建中汤之证,治以小建中汤为主加吴茱萸散寒理气,可增强温中止痛的作用。

◎案：胃溃疡出血

徐某,男,36 岁。2001 年 3 月 16 日初诊。胃脘部疼痛 5 年,加重并伴黑便 3 天。5 年前因胃脘部疼痛,做胃镜检查示胃溃疡,给予雷尼替丁等药物治疗,疼痛缓解,后用药不规则,病情反复不已。面色苍白,舌淡、苔白,脉浮芤。

处方:炙黄芪20g,白芍、海螵蛸、炒谷芽各15g,桂枝、紫苏梗各10g,炙甘草、炮姜各5g,饴糖30g(分冲)。每日 1 剂,水煎服。

二诊:3 月 21 日。胃脘疼痛消失,大便转黄,粪便隐血试验(+)。续进 5 剂,粪便隐血试验(-)。后以异功散合海螵蛸研末,早、晚各服 5g,调治月余痊愈。

按 此属中土不运,阳不胜阴,气不统血,虚寒失血之证。方选小建中汤加减温中补虚,以建立中气,中气建立则脾升气足,血有所统而可止。

◎案：胃溃疡

某,女,39 岁。素有胃病,常泛酸嘈杂,脘腹疼痛,痞满嗳气。常服疏肝健胃药,见效不大。胃镜示:胃黏膜糜烂溃疡充血水肿。实验室查 Hp(+)。刻诊:面黄肌瘦,气短乏力,胃痛灼热,嘈杂刺痛,空腹则剧,口吐酸水,食欲不振,舌淡暗,剥苔,脉沉弦。辨证为毒菌感染,蚀伤胃膜,中虚里寒,血瘀络阻。治以温建中阳,杀菌护膜,活血安络,抑肝制酸。方用小建中汤去饴糖加味。

处方:桂枝 15g,芍药 30g,甘草 15g,黄芪 30g,生姜 10g,大枣 10 枚,黄连 6g,吴茱萸 5g,虎杖 18g,花椒 10g,青木香 15g,海螵蛸 15g,三七 5g(冲服)。日 1 剂,水煎分早、晚 2 次温服。

二诊:服上方 5 剂,胃痛明显好转,嘈杂胀满减半,泛酸少许,继服上方 1 周,诸证缓解。为巩固疗效,延续服药旬日而安。

按 中医认为胃脘痛最早记载于《黄帝内经》,并首次提出寒邪、食伤致病说。到明清时,治疗胃脘痛的方法得到了进一步完善,即治疗时需要辨证给药,将"通则不痛"的理论运用到治疗中。西医学急慢性胃炎、胃溃疡、十二指肠溃疡、胃黏膜脱垂、功能性消化不良等均会出现中医学胃脘痛症状。

中医将胃脘痛分为5型:寒邪客胃型、食滞伤胃型、脾胃虚弱型、瘀血停滞型及肝气郁结型,其中以脾胃虚弱型最为常见。胃主受纳腐熟水谷,若寒邪客于胃中,寒凝不散,阻滞气机,可致胃气不和而疼痛;或因饮食不节、饥饱无度、过食肥甘、食滞不化、气机受阻、胃失和降引起胃脘痛;肝对脾胃有疏泄作用,如恼怒抑郁、气郁伤肝、肝失条达、横逆犯胃亦可发生胃脘痛;若劳倦内伤、久病脾胃虚弱、禀赋不足、中阳亏虚、胃失温养、内寒滋生、中焦虚寒而痛;亦有气郁日久、瘀血内结、气滞血瘀、阻碍中焦气机而致胃脘痛。胃脘痛的发生机制分为虚实两端,实证为气机阻滞、不通则痛;虚证为胃腑失于温煦或濡养、失养则痛。脾胃为仓廪之官,主要作用是运化水谷,若气机不畅、中阳不足、中焦虚寒可导致其运化功能减弱、损伤脾阳,引发胃脘痛。胃脘痛的发病机制为胃气阻滞、胃失和降、不通则痛,治疗原则是温中健脾、和胃止痛。

西医认为消化性溃疡是一种临床常见的慢性消化系统疾病,以胃和十二指肠部位溃疡最为多见,约占消化性溃疡的98%。消化性溃疡的发病机制较为复杂,迄今为止尚未完全阐明。消化性溃疡与诸多因素有关,比如胃酸、胃蛋白酶、感染、遗传、体质、环境、饮食、生活习惯、神经精神因素等。流行病学调查分析显示,本病的发病率为10%,且复发率高。随着经济的发展,饮食结构的改变,生活节奏的加快,本病发病率呈逐年升高趋势。西医治疗本病可以快速缓解症状,但受性别、不良生活方式、季节、精神、药物等多种因素的影响,易复发。有研究表明消化性溃疡在治愈后,80%的患者在1年内复发,2年复发率达100%。因此消化性溃疡的复发问题成为当今溃疡病研究的热点。

关于本病的病机,历代医家多有论述,如张仲景在《伤寒杂病论》中认为脾胃虚弱是胃脘痛的发病根本。中医基础理论认为饥饱失常,久病脾胃受伤,均能引起脾阳不足,中焦虚寒而发生诸症。故治疗当以温中补虚,和里缓急为主。本研究所选方剂为医圣张仲景所创,其主要用于治疗中焦虚寒所致的里急腹痛。全方以《素问·脏气法时论》里"脾欲缓,急食甘以缓之"立论,由桂枝汤倍白芍加饴糖而成,既能温中,又能祛寒。脾胃居中焦,故建中者,建其脾胃也。方中饴糖重用,《本经疏证》记载"饴糖之柔润芳甘,正合脾家土德,而即以缓肝之急,以肝固罢极之本,虚乏之所从来也",故本方中取饴糖之甘温补中,调养脾胃,缓急止痛的作用。党参补脾胃之虚,鼓舞清阳,与饴糖同用,使血得气而化生。芍药养血补血,与上两药同用,酸以敛阴,阴收则阳归附,甘以润土,生化气血,使气血互为化生。桂枝温经散寒、通阳化气,与饴糖甘味同用,辛甘合化阳,与芍药同用,则平补阴阳,调和营卫。全方共奏补虚健脾、温中和里之功。

脾胃虚寒,气血阴阳生化不足以致气血阴阳不和,腹中时痛,温按则痛减,舌苔淡白,脉细弦而缓;或心中悸动,虚烦不宁,面色无华;或四肢酸疼,手足烦热,咽干口燥。此时投以小建中汤温中补虚,和里缓急使得中气健,化源充,五脏有所养。

小建中汤是以六味相辅,配伍使用芍药甘草汤于辛甘化阳之中,又具酸甘化阴之用,共奏温中补虚,和里缓急之功;里急腹痛、手足烦热、心悸虚烦可除。清代汪昂在《医方集解》中明确提出运用芍药甘草汤治疗腹痛;金代李东垣《脾胃论》曰:"稼穑作甘,甘者己也,曲直作酸,酸者甲也。甲己化土,此仲景妙方也。"清代程国彭《医学心悟》则认为芍药甘草汤"止腹痛如神"。可见芍药甘草汤具有解除平滑肌痉挛等外周肌弛缓作用,又具有镇痛、镇静的作用。值得指出的是在临床运用时,务必要注意各药配伍用量的比例,方可符合立法的本意。方中甘温质润的饴糖为君,意在温中补虚,和里缓急;桂枝为臣,温阳气,白芍加倍剂量配合甘草意在养血和营,缓急止痛;大枣和生姜意在和脾胃,调和营卫。

小建中汤重在调和阴阳,尤其擅长缓急止痛,是治疗中焦虚寒,气血阴阳不足,虚劳杂病的代表方子。在临床上治疗胃溃疡及十二指肠球部溃疡,神经衰弱,慢性萎缩性胃炎,胃痉挛,顽固性呃逆;病后产后出现中焦虚寒,营卫不和等都有很多有效病例报告。若寒重加川椒;若气滞明显加木香;若腹痛胀满加厚朴、砂仁;若见呕吐者去掉饴糖(因为饴糖味甜),加半夏和生姜;若大便溏泻加白术和山药;病后体虚甚者加甘温益气升阳的黄芪;产后血虚当加苦辛甘温,补血和血的当归;里寒虚证,阴血也常不足,故中病即止,不宜过剂;有蛔虫的病人不能服用本方。

综上所述,小建中汤的应用以其中医的基本适应证、适应病机为临床基础;为使用中医经方、古方提供了确凿的依据和更广阔的思路,更近一步拓展了它的临床应用范围。

三、溃疡性结肠炎

溃疡性结肠炎(UC)是一种病因、病机目前尚不十分明确的,以直肠和乙状结肠为主要受累范围的慢性非特异性炎症性肠病,病变主要限于大肠黏膜与黏膜下层。因其发病率在世界范围内有逐年上升趋势而且复发率高,现日益受到医学界的广泛重视,并积极研究探索有效的治疗办法。通过对近十余年有关 UC 治疗方面文献的研究发现,西医主要以氨基水杨酸盐制剂、激素及免疫抑制剂等治疗,虽然有些病例显示近期疗效显著,但副作用大,易反复。而中医药治疗 UC 疗效确切,副作用少,复发率低,是行之有效的治疗手段,值得进一步开发、研究和完善。溃疡性结肠炎(UC)是一种慢性非特异性的结肠炎症性病变,与克罗恩病同属于炎症性肠病。其发病可能与感染、免疫和遗传因素有关。临床表现为持续性或反复性的腹泻、黏液脓血便伴腹痛、里急后重以及不同程度的全身症状,可有肠外表现。病变可累及直肠和乙状结肠,也可侵及其他部分或全部结肠。根据国外临床调查表明,本病的发病高峰年龄在 20~40 岁,无明显的性别差异,患病率在(1~2)/10 万至(3~15)/10 万。中国的流行病学资料所推测的患病率为 11.6/10 万,虽然近年来有升高的趋势,但在亚洲国家中仍处于中游水平,明显低于印度(42.8~44.3)/10 万。随着社会的发展,人类环境因素和生活方式的改变,此病的发病率呈现出上升的趋势。现代医学认为本病的病因和发病机制相当复杂,至今尚未完全阐明,也无远期疗效肯定的治疗方案,且病程缠绵,复发率高,与结肠癌关系密切,被世界卫生组织列为现代难治病之一。随着中医药研究的不断深入发展,中医药对溃疡性结肠炎在稳定病情、预防复发方面有明显的优势。同时,中医药学者借助现代医学的一些研究方法,为中西医结合对溃疡性结肠炎的临床研究、药理研究和动物模型试验研究搭建了新的桥梁,为我们对该病的进一步认识与治疗研究提供了新的视角。

根据本病的临床表现,溃疡性结肠炎多属中医学的"大瘕泻""泄泻""痢疾""肠风""肠澼"等范畴。古人在长期的医疗实践中,对治疗本病积累了丰富的经验,而且疗效显著,显示出中医药治疗本病的优越性和广阔的前景。在发病原因方面,多数医家认为:饮食不节、脾运失司、湿浊内生,或素体脾虚、七情郁结、脾虚生湿、郁久化热,浊气积聚日久为毒,湿热毒邪留滞于大肠,以致腑气不利,气血凝滞,壅而为脓,热伤血络而为病。日久湿浊不化,瘀血留滞,可反复发作。而脾气虚弱,脾阳不振,以致脾肾两虚出现临床诸症。脾虚乃为该病的发病之本的观点,已得到普遍认可。但在临床实际工作之中,也有研究者认为,湿邪是 UC 的主要致病因素,血瘀是 UC 的重要环节。其他如刘端勇从毒探讨活动期 UC 的发病机制,将 UC 的病因归为热毒、湿毒、湿热毒、瘀毒 4 个方面,提出"毒邪学说";张东华等认为,溃疡性结肠炎以脾虚为发病的根本,在病变发展中有湿阻、气滞、血瘀、气虚、阳虚之不同,病机虽然复杂,但总以本虚标实、虚实夹杂为主;王蕊认为,脾虚日久,气虚不摄,膏脂下流是本病的主要病机,湿热贯穿于本病始终,脾虚与湿热疫毒胶结是本病的特点。

现代医家虽对本病的病因病机有较为统一的观点,但是目前中医界对本病的辨证分型仍存在着诸多见解,尚未形成较为统一的认识。蔡淦在《中医内科临床手册》中,根据本病表现将本病分为湿热蕴脾、脾虚湿热、瘀热互结、脾肾两虚 4 种证型。李培等根据本病的病因病机将该病分为湿热内蕴型、气滞血瘀型、脾胃虚弱型、脾肾两虚型、阴血亏虚型 5 种证型。樊春华等则根据吕永慧教授治疗溃疡性结肠炎经验,将本病为大肠湿热、脾胃虚弱、脾肾阳虚、肝郁脾虚、阴血亏虚、血瘀肠络 6 种证型。北京中医医院李乾构结合其自身临床经验,先将本病分成 2 期:急性活动期,多属于脾胃虚弱、大肠湿热证;缓解期,多属于脾肾俱虚、湿邪留滞证 4 种证型。陈鸣旺等认为,目前医学界对溃疡性结肠炎的中医辨证分型尚无统一标准,常以本虚标实为纲结合本病虚火湿热或瘀血等特点分为脾虚湿盛型、肝脾不和型、脾肾阳虚型、血瘀湿恋型 4 种常见证型。

临床研究

中医论断标准参照国家药品监督管理局颁布的《中药新药临床研究指南》进行。虚寒型 UC 主要症状:脘腹疼痛,喜温喜按、腹泻、大便稀溏;次要症状:倦怠乏力、神疲懒言、食少、腹胀、畏寒肢冷;舌淡胖或有齿痕,苔薄白,脉沉细或尺弱。治疗方药:小建中汤。

处方:饴糖30g,桂枝9g,白芍18g,炙甘草6g,生姜9g,大枣12枚。口服与灌肠同时进行。

口服每日1剂,水煎分早、晚2次服。并于每晚睡前行1次灌肠,保留时间2小时,20天为1个疗程,疗程间隔5天。治疗3个疗程后统计疗效。

医案精选

◎案:慢性溃疡性结肠炎

翟某,男,38岁。1997年11月23日初诊。腹痛,里急后重,下痢黏液脓血反复发作5年。5年前因腹痛,里急后重,下痢黏液脓血,行纤维结肠镜检查示溃疡性结肠炎。刻诊:腹中隐痛,大便日行5~6次,中杂白垢如涕,或带血丝,轻度里急后重,食欲减退,倦怠乏力,恶风自汗,面色萎黄。舌淡、苔白,脉微弱而缓。

处方:白芍15g,桂枝、炙甘草、白芷各10g,生姜5g,大枣5枚,饴糖30g(分冲)。每日1剂,水煎服。

服药7剂,症状消失。继服结肠炎丸以巩固疗效。

按 此例前医因西医诊断为慢性溃疡性结肠炎,而迭进清热解毒、清热利湿之品,症未减,病未愈。临证之际要以辨证为主,有是证用是药,切不可拘泥于现代医学的病名而贻误治疗。按中虚久痢,正虚邪实,予小建中汤加白芷,应手得效。

小建中汤出自《伤寒论》,功能温中补虚、和里缓急。主治中焦虚寒、肝脾不和证。腹中拘急疼痛,喜温喜按,神疲乏力,虚怯少气;或心中悸动,虚烦不宁,面色无华;或伴四肢酸疼,手足烦热,咽干口燥。舌淡苔白,脉细弦。本方证因中焦虚寒,肝脾失和,化源不足所致。中焦虚寒,肝木乘土,故腹中拘急痛、喜温喜按。脾胃为气血生化之源,中焦虚寒,化源匮乏,气血俱虚,故见心悸、面色无华、发热、口燥咽干等。症虽不同,病本则一,总由中焦虚寒所致。治当温中补虚而兼养阴,和里缓急而能止痛。方中重用甘温质润之饴糖为君,温补中焦,缓急止痛。臣以辛温之桂枝温阳气,祛寒邪;酸甘之白芍养营阴,缓肝急,止腹痛。佐以生姜温胃散寒,大枣补脾益气。炙甘草益气和中,调和诸药,是为佐使之用。其中饴糖配桂枝,辛甘化阳,温中焦而补脾虚;芍药甘草,酸甘化阴,缓肝急而止腹痛。六药合用,温中补虚缓急之中,蕴有柔肝理脾,益阴和阳之意,用之可使中气强健,阴阳气血生化有源,故以"建中"名之。现代动物实验研究证明,本方有提高机体免疫功能的作用,故有许多虚损、劳伤之证,虽已近垂危,往往经服用小建中汤,而渐见起色,经慢慢润补中焦而愈。本病是一种原因不明的直肠和结肠慢性炎性疾病,现代医学认为与人体免疫功能减退、遗传及细菌或病毒感染、饮食失调、精神刺激等因素有关,根据其临床表现属中医学"泄泻""痢疾""肠澼"等范畴,而脾胃虚弱,运化失职是发病之关键。小建中汤重用饴糖,甘温入脾,温中补虚,配芍药酸甘化阴养营血,加桂枝、甘草、生姜、大枣,能调和气血、平补阴阳、温养中气,中阳得运,则泄泻可除。另外,口服与灌肠合用,使整体与局部同步治疗,起到了相得益彰之作用。

综上所述,传统中医学通过特有的辨证论治思维模式,亦吸收采纳现代医学对本病发病的认识,采用中药内服外治或中药与西药相结合治疗本病,方法多样、个体性强。目前中医药治疗溃疡性结肠炎病变主要采用辨证分型治疗、基本方加减治疗和中药灌肠治疗等方法,均已取得较好的近期疗效,显示其独特优势。

四、腹痛

腹痛是患者腹部出现疼痛症状的一种主观感觉,是腹腔内脏器或组织(有时也可以是腹腔外的)发生问题后发出的一种警示信号,以引起人们的注意。腹痛有急性和慢性之分。急性腹痛常包括急腹症,可危及生命,属于临床工作中的突发事件,对其处理是否及时和得当关系到患者的安危。而慢性腹痛如长期得不到解决多属疑难病例。慢性腹痛有时也可转化为急性腹痛。所以对腹痛的处理往往是对医生临床能力的一种考验。腹痛从中医角度来看,其发病多是由于各种原因导致患者的脏腑气机不利,从而使患者经脉气血发生阻滞,进而使其脏腑内的经络失营养供给等。而根据腹痛的部位,又可将腹痛分为脘腹痛、脐腹痛、少腹痛、小腹痛等多种类型。

中医认为,腹痛多是由于外邪入侵腹中,饮食损伤脾胃,情绪抑郁失调、跌仆损伤或络脉瘀阻于腹部或阳气虚弱等原因所致。

具体如下:

外邪入侵,寒气阻滞:外邪浸淫,寒气凝滞,使患者脾胃的经脉气机阻滞,寒邪外侵,引起腹痛。此时,患者腹痛剧烈,遇热后疼痛可减,但遇寒邪则疼痛更剧烈,患者手足冰冷,舌苔可见薄白,脉沉细。

湿热瘀滞,寒邪不解:暑热时患者外感湿热,寒邪瘀滞,郁结于脾胃,致气机不通,引起患者腹部疼痛。此时,患者腹痛多表现为胀痛拒按,受热后患者腹部胀痛增加,小便短赤,苔黄脉滑数。

饮食积滞,损伤胃脾:饮食不节,恣食肥甘辛辣或误食馊腐之物,又或饮食生冷等致寒邪瘀滞脾胃,腑气阻滞,进而引发腹痛。此时,患者腹部胀痛拒按,不思饮食,后腹痛可减,便臭,苔厚脉滑。

情志失和,肝气阻滞:怒火伤肝,气机瘀滞,气血不畅;忧思伤脾,致气血失和,肝脾皆伤,又致脏腑经络气血不通,进而引发患者腹痛。此时,患者腹痛胀满,嗳气或情志温和则痛减,怒火旺盛或思虑甚时则腹痛加重,苔薄白而脉弦。

跌仆损伤,气血瘀阻:跌仆损伤致气血于腹部瘀滞,血气通行不畅,则脏腑经络难愈,最终可致腹痛。此时,患者腹部刺痛剧烈难忍,气血瘀滞结块,咳嗽时腹痛加剧,患者舌紫,脉涩。

阳气虚弱,中虚脏寒:患者体弱虚寒,阳气不足,或过食寒凉之物或体虚生寒致脾阳损伤,而肾阳、寒邪内外侵体引起腹痛。此时,患者腹痛绵绵,时痛时缓,喜温恶寒,食寒痛则加剧,体寒手足冰冷,面黄苔薄而脉细。

临床上之所以出现腹痛的上千种临床描述,原因之一应是内涵界定不清,故本文查阅《中医诊断学》《中医症状鉴别诊断学》《诊断学》等中西医权威著作,对易产生混乱的性质特征界定如下:

隐痛、剧痛。隐痛是指腹痛不剧烈,尚可忍耐,但绵绵不休。剧痛指腹痛剧烈,难以忍受,不能进行正常生活和工作。

突发痛、阵发痛、持续痛。突发痛是指腹痛突然发生且痛势较重。阵发痛指腹痛时发时止,或有定时,或无定时。持续痛指腹痛绵绵,中无休止。

固定痛、窜痛。固定痛指腹痛位置固定。窜痛(走窜痛)指腹痛位置游走不定或攻冲作痛。

冷痛、灼痛。冷痛是指腹痛伴有冷感而喜暖。灼痛是指腹痛伴有烧灼感而喜凉。

绞痛、刺痛。绞痛指腹部痛势剧烈,如刀绞割。刺痛是指腹痛如针刺之状。

胀痛、坠痛、拘急痛。胀痛是腹痛兼有撑胀感。坠痛常发生于小腹并有重坠感。拘急痛是指腹痛伴有筋脉肌肉拘急挛缩感。

反跳痛。医生并拢手指按压腹部片刻,使压痛感觉趋于稳定,然后迅速将手抬起时患者感觉腹痛突然加重,并常伴有痛苦表情或呻吟。

医案精选

◎案:寒腹痛轻证

多因素体不足,或久病中虚,或饮食劳倦,伤及脾胃,中虚里寒,营卫气血不足,不能温养、营润脏腑而致腹痛绵绵,喜温喜按,痛有休作,并伴有精神萎靡,纳少便溏,倦怠乏力。舌质淡苔白,脉沉无力。予小建中汤,甘补温运,建中止痛,诚如《金匮方歌括》"元犀按:妇人腹中痛主以小建中者,其意在于补中生血,非养血定痛也,盖血无气不生,无气不行,得建中之功,则中气健运,为之生生不息。"《金匮要略浅述》中,谭日强治验:女42岁,患腹痛已年余,经常脐周隐痛,用热水袋温按可止,大便镜检无异常,四肢酸痛,饮食无味,月经延期,色淡量少,舌苔薄白,脉象沉弦,曾服理中汤无效,此里寒中虚、营卫不足,拟辛甘温阳,酸甘养阴,用小建中汤……月经正常,食欲转佳。

◎案:虚寒腹痛重证

每见于虚劳日久,阳气虚衰,里寒偏盛,或急性胃肠炎患者,吐、下、汗后,中阳骤衰,阴寒内生,营卫俱虚,络脉细急所致。此类疼痛,发作较快,且疼痛较剧。如急性胃肠疾患,吐、下、汗后,阳气顿衰,里寒尤重,可发生腹中急痛。治以温建中阳、调和营卫、缓急止痛。曾治一急性胃肠炎患者,症见腹泻呕吐,数次之后,腹痛剧烈,辗转反侧,头面、四肢冷汗出,腹部初按不适,重按不拒,舌苔白润,脉沉弦。证已由实转虚,属腹中急痛,由于虚寒在里,络脉收引,营卫郁滞,阴盛于内,阳欲外越。急用小建中汤,补虚安中,和营卫,调阴阳,缓急止痛,服药后半小时许,痛除汗止。

◎**案：脾虚肝郁腹痛证**

因脾胃先虚，营卫不足，中虚里寒，土不荣木，肝木失养，则横逆犯中，即所谓"土虚木乘"，络脉细急，腹痛乃生。其证为腹中拘急作痛，喜温喜按，饮食减少，心烦易怒，或两胁胀，脉虚弦；或脾土先虚，复感外邪，邪传少阳，肝胆乘脾之腹中急痛。以上两种证候，均属土虚木乘，然土虚为先，疼痛为急，故以本方（可加柴胡）补虚建中，缓急定痛为治。务使中阳得运，营卫和调，土旺则木无以相乘，则急缓痛止。《御纂医宗金鉴》曰："若因木盛土衰，中虚里急者，用此补虚缓中定痛可也。"临床中如"土虚木乘"之痛经，使用本方也获佳效。曹颖甫治一妇女，产后月事每四十日一行，饭后则心下胀痛，日来行经，腹及少腹俱痛，痛必大下，下后忽然中止，或至明日午后再痛，痛则经水又来，又中止，至明日却又来又去，两脉俱弦，此为肝胆乘脾脏之虚，宜小建中汤加柴芩，一剂痛止，经停，病家因连服二剂，痊愈。（《经方实验录》）

按 中医认为，腹部为脾、胃、小肠、大肠、肝、胆、膀胱、胞宫等脏腑的所居之处，不同部位的腹痛所代表的脏腑不同。其中，脘腹痛多提示病变在脾、胃，肝、胆疾患亦可影响脾、胃产生脘腹痛，脐腹痛多提示病变在大肠、小肠，小腹痛提示病变在膀胱、胞宫，少腹痛多提示病变在肝经。腹痛掣胸胁多提示肝郁气滞，腹痛掣腰多提示气滞血瘀，腹痛掣前阴多提示寒凝肝脉。值得注意的是，腹部脏腑不应简单地视为解剖器官。如中医脾病类似于消化系统疾病，中医肝病有心理情绪的异常和半身不遂、震颤等神经系统的表现。

腹痛的不同性质特征具有不同的辨证意义。腹部隐痛见于胃气虚、胃阴虚、肾气虚等虚证；腹部剧痛见于寒滞胃肠、虫积肠道等实证；腹部窜痛见于肝郁气滞、胃肠气滞等气滞证；腹部固定痛见于瘀血阻络；腹部冷痛见于脾胃阳虚、寒滞胃肠、肾虚寒凝、寒滞肝脉等证型；腹部灼痛见于胃阴虚、胃热炽盛、肝火犯胃、膀胱湿热等证型；腹部胀痛见于肝郁气滞、食滞胃肠、胃肠气滞、膀胱湿热等证型；腹部坠痛常见于气滞型痛经患者；腹部刺痛见于瘀血阻络和湿热蕴结患者；腹部拘急痛见于寒凝或瘀血患者；腹部绞痛见于瘀血阻络或虫积肠道；反跳痛多见于肠痈患者；腹部持续痛多与瘀血有关，腹部阵发痛多见于脾胃阳虚、瘀血阻络和胃肠气滞等证型；腹部突发痛多见于虫积肠道。

腹痛的影响因素对于证候的诊断也具有重要意义。如腹痛夜间发生多提示瘀血停滞;腹痛得食诱发提示瘀血停滞;腹痛空腹加重,得食缓解者提示脾胃虚寒;腹痛排大便缓解多提示食滞胃肠;腹痛排小便诱发提示膀胱湿热;腹痛矢气缓解提示胃肠气滞;经期或经前腹痛与气滞血瘀、寒湿凝滞或湿热下注有关;经期或经后腹痛与冲任虚寒或气血亏虚有关;腹痛按压诱发提示胃热炽盛、瘀血阻络或食滞胃肠等实证;腹痛按压缓解提示胃气虚、脾胃阳虚等虚证;腹痛得温缓解多提示脾胃阳虚、寒滞胃肠、寒滞肝脉等虚寒证;情志不舒诱发腹痛多提示肝火犯胃或肝郁气滞。总之,用小建中汤治疗腹痛一定要辨证准确。

五、内伤咳嗽

内伤咳嗽指肺脏虚弱或他脏累肺所致的咳嗽,为呼吸系统临床常见病症之一,其基本病机为肺失宣降,肺气上逆,以痰、瘀与火为主要病理因素,多属虚证或虚实夹杂证。《素问·咳论》曰:"五脏六腑皆令人咳,非独肺也。"说明咳嗽的发生虽主要关于肺,但与五脏六腑关系密切,任何一脏或多脏系统的病变都可以影响肺脏而引起咳嗽。邓铁涛教授提出的"五脏相关学说"认为人体各脏腑系统之间在生理上相互联系,在病理上相互影响。用"五脏相关学说"来解释内伤咳嗽的病因病机及指导治疗有一定帮助。

咳嗽是临床常见肺系病症,多与肺失宣降,肺气上逆相关,见于上呼吸道感染、急慢性支气管炎、肺炎等。咳嗽日久,迁延不愈,可致痰饮咳喘、劳损及肺胀。从中医病因而言,分为外感与内伤咳嗽。外感咳嗽多为风寒燥邪袭肺;内伤咳嗽则是因脏腑功能失调,导致内生邪气干肺,或他脏影响肺的功能所致。肺为娇脏,五脏病变亦常累及于肺,继而发生咳嗽。正如《素问·咳论》指出:"五脏六腑皆令人咳,非独肺也。"此处之"咳",多指内伤咳嗽而言。肺脏与他脏在生理情况下相互联系,在病理上,心为阳脏,五行属火,心肺同居膈上,心火亢盛,火热刑肺则肺失清肃,久则耗血伤阴;肝失疏泄,气郁化火,肝火犯肺,引起肺失清肃;脾失健运,水湿不化,聚湿成痰,痰阻气道,致使肺气不利;肾阴亏虚,肺失滋养,以致干咳,甚则咳血,是故"五脏六腑皆令人咳,非独肺也"。因此,对于内伤咳嗽的探讨,不仅责于肺脏功能失调,五脏六腑功能受损或失调均可导致肺气上逆而咳嗽。故治内伤咳嗽,须先辨其证,知其脏,然后论其治,方能对证下药,病瘥矣。

肺主咳:肺主一身之气,司呼吸;主宣发肃降,通调水道;主治节,肺朝百脉。内伤咳嗽与肺脏直接相关,痰饮、瘀血阻肺、肺不布津或肺脏气阴不足均可使肺脏宣发功能失调而致咳嗽。肺位于上焦,以清肃为顺。若素体痰盛或饮食不节,致痰湿内停,痰饮上贮于肺,影响肺气宣降,则经常咳嗽吐痰,气喘,时轻时重。瘀血阻滞肺络,肺失宣降,气血运行失畅,轻肃失职,气逆于上,可见喘促气逆,甚咳逆倚息不得卧。正如《丹溪心法·咳嗽》曰:"肺胀而嗽,或左或右,不得眠,此痰挟瘀血碍气而病。"肺主宣发,使津液散布全身体表,肺不布津则致咳嗽。肺喜润恶燥,肺之阴液亏损,使肺失滋润,宣降失司,可见干咳无痰,或痰少而黏,口鼻咽干。肺气布津,赖于阳气的温煦,若肺阳不足,阴寒内盛,寒性凝滞,致津液不化,聚为寒饮,则见咳喘痰嗽,甚则咳逆倚息不得卧,其形如肿等。

心肺相关:"火盛乘金"而致咳心肺位置最近,关系密切。心主血脉与肺主气司呼吸,肺气与心血密切相关。心主血功能正常,肺才能主气司呼吸,故有"呼出心与肺"心病传肺,集中体现在"火盛乘金",心火炽盛,灼伤肺金,如在《医门法律》中强调指出:"相火从下而上,挟君火之威而刑其肺,上下合邪,为患最烈。"另外,心火衰微,亦可致火衰金冷,肺金失于温煦,如《中西汇通医经精义》指出:"心火不足,则下泄,上为饮咳,皆不得其制节之故也,惟肺制心火,使不太过,节心火,不使不及,则上气下便,无不合度。"心火太过与不及,肺即受累,变生咳嗽诸证。而心气不足致血流阻滞,由瘀而生痰,亦可影响肺主呼吸的功能,引起咳嗽。

肝肺相关,"木火刑金"而致咳肝性升发,肺主肃降,共同调节气机,维持气机畅利。若肝气郁结,失其升发疏泄之能,就会影响肺气的肃降而致咳嗽,如有些慢性咳嗽患者每因情志郁怒而诱发,就是肝对肺影响的表现。肝火上炎,灼伤肺阴,则可出现咳嗽,咽喉干燥,痰出不爽,胸胁胀满等症,即"木火刑金。"《景岳全书》曰:"肺属金,为清虚之脏,凡金被火刑,则为嗽。"

肺脾相关,聚湿生痰而致咳,脾主运化,若脾失健运,或脾阳不足,水湿不化,聚湿生痰,上渍于肺,痰湿阻肺,壅塞气道,肺失宣降则咳嗽,此证在肺而其本在脾也,故有"脾为生痰之源,肺为贮痰之器"之说,此可谓脾咳,临床以咳痰清稀,倦怠乏力,便溏为主要表现。正如《活法机要》指出:"咳者,谓无痰而有声,肺气伤而不清也。嗽,谓无声有痰也。脾湿动而为痰也,咳嗽是有痰而有声。盖因伤于肺气而咳,动于脾湿,因咳而为嗽也。"讨论了肺脾两脏在咳嗽这一病症变化中的相互关系。

肺肾相关,"金不生水"而致咳,《医述·咳嗽》谓:"肺金之虚,多由肾水之涸,而肾与肺又属子母之脏,呼吸相应,金水相生,苟阴损于下,阳孤于上,肺苦于燥,不咳不已,是咳虽在肺,而根实在肾。"《症因脉治》指出:"肾经咳嗽之因有劳伤肺气,则金不生水……则肾经咳嗽之症作矣。"由于肾阴亏虚于下,肺金失于濡润,由此肺津不足,燥热内生,肺失肃降,气逆于上,而致咳嗽。是谓肺肾阴虚之咳嗽。温热病后阴津耗伤,肾阴亏耗,虚火灼金,肺络受损,肺失濡润,肺气上逆,亦可发为咳嗽,可见咳嗽痰少,痰中带血,潮热盗汗,腰膝酸软之症。

由此可见,内伤咳嗽可由肺脏自病引起或其他脏腑功能失调而生痰、致瘀或化火等内邪干肺所导致,其病位在肺,与心肝脾肾关系密切。"五脏相关学说"立足于"五行学说",而不拘泥于五行的生克制化关系,突出强调了脏腑系统的相关性,顺应了时代的发展,体现了中医学的整体观和辨证论治的特色。在五脏相关学说的指导下才可以全面认识内伤咳嗽的病机,为内伤咳嗽的辨证提供依据。

医案精选

◎案

刘某,女,37岁。咳嗽1个月,于2009年9月13日初诊。患者1个月前因感冒后出现咳嗽,曾间断口服西药、中成药,静脉滴注抗生素治疗3日(具体用药不详),疗效不佳。症见:咳嗽,咳痰,痰白量少,咽干,口渴,纳可,二便调,素体畏寒喜温,平时手脚凉,易感冒,月经期提前,经期长,量少色淡。既往有慢性鼻炎病史。查体:体态微胖,面色㿠白,舌淡,苔薄白,脉沉弦。中医诊断为咳嗽。辨证为脾胃虚寒、肺失宣肃。治以温补脾胃、宣肺止咳。方用小建中汤加减。

处方:桂枝6g,白芍12g,炙麻黄6g,麦冬12g,五味子6g,北沙参12g,炮姜6g,生地炭15g,杏仁12g,前胡12g,厚朴10g,百合15g,焦三仙(焦麦芽、焦山楂、焦神曲)各10g。7剂,水煎服,每日1剂,分早、晚2次饭后服用。

二诊:2009年9月20日。患者服药后咳嗽明显减轻,仍有口渴、咽干,畏寒稍缓解,在原方基础上去麻黄、五味子,加炙黄芪15g、炒白术10g、防风6g。7剂,水煎服。

三诊:2009年9月27日。患者仅偶咳,继以前方调理2周,咳嗽基本痊愈。嘱其平日服用玉屏风颗粒以预防感冒。

◎案

任某,女,35岁。咳嗽2周,于2009年11月8日初诊。患者2周前由于工作劳累兼受寒而出现咳嗽、咳痰、胸闷、气短。症见:咳嗽,咳痰,痰多色白,胸闷,气短,乏力,时胃胀,大便偏稀,无发热、流涕。查体:形体偏瘦,面色萎黄,懒言声低,舌淡,苔薄黄,脉沉细。中医诊断为咳嗽。辨证为脾胃气虚、肺失宣肃。治以补气健脾、宣肺止咳。方用小建中汤加减。

处方:桂枝6g,白芍10g,葛根10g,炒白术10g,茯苓15g,生甘草6g,杏仁10g,前胡10g,橘红10g,法半夏10g,砂仁6g(后下),焦三仙各10g。7剂,水煎服,每日1剂,分早、晚2次饭后服用。

二诊:2009年11月15日。患者服药后咳嗽、气短均减轻,唯痰较多,大便已成形。在原方基础上去白术、葛根、砂仁、焦三仙,加生黄芪15g、竹茹10g、枳壳10g、鸡内金10g、怀山药10g。7剂,水煎服。

三诊:2009年11月22日。患者痰较前减少,但仍有少量,咳嗽已不甚,有时仍感气短。继用前方2周。后因患者出差,未再续诊。

按 对于内伤咳嗽病因病机,沈金鳌在《杂病源流犀烛》中的阐述"肺不伤不咳,脾不伤不久咳"。内伤咳嗽常反复发作、迁延不愈,往往有两方面原因。一是由于素体脾虚,土不生金,母病及子,肺体失养,虚而不固,从而导致其易感外邪,宣肃失常;二是由于久病肺体虚弱,子盗母气,日久及脾。最终,往往形成恶性循环,使病情缠绵难愈。小建中汤出自仲景《金匮要略·血痹虚劳病脉证并治》,原方组成有桂枝、芍药、生姜、大枣、饴糖、甘草六味。其较桂枝汤倍芍药,加饴糖,芍药酸寒收敛,饴糖甘温补中,这样变化之后,使方剂更偏于走里而补虚。历来经典文献中小建中汤用以治疗中焦虚寒之腹痛、泄泻等病症为多。目前临床主要用来治疗胃溃疡和十二指肠溃疡、溃疡性结肠炎、胃酸过多、胃酸过少、慢性胃炎以及产后体虚等疾患。临床运用小建中汤时，在药物用量上多采用原方比例，芍药量大于桂枝，使其不失建中之意，同时因方中有辛温之桂枝、生姜与芍药、大枣相配，又有桂枝汤调和营卫之功。肺主皮毛司外，脾胃居于中而主内，运用小建中汤加减配伍，取其内和脾胃、外调营卫之意，以达到内外同治、肺脾同调的目的。内伤咳嗽常兼有外邪，此时应少佐以辛药，以助桂枝、生姜达表祛邪之力；对于热象较为显著者，或值天气炎热之时，可用辛凉之桑枝代替桂枝，或赤芍、白芍同用，或佐以辛凉透表之金银花、连翘等；表虚汗多，或容易感冒者，多加黄芪以益气健脾、收汗固表，又有黄芪建中汤之意。

刘某案中患者咳嗽虽源于外感，但久咳不愈，必责之于正虚。患者平素即喜暖畏凉，当属脾胃虚寒之体，土不生金，肺气不足，卫表不固，故易反复感冒。脾虚而不能统血，故月经提前，气血生化乏源，所以月经量少色淡。治疗上宜标本兼顾，扶正祛邪。处方在小建中汤的基础上加炙麻黄，以宣散在表之寒，扶正而不留邪。同时为防炙麻黄发散太过而效仿小青龙汤，加五味子、北沙参、麦冬以收敛气阴。因其病在肺，故用杏仁、前胡合炙麻黄以宣肺化痰，厚朴理气以祛痰，百合养阴润肺。炮姜可温脾胃，生地炭滋阴止血，二者合用作为佐药调理月经。

任某案中患者为脾气虚弱、气血不足之体，复因劳累，更伤中气，肺体失养，又兼寒温失宜，肺受邪侵，宣肃失职而发为咳嗽。方以小建中汤加减，初诊时恐有外邪在表，故加葛根既扶助祛邪，又可升阳以止泻。前胡、杏仁宣肺止咳，炒白术、砂仁、橘红、法半夏、茯苓健脾化痰。

五脏六腑之咳多为内伤咳嗽，其病机多属正虚邪实，其特点是起病缓慢，病程较长，迁延难愈或易于复发，治疗上亦需辨清标本缓急，虚实主次。《医醇剩义》云："后人不明此义，一遇咳嗽，不辨其所以致咳之由，但从肺治，又安怪其效者少，而不效者多耶？"中医讲究辨证论治，治病求本，非见咳必责之于肺，而是通过望闻问切收集的四诊资料分析论证而寻求治病之本，因五脏六腑均能引起咳嗽，临床上必须审症求因，才能从本质上将疾病治愈。

六、虚劳

中医学之虚劳系指四肢百骸、五脏六腑、气血阴阳诸虚百损的病症,与现在医学之慢性疲劳综合征、亚健康状态及抑郁焦虑症有诸多相似之处。在社会竞争日益激烈、生存压力逐年增加的今天,该病发病率亦呈上升之势。

虚劳病名,首出《金匮要略·血痹虚劳病脉证并治》"夫男子平人,脉大为劳,极虚亦为劳","劳之为病,其脉浮大,手足烦,春夏剧,秋冬瘥,阴寒精自出,酸削不能行"。《黄帝内经》中虽无虚劳病名,但对该证的病机亦有所描述,如《素问·通评虚实论》曰:"精气夺则虚。"虚劳是由多种原因所致的以脏腑亏损、气血阴阳不足为主要病机的多种慢性衰弱性证候的总称,其特点是因虚成损,积损成劳,表现复杂,病势缠绵,故非朝夕可治。历代医家对其病因病机、辨证论治颇多发挥,特别是汉代医家张仲景在《金匮要略》中对其辨证论治尤为独到,其以脉大和脉极虚概括虚劳脉证病机,并确定补虚、祛风、活血三法为虚劳病的根本治法,为后世医家研治虚劳奠定了坚实的基础。虚劳病是因禀赋不足,后天失调,病久失养,积劳内伤,久虚不复,而表现为五脏阴阳气血虚损的多种慢性疾病的总称。虚劳病范围相当广泛,从证型上来说,总的可分阳虚、阴虚、阴阳两虚三型,而以阴阳两虚最为复杂,临床表现往往是阴阳、虚实、寒热之症交织,辨证比较困难,治疗比较棘手。

虚劳病的病因病机在《金匮要略·血痹虚劳病脉证并治》中(下简称"虚劳篇")未被专条论述,只散在于条文中。甚至,还见于其他篇章,所以对该问题的研究须通观全书,前后联系,相互参照。首篇第13条提出"五劳、七伤、六极","虚劳篇"第18条提出"五劳虚极"等,这是指的虚劳病的总的病因病机。"虚劳篇"第8条还提到"失精家"、第18条提到"房室伤",这是提出房室过度,肾精耗损,可以导致肾的阴阳两虚证;"虚劳篇"第18条中说的"忧伤",指的是忧郁过度伤肝,肝阴暗耗,虚热上扰于心所致的以阴虚为主的虚劳病;"虚劳篇"第18条又说"食伤""饥伤""劳伤",首篇第13条提到"食伤脾胃",指出由脾胃受伤亦可导致虚劳病,这就是小建中汤证的病因。

脾胃为水谷之海。《素问·灵兰秘典论》云:"脾胃者,仓廪之官,五味出焉。"《素问·经脉别论》云:"食气入胃,散精于肝,淫气于筋。食气入胃,浊气归心,淫精于脉,脉气流经,经气归于肺,肺朝百脉,输精于皮毛,毛脉合精,行气于府,府精神明,留于四脏,气归于权衡,权衡以平,气口成寸,以决死生。"《灵枢·玉版》云:"胃者,水谷气血之海也。"《灵枢·营卫生会》又云:"人受气于谷,谷入于胃,以传与肺,五脏六腑,皆以受气。"明确指出水谷的消化、吸收主要是靠脾胃功能完成的。水谷入胃,经胃的腐熟,脾的消化、吸收,把水谷变化为精微物质,再经脾的输送到各脏腑组织,保证各脏腑组织的正常生理活动。所以《中藏经》云:"胃者人之根本也,胃气壮,则五脏六腑皆壮。"《医宗必读》经云:"安谷昌,绝谷则亡……有胃气则生,无胃气则死"之说,说明脾胃在人体起着极为重要的作用。脾胃为气血生化之源。气血是人体生命活动的物质基础,所以《灵枢·本脏》云:"人之血气精神者,所以奉生而周于性命者也。"《素问·五脏生成》又说:"肝受血而能视,足受血而能步,掌受血而能握,指受血而能摄。"而血的生成,来自水谷精微。《灵枢·决气》云:"中焦受气取汁,变化而赤,是谓血。"气的产生,为水谷之气与肺呼吸之气在肺中结合而成,《灵枢·五味》云:"谷始入于胃,其精微者,先出于胃之两焦,以溉五脏,别出两行营卫之道,其大气之抟而不行者,积于胸中,命曰气海。出于肺,循喉咽,故呼则出,吸则入。"《灵枢·刺节真邪》云:"真气者,所受于天,与谷气并而充身也。"由此可见,气血都来自水谷的精微。水谷的消化、吸收、转输,直接关系到人体气血的生成。而水谷转化为精微物质又必赖于脾胃的健运。

综上所述,脾胃为水谷之海,为气血生化之源,是人体赖以生成的重要脏腑,故称之为"后天之本"。若脾胃阳虚,健运失职,则影响气血生化。气血不足,则难以维持机体的活动和抗御病邪的侵袭,久之,脏腑组织失养,阴阳平衡失调,就会导致五脏阴阳气血的虚损,形成虚劳病。《脾胃论》说:"百病皆由脾胃衰而生也。"《医门法律》说:"饮食少则血不生,血不生则不足以配阳,势必五脏齐损。"脾胃阳虚,气血生化无源,气属阳,血属阴,气血亏损,阴阳亦随之匮乏,故出现阴阳两虚,阴阳各有所偏,互不维系,失去平衡,就会产生寒热错杂的证候,小建中汤证就是一个典型的例证。"虚劳篇"第13

条说："虚劳里急，悸，衄，腹中痛，梦失精，四肢酸疼，手足烦热，咽干口燥，小建中汤主之。"阳虚不能与阴和，则阴以其寒独行，而寒主收引，故腹中拘急不舒，即"里急"；寒凝气滞，不通则痛，所以"腹中痛"；阳虚（脾阳虚），气血生化与输送不足，不能濡养四肢，故"四肢酸疼"；阳虚阴不内守，精液外泄，所以"梦失精"。这些证候，实非阴之盛，乃阳虚，阴阳失去平衡，而产生的虚寒证。病本阳虚，精血生化不足，阳损及阴，精血减少，导致阴虚，阴虚不能与阳和，则阳以其热独行，出现"咽干口燥""手足烦热"之症；虚热伤阳络则"衄"；心失营养，故心悸。这些证候，实非阳之炽盛，乃阴虚不能配阳，阴阳失调，而产生的虚热证，从以上分析，不难看出，脾胃阳虚，气血生化无源，气血亏损，阳损及阴所致阴阳两虚是小建中汤证的病机。

医案精选

◎案

王某，男，36岁。2004年4月诉疲劳、腿酸困无力、寐差、头晕头痛1年余，诊脉见双脉沉而无力，舌质淡红，苔薄白。

处方：桂枝15g，芍药30g，生姜10g，炙甘草10g，大枣4枚，黄芪15g，党参10g。7剂，每日1剂，水煎，早、晚2次温服。

2007年9月患者再次应诊，诉3年前服7剂中药后一切疲劳消除，最近又出现上述症状，要求再服原方10剂。

按 疲劳是现代都市人最为常见的临床症状之一，几乎每个人都曾体验过。疲劳综合征是以慢性或反复发作的极度疲劳持续至少半年为主要特征的综合征。临床表现多端，但主诉都有极度疲劳困乏，西医病因尚不明确，中医应按虚劳论治。患者双脉沉而无力，舌质淡，苔白，用小建中汤加党参、黄芪；兼形寒肢冷，加四逆汤；舌红脉细加六味地黄汤，虽《伤寒论》有言"桂枝下咽，阳盛则毙"，但后者认为遇虚实夹杂当用此方者，也不可踟蹰，在治疗上，《证治心传·虚劳说》"经云：虚者补之，劳者温之"。《素问·生气通天论》："阴平阳秘，精神乃治。"所以，治疗疲劳综合征应首选小建中汤调和阴阳，使中气得以四运，俾阴阳得以协调，寒热错杂诸证亦随之而解。

小建中汤是甘温之剂，适用于由脾胃受伤所致的阴阳两虚、寒热错杂的虚劳病，但总是由阳损及阴，偏于阳虚的一面。对于由阴血亏损所致的阴虚为主的虚劳病,症见虚劳虚烦不得眠,潮热盗汗,手足心热,脉弦大无力或乳等,不宜用小建中汤,而用酸枣仁汤;或由失精伤肾,阴损及阳,导致肾阴阳两虚,症见经常遗精、滑精、少腹弦急,阴头寒,目眩、发落,脉极虚、乳迟等,也不宜小建中汤,宜用桂桂龙骨牡蛎汤。以上两种情况,用小建中汤,则更损其阴,加重病情。

以肾阳虚的虚劳病,症见腰痛,小便不利,少腹弦急,甚则畏寒肢冷,大便溏泻,脉微或沉迟无力,非小建中汤所主,病重药轻,不能胜任,宜八味肾气丸;有由心阴阳两虚所致的虚劳不足,脉结代、心动悸,亦非小建中汤之力所及,故用炙甘草汤。所以不是所有的阴阳两虚证都可用小建中汤,应根据"四诊"收集的资料,进行辨证论治,才能收到预期疗效。

人体之阴阳,相互维持,相互平衡。虚劳病的发展,往往阴虚及阳,或阳病及阴,从而导致阴阳两虚之证。在治疗上可采用"虚者补之,劳者温之",当甘温建中,缓急止痛,小建中汤最为恰当。此方为桂枝汤倍芍药重用饴糖而成,以桂枝、生姜辛温通阳,芍药、饴糖酸甘化阴,大枣、甘草缓中补虚,这样可建中气,调和阴阳,使中气得以四运,俾阴阳得以协调,寒热错杂诸证亦随之而解。《金匮要略心典》谓:"故求阴阳之和者,必求中气,求中气之立者,必以建中也。"

第二节 儿科疾病

一、疳积

疳积是"疳"和"积"的总称。"疳"者是指由喂养不当或多种疾病影响导致脾胃受损,气液耗伤而形成的一种慢性疾病。临床上以形体消瘦,面色无华,毛发干枯,精神萎靡或烦躁饮食异常为特征。"积"者是指由乳食内积,脾胃受损而引起的肠胃疾病。临床上以腹泻或便秘、呕吐、腹胀为主要症状。本病尤多见于 5 岁以下小儿,故又称"小儿疳积",曾经是中医儿科四大要证(痘、麻、惊、疳)之一。古代人们生活水平低下,对小儿喂养不足使脾胃内亏而生疳积,故当时小儿疳积多由营养不良而引起。而现在随着人们生活水平的提高,加之独生子女越来越多,家长们盲目喂养甚至错误喂养,加重脾胃的负荷而损伤脾胃,导致疳积的产生,所以现代的小儿疳积多由于营养过剩引起。现代医学的小儿蛋白质能量营养不良、营养性贫血、慢性消化不良、佝偻病及多种维生素缺乏症、微量元素缺乏等均属于中医小儿疳积的范畴。目前,由于我国儿童仍面临营养不足和营养过剩两个主要问题,疳积仍是儿科的常见病、多发病。

中医从五脏辨证论治:

脾疳:临床最为常见,这与小儿时期"脾常不足"的生理特点有关,所以有"诸疳皆脾胃病"的论点。而"诸疳皆为脾胃先病"的论述更为确切。小儿乳食不节,嗜食肥甘,贪食寒凉,家长喂养不当,而成疳积。疳积是积的重症,所谓"积为疳之母,无积不成疳"。其病机可以概括为脾胃受损,气阴耗伤,受纳运化功能失调,导致积滞内停,壅滞气机,阻滞胃肠,津液消亡。临床表现为面黄身热、肚大脚弱、纳呆中满、水谷不消、泻下酸臭、萎靡乏力、合面困睡、嗜食异物、口中异味、舌干、苔厚等脾虚不运的症状。《小儿药证直诀》云:"疳,皆脾胃病,亡津液之所作也。"故治疗脾疳,以运脾化积、理气和胃。正如江育仁教授提出"脾健不在补贵在运"。"运"属于八法中的和法,攻补兼施、祛邪不伤正。运与化是脾的主要生理功能,即运精微,化水谷。根据脾疳的特点拟健脾消积散,由黄连、神曲、麦芽、山楂、白术、茯苓、木香、党参、陈皮组成。方中黄连清热消疳;神曲、麦芽、山楂健脾消食;白术、茯苓健脾化湿益气;木香、党参、陈皮补气健脾、行气醒脾化滞。临证中根据需要进行加减,单纯脾疳病程短,治疗效果显著。

心疳:临床上也可见,五行中心属火,脾属土,火生土,故心为脾之母,小儿脾有积不治,气血津液生化乏源,心血、心阴不足,导致子病犯母,而成心疳,在《幼幼新书》中名为"心惊疳"。由于小儿为"纯阳之体",阳气相对偏旺,心为火脏,故心疳除了有疳积本身的一些症状以外,还有心火偏旺、热盛伤津的症状,如面黄、两颊红赤、身壮热、口鼻干燥、夜啼、五心烦热、易出头汗、大便干、尿黄赤、舌尖红、少苔等。治以运脾化源、清心保津。心疳的患儿,心火旺、心阴虚的症状相对比较明显,所以在临床诊治过程中,医生往往会忽视脾胃的调理,过度地强调清心保津,选用寒凉之品,导致脾胃功能进一步受损,临床疗效欠佳。故自拟茯龙丸,方由茯神、赤茯苓、龙骨、黄连、麦冬、丹参、白扁豆组成。方中茯神、龙骨宁心安神;黄连苦寒坚阴退热;丹参、麦冬养心生津;赤茯苓、白扁豆健脾宁心。临证时根据具体症状给予加减。

肝疳:又名肝风疳,在临床上较为多见。在五行中,肝属木,脾属土,肝木克脾土。根据病机不同临床上可分两类:一是脾积不治,致脾虚,脾虚则肝乘之,最后导致肝脾同病;二是肝气旺盛,疏泄太过,影响脾胃正常的运化和气机的升降,而形成肝疳。故脾疳可引起肝疳,反之,肝疳可加重脾疳。肝为风脏,开窍于目,故肝疳常会出现风动和目的症状,主要临床表现有:摇头揉目、白膜遮睛、眼睛涩痒、发竖头焦、情绪焦躁易怒,额头青筋显露、全身多汗、腹大青筋、身体羸瘦,下痢频多、色清等症状。治以清肝除疳、运脾化积。由于小儿"肝常有余、脾常不足"的生理特点,决定了容易发生肝疳,所以治疗肝疳的总原则是抑肝扶脾。正所谓"见肝之病,知肝传脾,当先实脾"。所以治疗肝疳必须肝脾同治。在《医宗金鉴》中的抑肝扶脾汤方药基础上,拟疏肝运脾汤治疗肝疳,临床疗效显著。其方药组成有:党参、白术、蝉蜕、龙胆草、芦荟、白蒺藜、钩藤(后下)、神曲、麦芽、薄荷。方中钩藤、白蒺藜疏肝凉肝;芦荟、龙胆草清泻肝热;蝉蜕、薄荷明目退翳;白术、党参益气健脾;神曲、麦芽健脾消食。在临证过程中可灵活加减运用。

肺疳:在临床上较为常见,在五行中,肺属金,脾属土,脾土生肺金。《育婴家秘》中指出"脾肺皆不足",故临床上肺脾常相兼为病。因肺主气而脾益气,脾气的强弱决定了肺气的盛衰。若脾疳,运化失常,则肺气亦不足;肺疳则肺气虚,宣降失职,水液代谢不利,水湿困脾,导致脾虚,脾虚生疳积。所以,肺脾在生理病理上都有密切的联系。在《医宗金鉴·疳证门》曰:"面白气逆时咳嗽,毛发焦枯皮粟干,发热憎寒流清涕,鼻颊生疮号肺疳。"这里论述了肺疳的主要症状,肺主气,司呼吸,合皮毛,开窍于鼻,故可出现上述症状,此外还有泻痢频下、胸闷少气、呼吸不畅、腹胀纳呆等。治以补肺健脾。由于小儿肺脾不足,所以临床上小儿脾胃系统和呼吸系统疾病最为常见。"培土生金"为临床上常用的肺病治脾法,并且疗效显著。疳之始成于脾,后传于肺,故治疗肺疳,要更加注意脾肺同调。方用清肺消疳饮,方药组成:麦冬、黄芩、阿胶、防风、苦杏仁、丁香、陈皮、茯苓。方中麦冬、阿胶滋养肺阴;防风、苦杏仁质润不伤阴,并可宣降肺气;黄芩清泻肺火;丁香、陈皮利肺气、健脾气;茯苓健脾。肺脾之气足,则疳自除。该方治疗后可明显降低小儿呼吸道疾病的发病率。

肾疳:肾为先天之本,脾为后天之本,先后天相互资生,先天生后天,后天养先天。若脾疳失治误治,长期气血生化不足,肾不能得到水谷精微的充养,或因津液内耗,脏腑蕴热,最后均可导致肾疳。病机可概述为脾肾气阴两虚。肾疳为五疳中较重者,临床症状常见:骨瘦如柴、面色黧黑、手足怕冷、寒热时来、齿龈出血、口臭干渴、腹痛滑泻、夜啼、睡中磨牙、舌体瘦、色绛。治以滋肾阴、健脾气。肾疳的病程较长,病情较重,用药疗程比较长,加上中药服用不便,事先告知家长病情的严重性和服药的长期性。肾疳可严重影响小儿的生长发育。久病必瘀,所以适当佐以行气活血化瘀药,自拟滋肾运脾汤,根据八珍汤加减而成,方由地黄、当归、川芎、党参、黄芪、山茱萸、天冬、茯苓、黄柏、陈皮组成。方中当归、地黄、黄芪、党参补气养血,陈皮、川芎行气消滞、补而不滞,山茱萸、天冬平补脾肾,茯苓健脾,黄柏泻肾中虚火。诸药合用,补而不滞,疗效显著。

临床研究

临床中医诊断标准主要依据《中医病症诊断疗效标准》中的疳症进行诊断:①饮食异常,有明显脾胃功能失调者。②形体消瘦,体重低于正常平均值的15%～40%。③兼有精神不振、烦躁易怒、喜揉眉擦眼、磨牙吮指等症。④有喂养不当,病后失调,长期消瘦史。⑤"蛔疳"大便镜检虫卵阳性。久不欲食,食而不化,食后膨胀,便溏或久泻;少气懒言,腹痛绵绵,形体消瘦,面色少华;舌质淡,苔薄白,脉缓无力。治疗方法:予以小建中汤。

处方:桂枝6g,甘草2g,芍药8g,生姜2片,饴糖5g。

中药煎服法,每日1剂,1个月为1个疗程,连续治疗3个疗程。《小建中汤治疗小儿脾虚型疳积的临床疗效观察》报道小建中汤治疗疾病的总有效率是94.3%,说明小建中汤可以较好地用于治疗脾虚型的小儿疳积。

按《小儿卫生总微论方》云:"小儿疳者,因脾脏虚损,津液消亡,病久相传,至五脏皆损也。"从以上可知,脾胃受损为疳症之始,虽然根据脏腑可以分为五脏疳,但这只是相对而言。五脏是一个有机的系统,相互之间互相影响。我们在临床辨证疳症过程中要有所侧重,并告知患儿父母日常的注意事项和科学的喂养方法,以提高临床疗效。中医药治疗小儿疳积确实有其独到的优势,其治疗手段多样、处方灵活、疗效确切、副作用小等优势显而易见。

二、小儿腹痛

腹痛为小儿临床常见的症状之一,凡剑突以下、脐的两旁及耻骨以上部位发生疼痛者,均称为腹痛。据统计,从幼儿到小学毕业的儿童中,有1/3以上经历过腹痛。腹痛涉及的病变很多,许多内、外科疾病均可出现腹痛症状,其原因有功能性的,也有器质性的。这里所说的是指排除了器质性病变、局限于脐周围的、反复发作性的小儿腹痛。发病年龄以3～14岁多见,在学龄儿童中的发病率为10%～20%。中医称本病为"肠气病""肠痛"或"盘肠气",认为其发生多与感染蛔虫、饮食失当、寒冷刺激、脾胃虚弱、气滞血瘀、肝气犯胃等原因有关。

病因病机:①虫积腹痛。多见脐周疼痛,时痛时止,重则出现吐蛔现象,食则痛作,形体消瘦。治以杀虫、导滞、通便为主,方用乌梅丸加减。②伤食腹痛。指小儿饮食不节,过食油腻、香脆之品,损伤脾胃所致的腹痛。表现为胸脘痞闷、胃纳减退、嗳腐吞酸、脘腹胀痛、口臭苔厚等,婴幼儿可吐出不化奶块或未消化食物,或有哭闹烦躁现象。治以消食导滞,方用保和丸加减,亦可用焦三仙治疗。③寒凝腹痛。小儿平素体质较弱,当气温变冷,寒邪易侵袭腹部,寒凝气滞,导致腹痛。表现为阵发性腹痛,或大便稀溏,小便清长,面色发青,吞酸,形寒肢冷,得热痛减。治以温中散寒,方用小建中汤或吴茱萸汤加减。④饮冷腹痛。为小儿过食生冷、瓜果等损伤脾胃所致,夏季饮冷过后最易诱发。表现为阵发性腹痛,以脐周疼痛多见,恶心呕吐,呕吐物带有酸味和食物残渣,肠鸣腹泻,大便检查无异常。治以温中散寒、行气止痛,可用四逆汤加减。呕吐兼腹泻时,服用藿香正气水,效果亦佳。

⑤脾虚腹痛。指小儿平素脾胃虚弱导致的慢性腹痛。表现为体质虚弱,四肢无力,少气懒言,完谷不化,或吐或泻,腹部隐痛等。宜健脾补气,和胃渗湿,方用参苓白术散加减。⑥肝气犯胃腹痛。症见胃脘胀闷,脐周痛甚,时痛时止,善太息。矢气后腹痛减轻,反复发作,每于情志变化而腹痛发作。治以疏肝理气,和胃止痛,方用柴胡疏肝散加减。⑦气滞血瘀腹痛。症见脐周胀闷不舒,痛而拒按,或痛如针刺,痛有定处(脐周围),或触之有块,推之不移,按之痛甚,面无光泽,舌质暗红,或舌有瘀点,脉细弱或细涩。治以理气化瘀,散结止痛,常用少腹逐瘀汤加减。若气滞症状明显,可加川楝子、乌药理气止痛;若腹有包块,可酌加少量三棱、莪术、穿山甲,以散瘀化结止痛。

总之,小儿腹痛的病因很多,应根据患儿临床表现仔细审辨。在辨证用药的基础上,也可根据患儿具体病情,配合针灸、推拿、理疗等方法。另外,平时注意预防和调养,饮食有规律,不暴饮暴食,不恣食生冷、煎炸、油腻之品;注意饮食卫生,蔬菜要洗净煮熟,瓜果要洗净去皮,不喝生水,饭前便后要洗手;注意腹部保暖。

临床研究

本病目前尚无统一的诊断标准,临床上小儿腹痛多位于胃脘以下、脐之四旁及耻骨联合以上的部位。常有反复发作史,发作时可自行缓解,每次发作持续时间数分钟至数十分钟,腹痛绵绵,常时作时止,时轻时重,痛处喜按,得温则舒,得热食暂缓,以脐部明显,痛作时小儿表情痛苦,躯干蜷曲,少有腹肌紧张,无压痛及反跳痛,症状缓解时神情正常,活动自如。发作时检查腹部可触及压痛,但发作间歇全腹柔软未见异常压痛。治疗方法予小建中汤合理中丸加减治疗。

处方:桂枝6~9g,白芍9~12g,甘草3~6g,饴糖6~9g,大枣3~6g,生姜3~6g,党参9~10g,白术6~9g,干姜3~6g。

加减:乳食积滞,脾失健运者加炒麦芽、莱菔子、鸡内金;恶心呕吐者加法半夏、旋覆花;腹胀明显者加陈皮、槟榔。每日1剂,水煎2次,共取汁200ml,分2次温服,7天为1个疗程,腹痛症状缓解但未消失者继续服用第2个疗程(完全无效者停止本方治疗),待腹痛症状完全缓解后停止服药。并于停药后3个月左右随访,观察疗效。对于有急性感染症状的应给予对症支持处理。治疗期间禁食生冷,忌暴饮暴食,避免腹部受凉等。

"小建中汤加减治疗小儿虚寒性腹痛"一文中论述治愈 38 例,占 79.17%;显效 10 例,占 20.83%;总有效率为 100%。甄德清治疗小儿反复性腹痛 36 例,3 个月以上病程,查体无阳性体征,多纳差便溏,少数便干,多数患儿嗜好冷饮。辨证为脾虚气弱、阳气不足,以本方为主,纳差加茯苓、山楂、鸡内金;便干加枳壳、槟榔;便溏加山药、茯苓。共治愈 22 例,显效 14 例,总有效率为 100%。张本夫等治疗小儿夜半腹痛 11 例,检查无阳性结果,素嗜寒凉,辨证为脾胃亏虚、寒凝脾胃,以本方煎汤后加胡椒末口服,痊愈 8 例,好转 3 例,总有效率为 100%。徐震治疗小儿肠痉挛症 19 例,多表现为脐周疼痛,伴恶心呕吐,出汗肢冷,多有饮冷史,辨证为脾胃虚寒,以本方为主,神疲乏力者加黄芪、党参;纳呆者加神曲、麦芽;便溏者去大枣,加莲子、山药;呕吐者加吴茱萸。服 14 日后,痊愈 14 例,好转 2 例,总有效率为 89.5%。王艳霞治疗小儿虚寒性腹痛 38 例,13 例伴有恶心呕吐,多数有饮冷史,曾以"黄连素"等药物治疗易复发。以本方为主方,恶心呕吐者加丁香、吴茱萸,治疗 10 天后,痊愈 30 例,好转 3 例,总有效率为 86.9%。

医案精选

◎案

陈某,男,7 岁。2 年来腹痛反复发作,服中西药均不见好转,于 1987 年 8 月 12 日就诊,诊时患儿疼痛面容,面色少华,形体消瘦,精神倦怠,腹软无包块,肝脾未扪及,四肢清冷,时痛时止,发作时呻吟,痛处喜按,得温则舒,时有吐酸,不思饮食,大便稀,舌淡苔白,脉细弱。化验:大便、血常规,经 X 射线钡餐透视、B 超均正常。辨证为中焦虚寒。治以温中补虚,和里缓急,健脾扶正。投以小建中汤加减。

处方:炒白术 30g,桂枝、细辛各 6g,黄芪 20g,甘草 5g,大枣 6 枚,生姜 3 片。水煎分 2 次服,每日 1 剂。

服 3 剂后诸证大减,为巩固疗效,再进 3 剂而痊愈,随访至今未复发。

按 小建中汤出自《金匮要略·血痹虚劳病脉证并治》。在此方基础上加细辛一味大热大辛之品,功在散寒定痛,经过数年观察诸多辛热药中,止痛之功当首推细辛,惜囿于"细辛不过钱"之说,一般医者用量均在 3g 以下,使其止痛作用往往不能发挥,其实细辛用于汤剂中,其最不必少于其他药物。现在也有人用动物试验及人体观察,大剂量细辛煎剂未发现副作用。细辛配桂枝之辛甘化阳,得芍药之酸,能于土中泻木,甘草之甘,能和中缓急,生姜、大枣调和营卫,和中益脾,诸药合用,具有建立中气,调和阴阳,缓急解痛之功效显著。

随着社会的进步和生活水平的提高,不少小儿暴饮暴食,不分冬夏恣食生冷,加之小儿脏腑娇嫩,形气未充,机体极易为外来之邪所伤。寒凉之邪内侵机体,结聚于胃脘、肠间,聚而不散,寒主收引,寒凝则气血凝滞,壅塞不畅,不通则痛,故见腹痛。《小儿卫生总微论方》曰:"小儿心腹痛者,由脏腑虚而寒冷之气所干。"故对于虚寒性腹痛治疗以温中补虚,缓急止痛之法。饴糖能温中补虚,和里缓急;白芍和营益阴,柔肝缓急,调理肝脾;桂枝温阳化气;党参补中益气;延胡索温中止痛;炙甘草和中益气;生姜、大枣调和营卫。全方既能温中补虚,又能缓急止痛,疗效确切,值得临床推广。由于腹部脏腑经络分布较多,小儿脏腑娇嫩,特别是脾胃薄弱,经脉未盛易为内外因素干扰,特别是感受寒邪,搏结肠间,胃脘聚而不散,寒主收引,寒凝则气滞,气血壅塞不畅,经脉痹阻不通,导致腹痛。小儿生活不能自理,冷暖不能自调,喜食生冷瓜果,以致脘腹受风寒之侵,故易发生脐周痉挛性疼痛,所以用温中补虚,缓急止痛的小建中汤治疗,效果满意。

三、小儿肠痉挛

肠痉挛是小儿复发性腹痛的常见原因,西医治疗可缓解疼痛,但缺乏防止复发的理想措施。再发性腹痛在儿童中患病率可达 5%~10%,常见于 5~10 岁儿童,有 1/3~1/2 可持续到成人。再发性腹痛可分器质性和功能性两类,其中功能性最常见,约占 95%。功能性再发性腹痛主要见于肠痉挛。其特点为突然发作,脐周痉挛性、阵发性腹痛,伴或不伴呕吐、汗出等表现,发作间歇期缺乏异常体征,多在晨起、空腹、进餐时或受凉后诱发。虽然预后良好,但给患儿带来痛苦,使家长惊恐不安,成为现今社会非常关注的问题。目前西医治疗肠痉挛多为解痉、镇痛、抗过敏等药物对症治疗,病情易于复发且药物副作用较明显,中医治疗针对病因辨证论治,疗效明显,复发率低,且无明显副作用,易为患儿及家长所接受。

小儿肠痉挛属中医"腹痛"范畴。小儿脾胃薄弱,经脉未盛,易为内外因素所干扰。六腑以通为顺,经脉以流通为畅,凡腹内脏腑、经脉受寒邪侵袭,或肠胃为乳食所伤,中阳不振,脉络瘀滞等,均可引起气机壅阻,经脉失调,凝滞不通而腹痛。如陈捷认为腹部受凉、饮食不调及情绪紧张为常见诱因,中焦虚寒、气滞不畅为病机;徐震等认为中焦虚寒、脾阳不振则脏腑失于温养,脉络因而凝滞,故而腹痛反复发作;陈刚等认为小儿肝常有余、脾常不足,如果饮食不节,恣食生冷,或调护不当,寒气外客,或服药过寒,损伤中阳,均可致寒积中焦,脾阳不振,寒凝气滞而发为腹痛;陈建平认为小儿肠痉挛的根本病机是脾失健运,中焦有积滞,这是导致本病反复发作的关键,而饮食不慎、受凉或情志不畅等因素则是诱因;崔明辰认为本病多因受凉或过食生冷,寒邪直中胃肠,寒凝气滞,气血经脉受阻不通而见痉挛性腹痛;佘继林等认为脏腑失于温养,经络凝滞不通而致中焦脏腑虚寒证型的腹痛;李霞认为本病发病机制为腹部受寒邪侵袭,或肠胃为乳食所伤,脉络受损,气血凝滞不通,不通则痛。另外,周跃庭根据中医辨证,认为小儿肠痉挛符合虫积腹痛的证候特点,指出此病的发生多同小儿饮食不节(洁),喜食生凉,嗜食甘炸,易感诸虫有关,过食生凉则伤中阳,虫因寒而动,扰动肠胃故腹痛。总之,概括其病因病机为脾胃虚寒,寒凝气滞,饮食积滞,肠虫内扰。

辨证论治

乳食积滞:腹部胀满,疼痛,拒按,口气酸臭不思饮食,大便酸臭或不消化食物残渣,或呕吐,夜卧不安,时时啼哭,舌苔厚腻,脉弦滑。治法:消食导滞,行气止痛。方药以保和丸加减,方中陈皮调中理气,半夏和胃健脾,伤食必兼乎湿,故用茯苓补脾渗湿;炒山楂善消肉食油腻之积,炒神曲长于化酒食陈腐之积,莱菔子下气消食除胀,长于消谷面之积,连翘散结清热,可消食积于内所蕴之热;加炒麦芽行气消食,健脾开胃,腹胀、腹痛明显者用沉香行气止痛,降逆调中。

中焦虚寒:腹痛绵绵,时作时止,痛处喜温喜按,常反复发作,持续数日,神疲倦怠,食欲不振,大便不成形。治法:温中散寒,行气止痛。方以理中汤加减,药用干姜、太子参、白术、甘草、陈皮、枳壳、白芍等。干姜温胃散寒,太子参健脾益气,白术健脾燥湿,甘草和中补土,加陈皮健脾理气,枳壳行气宽中,白芍、甘草相伍和里缓急,疼痛甚者加醋延胡索行气止痛。

脾胃积热:腹痛明显,多呈持续性胀痛或阵发性加剧,压痛明显,腹胀而硬,大便不通,呃逆食少,舌红苔黄。治法:清热通便,行气止痛。方以承气汤加减,药用大黄、枳实、厚朴、木香、砂仁、陈皮、焦山楂、焦麦芽、焦神曲等。大黄、枳实、厚朴清热通便,木香、砂仁、陈皮理气行滞,焦山楂、焦麦芽、焦神曲消食化积。

肝气郁结:胃脘胀满,脐周痛甚,时痛时止,善太息,矢气后腹痛减轻,反复发作,或情绪不稳,每于情志变化而腹痛发作。治法:疏肝理气,和胃止痛。方用柴胡疏肝散加减:柴胡、白芍、枳壳、陈皮、川芎、香附、甘草。柴胡疏肝解郁,枳壳、陈皮、香附行气散结,川芎活血行气,白芍、甘草缓急止痛。该证型多伴有纳差,多加白术、茯苓健脾,炒神曲、炒麦芽消食和胃。

临床研究

主要用于表现为复发性脐周痛,或伴上腹部痛,甚至全腹痛,但不甚剧烈。每次持续5~70分不等,或自行缓解,或经腹部按摩、腹部热敷、肌内注射解痉剂后缓解。每周发作1~2次,至每日4~5次不等,尤以每周发作7~8次者居多。伴随症状不固定,常见有恶心、呕吐、面色苍白、出汗、四肢不温,疼痛缓解后随之消失。间歇期如常人。治疗方法予以小建中汤加减。

处方:桂枝5~9g,芍药10~18g,饴糖30g,炙甘草6~10g,大枣4枚,生姜5~10g。

神疲乏力者加黄芪、党参,食欲减退者加神曲、麦芽,便溏者去大枣加莲子、山药,呕吐者加吴茱萸。每日1剂,水煎服。7日为1个疗程。全部病例都完成了2个疗程。

"小建中汤治疗小儿肠痉挛症19例临床观察"一文中报道治愈14例(73.7%),其中5例在第1个疗程,9例在第2个疗程,腹痛逐渐减少至消失,腹痛消失后继续服药1个疗程,以巩固疗效。好转3例(15.8%),每月仍有2~3次腹痛发作。2例(10.5%)进餐或进餐信号诱发者无效。总有效率为89.5%。

按 中医认为,小儿脏腑娇嫩,脾常不足,又寒冷不知自调,饮食不知自节,若受凉、生冷饮食过度、饥饿等,可使本不足的脾胃阳气更虚,虚则内寒。中焦虚寒,脾阳不振,则脏腑失于温养,脉络因而凝滞,故腹痛反复发作。小建中汤重用饴糖,甘温入脾,温中补虚,和里缓急,桂枝温阳散寒,芍药养血和阴,辛温之生姜与甘温之炙甘草、大枣,既可加强温里补虚,又可调和脾胃。诸药配合,平调阴阳,温养中气,使脏腑得以温养,脉络气血流畅,腹痛乃愈。肠痉挛的病因尚不清楚,一般认为,多为过敏性痉挛体质的表现。特异性体质者,在诱因的作用下,副交感神经兴奋,肠壁缺血,致使肠壁肌肉痉挛,引起腹痛。

因此,运用小建中汤以平调阴阳,温养中气,与现代研究发现其可降低胃肠道副交感神经的超常兴奋性缓解肠痉挛有关,从而可防止腹痛的复发。

第三节　妇科疾病

一、痛经

痛经是临床常见的妇科疾病,当今中西医学均十分关注。关于本病,中医学不但有独特的理论,更积累了极其丰富的治疗经验。这些理论、经验和治疗方法,绝大多数保留在中医古籍之中。凡在经期或行经前后,出现周期性小腹疼痛,或痛引腰骶,甚则剧痛晕厥者,称为"痛经"。

中国古代对于妇科疾病的认识较早,先秦时期,文献中即有关于妇女孕、产方面的记载。秦汉之际的《黄帝内经》《神农本草经》中对于妇女月经的生理、月经病的病因病机、证候、治则以及治疗方药均有涉及。汉代《金匮要略》中记载的一些内容如"妇人……腹中血气刺痛""妇人腹中诸疾痛"及"妇人腹中痛"等,类似痛经,但尚未明确提出是行经期的腹痛。隋代《诸病源候论》首次明确提出了"妇人月水来腹痛"这一病名,可见对于痛经的认识已较准确,将本病的腹痛定位于经期,较之统言"妇人腹中痛"已有明显进步。宋金元时期,虽然医家们对痛经的认识与治疗有了进一步的发展,但是尚未见到"痛经"这一病名出现。自隋以来,其病名一直不固定,"经行腹痛""杀血心痛""经期疼痛""经来腹痛"等名称均有使用,直到清代徐大椿的《女科指要》中才看到这一病名。虽然徐氏所论"痛经"实际上包含了经行身痛(书中曰"痛经在表")在内,但大多数内容仍属于现代意义上的"痛经",故从此之后,"痛经"这一病名得以确立并沿用至今。

痛经的病因,主要分为内外二途。外因指外邪,最早被提出的是风寒,即《诸病源候论》中所说的"风冷之气",《圣济总录》中提出了"寒气所客",《傅青主女科》指出寒湿之邪亦可致痛经,清代《沈氏女科辑要》认为"若风邪由下部而入于脉中,亦能作痛",即风、寒、湿邪均可单独或相兼为病而致痛经。内因是导致痛经的体质因素或自身病理状态,如《诸病源候论》指出手太阳少阴之经血虚受风冷可致痛经,宋代齐仲甫的《女科百问》认为痛在经前是因为"外亏卫气之充养,内乏荣血之灌溉",明代虞抟《医学正传》认为痛在经后者是气血虚,《傅青主女科》认为痛经的内因有肝经郁火和肾虚肝旺二种,清代黄元御的《四圣心源·妇人解》则指出"经行腹痛,肝气郁塞而刑脾也","其痛在经后者,血虚肝燥,风木克土也"。多以虚为主,或虚实夹杂,内因纯属实者少见。

西医认为痛经与下列因素有关:①精神因素部分妇女对疼痛过分敏感。②子宫发育不良,容易合并血液供应异常,造成子宫缺血缺氧而引起痛经。③子宫颈管狭窄。④主要是月经外流受阻,引起痛经的发生。子宫屈曲。⑤影响子宫内经血通畅而至痛经。遗传因素如发生痛经与母亲痛经有一定关系。⑥内分泌因素:月经期黄体酮升高有关。⑦妇科病如盆腔炎、子宫内膜异位症、子宫腺肌病、子宫肌瘤、子宫内放置宫内节育器等。

现代中医认为痛经的病位在于胞宫和冲任二脉,并与肝、肾两脏关系密切,其主要病机无外乎"不通则痛"或"不荣则痛"两端,其证又有"实"和"虚"之分。实者常与因七情内伤、外感六淫、起居失宜等因素导致的气滞血瘀、寒湿凝滞、湿热蕴结有关,上述因素导致邪气内伏,停滞于胞宫和冲任二脉,引起气血运行不畅,不通则痛。虚者常与因禀赋不足、劳伤气血、起居失宜等因素导致的肝肾亏损、气血两虚有关,上述因素导致精血亏虚,胞宫和冲任二脉失于濡养,不荣则痛。王昕教授认为本病的发生,本为肾虚,标为寒凝、气滞、血瘀。人体生殖发育之本在肾,若先天禀赋不足,阳虚于内,则胞宫失于温煦,或饮寒涉冷,重伤阳气,致寒凝冷结,或平素抑郁,情志不畅,气血滞于胞宫,不通则痛,以致痛经发生。王道全教授认为痛经主要由于妇女在正气不足,气血虚弱时,受到风寒湿邪侵袭,造成气滞血瘀、寒湿凝滞而引起气血运行不畅,胞宫经络受阻,致使月经排出困难,不通则痛,发为痛经。杨家林教授认为痛经的发病与肝的关系最为密切,情志因素导致肝之疏泄失职,肝郁气滞,气血运行不畅,气滞血瘀,不通则痛是发病的主要原因,提出痛经以实证为主,虚证少见,也可见虚实夹杂之证。何贵翔教授认为湿热瘀结型痛经较为常见,"湿""热""瘀"乃湿热蕴结型痛经的病机关键,"湿热"为本,"血瘀"为标,湿热瘀阻冲任胞宫,不通则痛,发为痛经。

病机:《景岳全书·妇人规》曰"经行腹痛,证有虚实。实者或因寒滞,或因血滞,或因气滞,或因热滞;虚者有因血虚,有因气虚"。《医宗金鉴·妇科心法要诀》中说:"凡经来腹痛,在经后痛,则为气血虚弱;经前痛,则为气血凝滞。"可见实证痛经,多经前痛,由于寒凝、血瘀、气滞、热结等原因,导致冲任、胞宫气血壅盛,经血排出不畅,不通则痛;虚证痛经,多经后痛,月经将净或经后,血海更虚,导致冲任、胞宫、胞脉失于温煦和濡养,不荣则痛。痛经病位在子宫、冲任,病机不外乎"不通则痛"或"不荣则痛"的虚实两端。

王文采认为其病机主要为"不通",不论气滞、血瘀、寒凝,还是气血虚弱、肝肾亏损,均可产生气血运行不畅,导致"不通则痛"。"不通则痛"主要指实证(亦有因虚致实、虚实夹杂者),多由于素性抑郁或者易怒伤肝,气郁不舒,血行失畅,瘀阻子宫、冲任,表现为经前或经期小腹胀痛拒按,血色紫暗有块,块下痛暂减,乳房胀痛,胸闷不舒,舌紫暗、脉弦;或经期产后,感受寒邪,或过食寒凉生冷,寒客冲任,与血相搏,致子宫、冲任气血凝滞,表现为下腹冷痛,得热痛减,月经或见推后,量少色暗,肢冷畏寒,舌暗苔白,脉沉紧;或素体湿热内蕴,或经期产后摄生不慎感受湿热之邪,与血相搏,流注冲任,蕴结胞中,气血失畅,表现为经前或经期小腹疼痛,或有灼热感,经量多,经期长,质稠夹黏液,平素带下量多,色黄质稠,或伴低热,舌红苔黄腻、脉弦或滑数。

王莉在对 2 967 例调查资料的体质及气质特点进行聚类研究发现,女子与男子相比,尤以精血不足等虚弱体质多见,这种特殊体质使其易受致病因素影响而产生包括痛经等在内的妇科疾病,正所谓"不荣则痛"。不荣则痛是指虚证,多由脾胃素虚,化源匮乏或失血过多后冲任气血虚少,行经后血海气血愈虚,不能濡养子宫、冲任,表现为经期或经后小腹隐隐作痛,喜按,或小腹空坠感,经色淡,面色无华,头晕乏力,舌质淡,脉细无力;或者禀赋素弱,或多产房劳损伤,精血不足,经后血海空虚,冲任、子宫失于濡养,表现为经期或经后小腹绵绵作痛,伴腰骶酸痛,经色暗淡,量少质稀薄,头晕耳鸣,面色晦暗,健忘失眠,舌质淡,苔薄,脉沉细。总的说来,临床上痛经分虚实两端,实证多为气滞血瘀、寒湿凝滞、湿热瘀阻,虚证多为气血虚弱、肝肾虚。

临床研究

临床应用指征:病程最长 5 年,最短 6 个月。临床表现为行经少腹痛剧,热敷则痛减,2 天后经量渐多而疼痛稍减,经色淡且挟有血块,月经周期延长,且经行 1 周后仍腹痛绵绵不休,常伴有形寒肢冷,面色白,纳差,时感腹胀,舌淡,苔白,脉细迟。治疗方法予以小建中汤。

处方:饴糖 30g,桂枝、炙甘草各 9g,白芍 18g,生姜 12g,大枣 14 枚。

倦怠乏力者加党参、黄芪各 15g;伴见腹胀者加焦麦芽 15g。每日 1 剂,水煎温服,早、晚 2 次,7 剂为 1 个疗程。一般治疗 2～4 个疗程。

"小建中汤治疗痛经 25 例"一文中记载痊愈 18 例,占 72%;好转 7 例,占 28%;总有效率为 100%。杨思华治疗一女学生,经行腹痛 7 年,遇寒尤甚,手足冷,面色白,边有齿痕,辨证为气虚寒凝胞宫,以本方加延胡索、益母草,1 剂而痛减,2 剂而痛止,又服用 4 个月经周期后痛经未作,月经正常。聂四成治疗一女学生,经行腹痛 5 年,以本方加香附、细辛、赤芍,3 剂而愈。聂四成治疗产后及输卵管包埋结扎术后腹痛 2 例,伴有腰酸头晕,体倦乏力,辨证为术后血虚、胞脉失养,以本方加当归、川芎、赤芍、白芍、杜仲等药,分别 8 剂和 12 剂而愈。

医案精选

◎案

张某,女,18 岁。2 年来,每当经来第 1 天则少腹剧痛,量少色暗,2 天后经量渐多而痛稍减,色淡,月经周期正常,但经期常持续7~9天,且经行1周后仍腹痛绵绵不止。此次行经腹痛剧烈,热敷而痛减,伴有畏寒肢冷,体倦乏力,面色白,舌淡,苔白,脉细迟。证属中气虚弱,气血不足,寒积作痛。治以温中补虚,缓急止痛。方用小建中汤加党参、黄芪各15g。水煎温服,每日1剂,早、晚空腹各1次,7剂后痛经时间缩短,畏寒肢冷减轻,守方继服21剂,并嘱其忌食生冷,再次行经疼痛未作,随访1年痛经未复发。

◎案

张某,女,18岁,学生。1998年2月10日初诊。13岁月经初潮,因冒雨涉水诱发经来腹痛,时发时愈,未引起重视。近半年来经前和经期少腹痛甚,痛引腰骶,热敷或加压按摩则疼痛稍解,经量少,色暗,怕冷便溏。每次月经期间需用止痛片或肌内注射止痛针方可止痛。现离月经期5天,特求治于中医。查:舌淡苔白,脉沉弦。证属寒滞冲任。治以温通冲任,调经止痛。方用小建中汤加味。

处方:桂枝6g,生姜9g,饴糖12g,当归、香附、赤芍、白芍各10g,细辛5g。3剂,水煎服。

药后行经腹痛未作,连续观察1年无复发。

◎案

某,女,26岁,未婚。6个月来月经后期,量少、色淡、质稀,每次月经未行即小腹痛如绞扎,腰痛如折,喜温喜按,甚则因痛而昏厥,伴食少便溏,汗多气短,手足厥冷,白带多质稀,脉沉迟,舌淡苔薄白。证属脾肾阳虚,气血不足,经行不畅。治以暖中补虚,温养气血。方用小建中汤加味治疗。

处方:当归10g,黄芪15g,桂枝10g,白芍20g,炒艾叶10g,吴茱萸6g,香附15g,木香10g,干姜10g,炙甘草10g。

按此方每月经前服用7天,连续调治3个月而愈。

按 本例患者为体虚阳气不振,营血不足所致。所谓"痛无补法"之说,但应做具体分析。正如程钟龄所说"若属虚痛,必须补之,虚而寒者,则宜温补并行"。本案痛经,拟用温中补虚,通阳散滞,调和气血,方中病机,药达病所,故能获效。

◎案

戴某,女,22 岁,未婚。3 年来行经腹痛,第 1、第 2 天痛剧,开始血量少,待 3 日后血量渐多而痛稍减,色淡有块,周期尚准。平素喜暖畏寒,体倦乏力,不耐劳累,经至必服止痛片及中药,以求暂安。此次行经少腹痛剧,虽已过 10 余天,少腹仍绵绵作痛,时有发胀,舌淡苔白,脉细而迟,此系中气虚弱,气血不足,脾胃阳虚,寒积作痛,宜温中散寒,缓急止痛,给予小建中汤,连进 10 剂后,适值经再至,此次疼痛大减,未服止痛片,又续服 20 余剂,再次行经疼痛未作。

◎案

赵某,女,25 岁,未婚。2001 年 12 月初诊。月经后期伴腰腹痛半年。患者月经量少、色淡、质稀,每次经水未行即觉小腹痛如绞扎,腰痛如折,喜温喜按,甚或因而昏厥。伴食少便溏,汗多气短,手足厥冷,白带甚多色淡,脉沉迟,舌苔薄白。证属脾胃阳虚,气血不足,经行不畅。治以暖中补虚,温养气血。方用归芪建中汤加味。

处方:当归 10g,黄芪 15g,桂枝 10g,白芍 20g,炒艾叶 10g,吴茱萸 6g,香附 10g,木香 10g,炙甘草 10g,干姜 10g。每日 1 剂,水煎分 2 次服。

在经前用药 1 周,连续调治 2 月遂愈。

◎案

某,女,39 岁。生育 2 胎,4 年之中,清宫 3 次。冲任虚损,营血不足,面黄消瘦,四肢疲乏,气短心悸,小腹拘急作痛,稍有紧张,疼痛更甚。月经也开始量少迟滞,色淡质稀,腰痛胫酸,精神不振,舌淡苔白,脉象弦细,此虚劳证也。诸医以气血两亏治之,投八珍十全,效果不显。小腹痛感依然,其势绵绵,无压痛,肌紧张,喜温按。证属虚劳里急,少腹虚寒,营血亏损,经脉失濡。治以温建中阳,煦养营血,益损补虚,缓急止痛。方用小建中汤,外加血肉有情之品。

处方:桂枝 15g,芍药 30g,甘草 15g,生姜 10g,大枣 10 枚,饴糖 30g,黄芪 30g,当归 18g,羊肉 60g。

以肉熟汤成为止,饮汤,每日 3 次温服。

二诊:共服 8 剂,面转红润,气短心悸明显好转,小腹隐痛基本消失,偶尔感寒,倘有小觉,继服原方 4 剂,诸证消失。

◎案

雷某,女,21 岁,学生。1992 年 12 月 2 日初诊。自诉每月经行时小腹疼痛,甚至辗转不安、卧床不起,赖以止痛药缓解,遇寒尤甚,得热则痛减,现为经行第 1 天,下腹疼痛难忍,伴手足冷,经量少,色暗红。症见:面色苍白,唇白,舌淡胖边有齿痕,苔白润,脉弦细。证属阳气虚弱、寒凝胞宫。治以甘温益气,温经止痛。方用小建中汤加减。

处方:桂枝 10g,芍药 20g,甘草 5g,大枣 12g,白糖 10g,延胡索 10g,益母草 10g。每日 1 剂,水煎服。

1 剂后腹痛顿减,2 剂后经畅,诸证减轻,嘱每经前服用上方,连服数周期,4 周期后痛经止,月经正常,本例痛经属阳气虚,寒凝胞中,寒主收引,主凝滞,致经血不畅,不通则痛,小建中汤温通经脉,缓急止痛;加延胡索、益母草行气止痛,通调冲任,而通则不痛。

按《丹溪心法》根据痛经的时期不同而将其分成三类:经候过而作痛者,乃虚中有热,所以作痛。经水将来作痛者,血实也……临行时腰疼腹痛,乃是郁滞,有瘀血。初具辨证论治之形,且为后人辨治痛经确立了范式,后世医家大多依据痛经的时期进行辨证。如明代《济阴纲目》将痛经分成三类:将经行而痛者,气之滞也;来后作痛者,气血俱虚也……错经妄行者,气之乱也。《景岳全书·妇人规》中分类更简要,实通者,多痛于未行之前,经通痛自减;虚痛于既行之后,血去而痛未止,或血去而痛益甚。大都可按可揉者为虚,拒按拒揉者为实。清代《傅青主女科》将痛经分为三类:经前腹痛数日而后经水行者,其经来多是紫黑块……肝中之郁火……少腹疼于行经之后者……肾水一虚,则水不能生木……经水将来三五日前,而脐下作疼,状如刀刺者,或寒热交作,所下如黑豆汁……下焦寒湿。《四圣心源》指出经行腹痛,肝气郁塞而刑脾……其痛经后者,血虚肝燥,风木克土。《女科指要》则通过脉象和症状对痛经进行辨证,寒凝紧盛,迟细虚寒,热结于血或洪或数,血少挟热弦数涩芤,水停沉细,滑必痰凝,风冷脉浮,沉则气滞。经前腹痛,气血之滞。经后刺疼,血室之虚。

　　小建中汤为桂枝汤倍芍药加胶饴组成,本方以胶饴为君药,佐甘草、大枣,以甘温补中,倍芍药以酸甘化阴,合桂枝辛甘化阳,阴阳相生,助化源之匮乏。《金匮要略心典》云:"是方,甘与辛合生阳,酸得甘助而生阴,阴阳相生,中气自立,是故,求阴阳之和者,必于中气,求中气立者,必以建中也。"故小建中汤是治中阳不运,脾胃虚寒,阴阳失调所致诸证之总方。其方结构严谨,药味简练,如辨证准确,疗效显著。小建中汤方中饴糖甘温质润入脾,益脾气并养脾阴,温中焦而缓急止痛,故为君药。芍药养阴而缓肝急,桂枝温阳而去虚寒,两味为臣。炙甘草甘温益气,既助饴糖、桂枝辛甘养阳,益气温中缓急,又合芍药酸甘化阴,柔肝益脾和营。生姜温胃,大枣补脾,合用升腾中焦生发之气而调营卫,共为佐使之用。六味配合,于辛甘化阳之中,又具酸甘化阴之用,共奏温中补虚,缓急止痛之效。更用黄芪、党参以增强益气补血之功。而痛经病因各异,寒热虚实不同,凡属中气虚弱,脾胃虚寒,气血不足,冲任失调,寒积作痛者均可选用本方。

二、先兆流产

　　先兆流产指妊娠28周前出现少量阴道流血或(和)下腹痛,宫口未开,胎膜未破,妊娠物未排出,妊娠尚有希望的继续。先兆流产属中医学"胎漏""胎动不安""妊娠腹痛"等范畴。中医认为导致胎漏、胎动不安的原因,古人论述颇多。《诸病源候论》则已有对胎漏、胎动不安病机的简单论述:"漏胞者……冲任气虚,则胞内泄漏""胎动不安者,多因劳役气力,或触冒冷热,或饮食不适,或居处失宜"。并认识到本病的发病有母体和胎元两方面原因,"其母有疾以动胎"和"胎有不牢固,致动以病母"。《妇人大全良方》云:"妊妇下血……食少气倦,此脾气虚而不能摄血。"《景岳全书·妇人规》说:"凡胎热者,血易动,血动者,胎不安。"

　　现代医家在此方面亦有较多阐述。罗氏认为肾为先天之本,胞脉系于肾,肾虚则胎元不固而流产。而脾为后天之本,气血生化之源,故安胎应以补肾健脾,益气养血为主。彭氏认为,妊娠期间腰酸腹痛、小腹下坠者,只知是带脉无力系胎,却不知是脾肾之亏。胞胎虽系于带脉,而带脉实关于脾肾。脾肾亏损则带脉无力,胞胎即无以胜任。脾肾亏则带脉急,胞胎之所以有下坠之状。宋文武认为,肾气不足、胎元不固是致病之本,气血亏虚、胞系失养是致病之因。

纵观各代医家对本病病因病机的论述,大致可归纳为:肾虚、脾虚、气血不足、血热、血瘀、外伤等导致冲任气虚失调,胎元不固而引发流产。朱丹溪认为,胎漏多因于血热。《诸病源候论》把病因归结与"其母有疾以动胎"和"胎有不牢固,致动以病母"两大类。清代医家齐秉慧认为先兆流产"或因脾虚气弱而不能载,或因纵欲伤肾而不能安,或因攀高,或因跌仆"。

现代医家认为,先兆流产的发病器官在脾肾两脏,脾肾失养、气血不足是主要原因。罗元恺认为,肾藏精,主生殖,胞络者系于肾,肾气以载胎,肾气不固,封藏失职,故而堕胎;然而肾气之滋长,又赖于后天脾胃水谷之精气的滋养,脾虚生化乏源肾气难固,则胎元难保;妇女以血为本,经、孕、产、乳都以血为用,气血虚弱胎元亦难固。夏桂成认为,子宫是心肾交合的场所,本病的重点在于心肾失交,尤其以肾虚为前提;有专家认为,肾虚、血热、气虚、血虚、惊恐、外伤等导致肾气不足、冲任不固、胎元无根,且凡此之疾又多忧郁,虚羸之体又易外侵,故七情内伤、六淫外犯,临证夹杂繁复;高晓俐认为,此病的基本病理在于脾肾不足,冲任不固,不能摄血养胎;宋文武认为,肾气不足、胎元不固是致病之本,气血亏虚、胞系失养是致病之因;程运文认为,脾肾功能失常,水聚成痰,痰浊下注胞宫,冲任失调而致本病;赵光燕等认为,瘀滞胞宫,影响胚胎生长发育而致胚胎陨落。

目前认为其证候主要有肾虚、血热、气虚、血虚、血瘀。肾虚型以寿胎丸为代表方,以菟丝子、桑寄生、续断、阿胶为主药,临证应结合肾之阴阳偏盛,选加温肾或滋阴之品;血热型以保阴煎为代表方,药用生地黄、熟地黄、白芍、山药、续断、黄芩、黄柏等;气血虚弱型以胎元饮、举元煎为代表方,以人参、白术益气补中,黄芪、升麻益气升提、固摄胎元,使肾气充足、胎系有力;血瘀型以桂枝茯苓丸为代表方,方用桂枝、茯苓通阳开结、伐邪安胎,治孕后瘕瘤害胎。

临床研究

现代医家根据自己的临床经验,分型论治,遣方用药,各有特色。夏桂成认为,治疗上当以补益肾气为主,寿胎丸是公认的补肾安胎方药,其中菟丝子、桑寄生、杜仲等尤为要药,在此基础上根据患者症候偏向加减化裁;王玉霁以寿胎丸为主方用药,肝肾阴虚型用二至丸合寿胎丸,脾肾两虚型用寿胎丸加益气健脾之药,肾虚血瘀用寿胎丸合四物汤加减,肝胃不和则合用温胆汤加减;张宽智主张用安奠二天汤加味,气血两虚加用当归、砂仁,脾肾不足加续断、巴戟天,血热则去参术加白茅根、紫草,跌仆损伤而出血加侧柏叶炭、椿根皮,腹痛加益母草,腰痛加菟丝子;姚宣芬主张肾虚型用加味寿胎丸,血热型用黄连凉血汤加减,肝经瘀热用温胆汤合保胎丸加减,惊恐外伤型用固肾止血汤;程运文则从痰辨治,分别用补气健脾之四君子汤合二陈汤,温补肾阳、温化寒痰之肾气丸合二陈汤,滋补肾阴、清化热痰之六味地黄汤合清气化痰汤加减;罗元恺将本病分为3型:脾肾两虚用补肾固冲丸,气血两虚用毓麟珠,血虚内热用保阴煎;李明道等将此病分为肾虚、气虚、血虚、血热、血瘀5型,主张在寿胎丸基础上随证加减;蒋俭将此病分为气虚血瘀、气滞血瘀、寒凝血瘀及热蕴血瘀4型,以活血化瘀法辨治本病。现代医家沿袭了先贤的治疗经验,对先兆流产的治疗疗效独特,在辨证论治总体上遵循补气血、固肾气、强冲任、健脾胃的治疗原则。纵观现代医家对先兆流产的辨证治疗,在补肾健脾同时,根据证候寒热虚实的不同,辨证治疗上又有新的突破。

医案精选

◎案

莫某,女,29岁。1999年10月,因怀孕2个月,阴道出血就诊。患者于两年前孕7个月时,因从自行车上摔下而流产,而后一直未孕。此次孕2个月后,无明显诱因,即见阴道出血,妇科检查诊断为先兆流产。症见腰腹坠胀,夜不能寐;阴道流血,面色无华,神疲懒言,纳呆,身困乏力,便溏,舌红,苔薄白,脉滑,右大于左,不耐重按。辨证为中气不足,胎元失固。治以益气补中,摄血安胎之法。投黄芪建中汤原方。

处方:黄芪30g,桂枝10g,白芍20g,炙甘草6g,大枣12g,生姜10g,饴糖2匙。每日3剂,水煎服。

上方1剂,阴道流血渐少,腰腹坠胀减轻,夜可安寐。继服上方3剂,诸症悉除。随访足月顺产一女婴。

◎案

姚某,女,30 岁。2000 年 3 月初诊。患者初孕 7 个月,因被摩托车撞伤,而入某院住院治疗。症见小腹疼痛,阴道流咖啡样物。B 超示胎盘部分剥离,诊为外伤性先兆流产。经住院治疗 10 日,症状无明显改善而就诊。症见小腹隐痛,阴道流咖啡样物,下肢水肿,按之凹陷,脘腹胀满,食欲不振,大便不成形,舌红,苔白、脉左涩而右滑,重取少力。辨为中气不足,气血瘀滞,胎元失养。以益气补中,祛瘀和血之法治之。投归芪建中汤合失笑散。

处方:当归 20g,黄芪 30g,桂枝 10g,白芍 20g,炙甘草 10g,大枣 12g,生姜 10g,饴糖 2 匙,五灵脂 10g,蒲黄 10g。

服药 5 剂后,阴道咖啡样物消失,腹痛止。继服上方调理半月,足月顺产一女婴。

按 先兆流产,古称胎漏,亦称胞漏,临床有从肾治,有从脾治等不同。因脾主运化,不但生养万物,且能承载万物,故胎儿之生长发育及安居于胞宫,皆赖脾土之强健。即如《易经》曰:"至哉坤元,万物资生,乃顺承天。坤厚载物,德合无疆,含弘光大,品物成亨。"故临床所遇先兆流产或习惯性流产,若中虚阳弱之证明显者,以建中剂化裁,或黄芪建中,或归芪建中,往往数剂之后,中气建立,胎即安固矣。

西医对于先兆流产病因的研究越来越深入,但是孕早期的治疗只局限于提高黄体功能。中医学发挥整体观念、辨证论治、四诊合参的特点,经数千年的临床实践,积累了丰富的经验,并已取得很好的成效。到目前为止,未见任何研究提示中药保胎对母体及胎儿有不良反应,故易为广大患者所接受。虽然,目前中医药治疗先兆流产的临床研究较多,但相关的实验研究较少,更多的仅局限于单味中药的药理研究,因此应加强中医药治疗先兆流产的复方实验研究,充分利用现代科学技术方法和手段,揭示中医药治疗先兆流产的机制,寻找科学的组方依据,以更好地服务于临床。

三、其他妇科医案精选

◎案:恶露不绝

漆某,女,28 岁。1989 年 5 月 25 日初诊。患者素体虚弱,于 20 天前行人工流产术,至今阴道出血不止,量不多,色淡,腹痛绵绵,头晕头昏,精神疲惫,气短懒言,乏力纳差,曾在某医院住院治疗7天,静脉滴注抗生素、氨基酸等并口服生化丸、归脾丸等无效。刻诊:面色萎黄,精神疲惫,少气懒言,不思饮食,头昏头晕,动则尤甚,阴道流血不止,量少色淡,少腹时痛,舌淡,苔薄白,脉沉细无力。证属气虚失统,冲任不固。治以补气摄血。方用小建中汤加味。

处方:桂枝8g,白芍、生姜、艾叶炭、阿胶(烊)各10g,饴糖18g,大枣3枚,甘草6g。

5剂后患者头昏头晕减轻,纳食增加,精神转佳,不需搀扶自己前来就医,诉阴道出血止,腹痛消失,效不更方,继服5剂痊愈。

按 《胎产心法》云"产后恶露不止,非如崩证暴下之多也,由于产时伤其经血,虚损不足,不能收摄"。此患者非正常生产分娩,行人工流产术后损伤更大,加之平素体质虚弱,更致气血亏虚,冲任不固,不能收摄,故用小建中汤温中补虚;加阿胶、艾叶炭养阴益气摄血,故诸药合用,标本同治而血自归经。

◎案:崩漏

李某,女,45岁。1994年3月20日初诊。经血淋漓不断2个月,色淡质稀,或挟有少量血块,伴见身体倦怠,头昏气短,心悸怔忡,曾以更年期综合征服更年康、谷维素、维生素 B₁、云南白药等罔效。查 BP 135/75mmHg(1mmHg≈0.133kPa),血红蛋白90g/L。追问其有慢性结肠炎病史。证属脾虚气弱,统摄无权,冲任不固。治以健脾益气,固冲止血。方用小建中汤加减。

处方:桂枝8g,白芍、生姜、党参、茯苓、白术各10g,阿胶(烊)15g,血余炭、益母草各20g。5剂,每日1剂,水煎服。

患者精神转佳,头昏头晕减轻,阴道偶有少量出血,仅在活动后出现,原方继服7剂而告痊愈。

按 患者近绝经之际,天癸竭止,冲任脉虚,加之有慢性结肠炎病史,脾气虚弱,使经血失其约束而致久漏不止,漏下日久,又使气血更虚。《景岳全书·妇人规·崩淋经漏不止十二》云:"凡见血脱等证,必当用甘药先补脾胃,以益发生之气。盖甘能生血,甘能养营,但使脾胃气强,则阳生阴长,而血自归经矣。"用小建中汤加党参、茯苓、白术健脾益气;再配阿胶、血余炭固冲摄血;益母草补气摄血而不留瘀。诸药合用,效如桴鼓。

◎案:产后癫狂

李某,女,23岁。1993年2月25日初诊。患者于产后5天,因其新生儿发烧虑其为破伤风,而引起癫狂症,初默默独语,彻夜不眠,2天后时而登高而歌,时而狂言骂詈,不避亲疏,1个月后前来就诊。刻诊:焦虑善疑,不欲见人,心悸怔忡,烦躁失眠,问其不答,时而掩面哭泣,时而狂言骂詈,面色萎黄,倦怠食少,舌质淡,苔薄白,脉弦细稍数。证属产后癫狂,乃因产后气血亏虚,神失所倚所致。治以温补气血,养心安神。给予小建中汤加减。

处方:桂枝8g,白芍12g,生姜10g,远志10g,木香8g,龙骨15g,牡蛎15g,茯神10g,大枣3枚,炙甘草6g。

服6剂,心悸稍安,问之有答,但仍不欲见人,有时掩面哭泣,继服6剂,上述症状基本消失,后改用逍遥丸善后。

按 此患者由于分娩出血,耗伤气血,又因其子患病,忧郁成疾,未得及时诊治,病久损伤心脾,心神失养,神失所倚,造成癫狂。方中小建中汤培补元气,用远志、木香、龙骨、牡蛎、茯神养心安神定志,全方共奏温补气血、养心安神之效,故癫狂告愈。

◎案:妊娠腹痛

陈某,女,28岁。1996年10月3日初诊。妊娠24周,小腹冷痛,绵绵不断,按之则痛减,面色白,形寒肢冷,头晕,心悸。近半月来,症状加重,伴胎动不安。查体:舌淡苔薄白,脉沉细。辨证为胞宫受寒,胞脉失于温养所致。治以温里助阳,缓急安胎。方用小建中汤加味。

处方:肉桂5g,炒赤芍、饴糖各12g,甘草、杜仲各10g,阿胶15g。

连服8剂而愈。随访获悉已足月分娩一健康男婴。

◎案:产后腹痛

王某,女,30岁。1997年3月4日初诊。患者于3天前顺产一男婴,产时出血较多。今小腹隐痛,且有加重之势,痛时加压揉按或热敷则痛减。查体:面色萎黄,精神欠佳,伴头晕目眩,恶心,舌质淡,苔薄,脉虚细。辨证为产后血虚,胞脉失于温养,风邪乘虚侵袭所致。治以温中补虚,缓急止痛,调理营卫。方用小建中汤加当归、益母草。

处方:桂枝 6g,甘草、赤芍、白芍、益母草各 10g,生姜 9g,当归、饴糖各 12g。

连进 4 剂。复诊时腹痛消失,精神转佳。原方加党参、黄芪各 15g,再进 4 剂而愈。

◎案:节育术后腹痛

刘某,女,29 岁。1996 年 5 月 13 日初诊。患者已孕三胎产三胎,后行腹式输卵管包埋结扎术。术后 6 个月出现少腹隐痛。随后症状逐渐加重,伴腰部酸痛,头昏乏力,月经先后不定期,量少色紫。双侧少腹有压痛,怕冷,舌质淡红,苔薄白,脉弦涩。妇科检查:双侧附件轻微粘连。此系手术损伤冲任,伤及精血滞阻胞脉所致。治以温中补虚,活血止痛。方用小建中汤加味。

处方:桂枝、川芎、甘草各 6g,赤芍、白芍、饴糖各 12g,当归、枸杞子各 15g,杜仲 10g。

服药 8 剂,诸症明显减轻。效不更方,续原方再服 6 剂而愈。半年后随访,未见复发。

◎案:湿毒浸渍　建中化湿

张某,女,35 岁。2008 年初诊。患者口腔黏膜糜烂,有黄豆大溃疡 6 块,边缘清楚,伴有红晕;两侧大阴唇黏膜分别有 1cm×0.5cm 和 1cm×2cm 溃疡各 1 块;血清康华氏反应(-)。经某医院妇科、外科、内科会诊,诊断为白塞综合征,治疗未效,遂请中医会诊。刻诊:面色萎黄,唇淡,腹痛绵绵而喜按,心悸,汗出,气短乏力,经期如常,但量少色淡,白带甚多色白,大便溏,小便清,脉沉弦带滑,舌质淡,舌苔白滑而润。证属劳倦伤脾,脾虚伤湿,湿毒不化,招致虫毒侵蚀。治以温建中气,祛除湿毒。方用黄芪建中汤加味。

处方:黄芪 20g,桂枝 6g,白芍 15g,红枣 7 枚,生姜 5 片,土茯苓 30g,薏苡仁 10g,炙甘草 10g,饴糖 60g(分 2 次兑服)。每日 1 剂,分 2 次服。

外洗配方:土茯苓、苦参、忍冬藤各30g。水煎2次,漱口并坐浴,1天3次;锡类散2支,外搽患部,1天3次。服上药3剂后腹痛减;服7剂腹痛止。调治2个月,口腔、阴部溃疡愈合。该病与中医妇科"阴疮"等病相类,现代医学对此没有很好的治疗方法。但本案温建中气,祛除湿毒而取效,可见中医药辨证论治的优势。

◎案:气虚发热　甘温除热

王某,女,25岁。2008年9月初诊。患者产后发热2个月不退,体温39~40℃。症见:身热,汗多,面色萎黄,口唇、指甲不华,骨瘦如柴,皮肤干皱,精神萎靡。右臀褥疮如掌大,凹陷色淡,脓稀。证属病后体虚,脾胃气弱,阳陷入阴,气虚发热。治以补中益气,托里排脓,以归芪建中汤主之。

处方:黄芪60g,桂枝6g,白芍15g,当归12g,党参12g,白术10g,升麻6g,柴胡6g,炙甘草10g,大枣7枚,饴糖60g(分2次兑服),忍冬藤12g。每日1剂,水煎服。

14剂热退后,以蚤休30g易忍冬藤,调治2个月,热退汗止,谈吐流利,右臀褥疮愈合,告愈。本例患者产后脾胃气虚,气虚发热,效甘温除热之法,用归芪建中汤合补中益气汤化裁之义,以求阳气来复,俾阳生阴长,气充血濡,则浮阳自敛。

◎案:温补脾肾　中土得运

王某,女,47岁。2008年11月初诊。月经无定期2年,患者月经或前或后,或多或少,伴有形寒怕冷,颜面浮肿,面色萎黄,心悸多汗,失眠头晕,大便溏,唇淡。血压波动于(90~100)/(140~170)mmHg,尿常规检查(-),脉虚弦,舌淡有齿痕。证属脾肾两虚。治以温补脾肾,予小建中汤合傅氏安老汤出入。

处方:桂枝6g,白芍12g,白术10g,黄芪15g,党参10g,熟地黄10g,山茱萸10g,当归10g,炙甘草6g,大枣7枚,生姜3片。每日1剂,水煎服。

患者药后肿消寐安,精神好转,照上法在经期前后各服3~5剂,连服3个月,遂愈。本例患者为更年期综合征,证属脾肾气虚,建其中,温其肾,使肾气旺盛,中土得运,故而获效。

◎案：气虚血滞　温养气血

赵某,女,25岁,未婚。2001年12月初诊。月经延期伴腰腹痛半年。患者月经量少、色淡、质稀,每次经水未行即觉小腹痛如绞扎,腰痛如折,喜温喜按,甚或因而昏厥。伴食少便溏,汗多气短,手足厥冷,白带甚多色淡,脉沉迟,舌苔薄白。证属脾胃阳虚,气血不足,经行不畅。治以暖中补虚,温养气血。方用归芪建中汤加味。

处方:当归10g,黄芪15g,桂枝10g,白芍20g,炒艾叶10g,吴茱萸6g,香附10g,木香10g,炙甘草10g,干姜10g。每日1剂,水煎分2次6服。

在经前用药1周,连续调治2个月遂愈。本例患者为体虚阳气不振,营血不足的痛经;所谓"痛无补法"之说,也该具体分析。正如《医学心悟》曰:"若属虚痛,必须补之,虚而寒者则宜温补并行。"本案痛经,拟用温中补虚,通阳散滞,调和气血,法中病机,药达病所,故能获效。

◎案：人工流产术后腹痛

李某,32岁,售货员。于2000年2月18日以"人工流产术"后腹痛剧烈就诊。该患者一天前因停经44天行"吸宫术",术后腹痛不适有下坠感,至夜疼痛加重,腰膝酸软无力,阴道少量粉红色白带,舌质暗淡,脉弦细。以小建中汤加减。

处方:桂枝6g,白芍12g,当归10g,饴糖30g,炙甘草6g,大枣7枚,生姜3片。每日1剂。

3剂后,疼痛明显减轻,阴道粉红色白带消失。再服3剂后腹痛止。半月后随访,一切复原。

按 "人工流产术"后腹痛,临床较为多见,由于"人工流产术"易损伤胞脉,伤及气血,造成气血亏虚,运行不畅,进而瘀阻胞宫,不通则痛。而《金匮要略·血痹虚劳病脉证并治》中载"虚劳里急,悸,衄,腹中痛,梦失精,四肢酸疼,手足烦热,咽干口燥,小建中汤主之"以及《金匮要略·妇人杂病脉证并治》中也载:"妇人腹中痛,小建中汤主之。"小建中汤具有温中补虚,缓急止痛之效,再酌加延胡索、蒲黄以增化瘀通经止痛之力。每用治"人工流产术"后腹痛者,屡屡收效。

◎案：失血腹痛

某，女，35 岁。初产横位，失血量多，贫血心悸，气短自汗，因产褥期营养欠佳，身体一直难以康复。头晕，身痛，少腹拘急常有空坠感，腰痛膝酸，下肢无力。刻诊：面瘦萎黄，饮食少进，肌肉消瘦，神疲乏力，舌淡苔白，脉沉细弦。证属虚劳里急，营血不足。治以温建中阳，补血养营。方用小建中汤加味。

处方：桂枝 15g，白芍 30g，甘草 15g，生姜 10g，大枣 12 枚，党参 18g，饴糖 30g（烊化），当归 15g，阿胶 15g（烊化）。每日 1 剂，水煎，分早、晚 2 次温服。

二诊：服药 10 剂，自觉四肢温煦，少腹拘急缓解，气短、心悸好转，贫血貌渐有改观，后以上方调治月余，外加当归生姜羊肉汤食补遂安。

第四节　男科疾病

一、遗精

遗精是男性生殖系统疾病中常见病证之一，指不因性生活而精液频繁遗泄者。遗精既可是一种单独病证，也可是多种疾病的一种共同表现。常见于西医的性神经官能症、前列腺炎、阴茎包皮炎、精囊炎、精阜炎等。遗精由于肾虚不固或邪扰精室，导致不因性生活而精液排泄，每周超过 1 次以上者。其中有梦而遗精的，称为梦遗；无梦而遗精，甚至清醒时精液流出的，称为滑精。此外，中医又有失精、精时自下、漏精、溢精、精漏、梦泄精、梦失精、精滑、梦泄等名称。

病因病机：①阴虚火旺。劳神过度，情志失调，妄想不随，则心阴耗损，心火亢盛，心火不下交于肾，肾水不上济于心，于是君火动越于上，肝肾相火应之于下，以致精室被绕，精失闭藏，应梦而遗。②肝火偏旺。所愿不随，情志抑郁，肝气郁结，气郁化火，肝火亢盛，扰动精室，导致遗精。③湿热下注。

感受湿邪,或醇酒厚味,中焦脾胃失运,湿热内生,热熬精室,精关失守,则遗精于下。④心脾两虚。心神过劳,耗伤阴血,阴虚火旺,虚火扰动精室而致遗泄;或思虑伤脾,中气虚陷,气不摄精,精失固摄而遗精。⑤肾虚不固。先天不足,房劳无度,频繁手淫,肾精亏损,封藏失职,精关不固,导致遗泄;或其他证型遗精久延不愈,肾精亏耗,阴损及阳,肾阳虚衰,精关不固而精液滑泄。本病的发生,多由肾虚不能固摄,君相火旺,扰动精室所致。症见眩晕,心悸,精神不振,体倦无力,腰酸腿软或兼小便短黄而有热感,若不治疗或治疗不当,病情趋重而出现耳鸣、面白少华,畏寒肢冷等。舌质淡,脉沉细或舌质红,脉细数。

辨证论治:①阴虚火旺。夜寐不实,多梦遗精,阳性易举,心中烦热,头晕耳鸣,面红生火,口干苦。舌质红,苔黄,脉细数。治则:养阴清火,交通心肾。方用得雨固精丹(自拟):黄连、生地黄、当归、酸枣仁、茯神、远志、莲子肉、天冬、熟地黄、牡丹皮、黄柏、炙甘草。②肝火偏旺。梦中遗精,阳物易举,性欲亢进,烦躁易怒,伴胸胁不舒,口苦咽干,大便干燥,头晕目眩,面红目赤,舌质红,苔黄,脉弦数。治则:清肝泻火。方用清泻挽流丹(自拟):龙胆草、栀子、黄芩、柴胡、当归、生地黄、泽泻、车前子、木通、竹叶、甘草。③湿热下注。有梦遗精频作,尿后有精液外流。小便短黄而混,或热涩不爽,口苦烦渴。舌红,苔黄腻,脉滑数。治则:清热利湿,健脾升清。方用萆薢巩堤饮(自拟):萆薢、黄柏、茯苓、车前子、莲子心、牡丹皮、石菖蒲、白术、苍术、牛膝。④心脾两虚。遗精遇思虑或劳累过度而作。头晕失眠,心悸健忘,面黄神倦,食少便溏。舌质淡,苔薄白,脉细弱。治则:益气补血,健脾养心。方用心脾筑堤丹(自拟):黄芪、人参、当归、龙眼肉、白术、柴胡、茯神、远志、酸枣仁、炙甘草、山药、芡实。⑤肾虚不固。遗精频作,甚则滑精。腰酸腿软,头晕目眩,耳鸣,健忘,心烦失眠。肾阴虚者,兼见颧红,盗汗,舌红,苔少,脉弦数;肾阳虚者,可见阳痿早泄,精冷,畏寒肢冷,面浮白,舌淡,苔白滑,尖边齿印,脉沉细。治则:补益肾精,固涩止遗。方用强肾长城丹(自拟):芡实、莲须、金樱子、沙苑子、煅龙骨、煅牡蛎、莲子、菟丝子、山茱萸。

临床研究

主要用于:①男子不因性生活而排泄精液,多在睡眠中发生,每周超过1

次以上,甚则劳累或欲念即精液流出。②遗精频繁者,可伴有头晕、耳鸣、腰酸腿软等症。③直肠指诊、前列腺 B 超及精液常规等检查可助病因诊断。方用小建中汤加味。

处方:桂枝 12g,炒白芍 24g,炙甘草 12g,大枣 5 枚,生姜 10g,黄连 6g,肉桂 2g,人参 10g,五味子 8g。

用冷水浸泡药 20 分,先以武火煎沸,再以文火煎煮共 30 分,取头汁,再煎 20 分,共取汁 200ml。

医案精选
◎案

孙某,男,46 岁。1989 年 3 月 15 日初诊。梦遗 1 年余,经多处治疗效果不著。近半月来,由于劳累,每晚必作,精神紧张,情绪不稳,心悸而烦,身体倦怠,不欲劳作,口干舌燥,纳呆食少,腰背恶寒而酸楚,手足心热,面色㿠白,舌淡苔白,脉沉细无力。诊断为虚劳病。辨证为阴阳两虚、阴阳失和。治以建立中气,调和阴阳。方用小建中汤加味。

处方:桂枝 15g,白芍 30g,炙甘草 10g,生姜 15g,大枣 20 枚,饴糖 350ml。以水 1 700ml,煮取 600ml,去滓,温服 200ml,每日 3 次。

14 剂后,梦遗不作,余症均见好转。再进轻剂小建中汤送五子衍宗丸 2 粒,21 剂后病愈。

按 本方为桂枝汤倍芍药,加饴糖而成。桂枝汤既治表解肌调营卫,又治里补虚调阴阳。芍药味酸,饴糖味甘,辛甘化阳,酸甘化阴,阴阳相生,中气自立。如古人云:求阴阳之和,必求中气;求中气之立,必建其中。小建中汤在仲景著作中曾多次出现,但对其方证论述最详的当属《金匮要略·血痹虚劳病脉证并治》中"虚劳里急,悸,衄,腹中痛,梦失精,四肢酸疼,手足烦热,咽干口燥,小建中汤主之"的论述,后世医家有称此为建中八证的,而对此方证则多从寒热杂、阴阳两虚、酸甘化阴、辛甘化阳、阴阳双补等方面论述,小建中汤具有化瘀之功。方中化瘀之功在芍药,小建中汤由桂枝 90g,芍药 180g,甘草 60g,生姜 90g,大枣 12 枚,胶饴 1 000ml 组成。在《神农本草经》中并没有提及桂枝、甘草、大枣、胶饴有化瘀之力,《神农本草经》论芍药曰:"主邪气腹痛,除血痹,破坚积,寒热疝瘕,止痛,利小便,益气。"可见,芍药功能当以化瘀、行滞、益气、利尿为主,仲景用药经验很多出自《神农本草经》,这已被多数医家考证并认可,因此说芍药在小建中汤中具有化瘀之功并不为过。值得提出的是,这里的芍药是赤芍而非白芍,在《神农本草经》和仲景时代,芍药不分赤、白,而后世分开是一个进步。

遗精的证型较多,兼证不一,治疗时虽按辨证遣方各有不同,在各型的治疗中加用知母、黄柏非常必要。原因是此二种药治疗遗精有特效。药理研究证明,知母不仅可以清热解毒、抗菌消炎,而且可降低神经系统的兴奋性,配黄柏能降低性神经系统的兴奋性(即泻相火之意),配酸枣仁可降低大脑皮质的兴奋性,故能减少性的冲动,有利于性功能的恢复,对心肾不交型极为合拍,因知母、黄柏有抗菌消炎作用,所以对因前列腺炎、精囊炎引起的遗精,有特好疗效。遗精的治疗除用药物外,还必须注意精神调养及饮食起居。尤其是心肾不交型,精神调养排除杂念至关重要。正如《景岳全书》说:"遗精之始,无不病由乎心……及其既病而求治。则尤当以持心为先。然后随证调理,自无不愈。使不知求本之道,全恃药饵,而欲望成功者,盖亦几希矣。"在饮食起居方面,注意夜晚进食不要过饱,少食辛辣食物,少用烟酒、咖啡之类,睡时侧卧,内裤不宜过紧,盖被不宜过厚,并适当参加体育活动。

二、遗尿

遗尿症(PNE)是指排尿不能自主,有尿即自遗的一种症状。多见于素体虚弱、久病、大病后体虚的患者,无年龄、性别界限。遗尿症是指5岁以上小儿睡眠中小便自遗的一种病症,中医称遗尿症为"遗尿""遗溺"。国外报道儿童中遗尿症发病率为5%～15%,其中男性多于女性。国内有人对3 035例不同年龄儿童调查表明发病率为5%～12%,可见本症是小儿时期常见病,值得引起重视。

本病发生的原因,历代医家论述颇多,如《针灸甲乙经》中指出"虚则遗溺"。《诸病源候论》指出"遗尿者,此由膀胱虚冷,不能约于水故也"。《幼幼集成》指出"此皆肾与膀胱虚寒也"。《金匮翼》指出"脾肺气虚,不能约束水道而病为不禁者"。遗尿主要与肾与膀胱虚寒不能固摄有关,此外也与脾、肺等脏腑功能失常有关。中医认为原因有以下几点:①膀胱虚冷,不能约束。历代医家多把"膀胱虚冷、不能约束"视为遗尿的主要病因病机之一，导致膀胱虚冷的原因有三。肾与膀胱俱虚，寒积膀胱：《古今医统大全·幼幼汇集》云："小儿遗尿者，此由膀胱有冷，不能约于水故也。夫肾主水，肾气下通于阴。小便者，津液之余也。"《严氏济生方·小便门》亦云："肾藏有寒，寒积膀胱，注于胕脏，小便频数或遗尿而不禁，遂成利病。"服冷药过度，致膀胱虚冷：《太平圣惠方·治小儿遗尿诸方》云："夫小儿遗尿者，此由脏腑有热，因服冷药过度，伤于下焦，致膀胱有冷，不能制于水故也。"胞中已寒，外邪乘之：《普济方·伤寒门·遗溺》云："水液之余者，入胞而为尿，使胞中虚寒不能约制水液。加以邪气乘之，故使溺自遗而不禁也。"②心肾气虚，传送失度。《寿世保元·遗溺》云："夫尿者，赖心肾二气之所传送，膀胱为传送之府。心肾气虚，阳气衰冷，致令膀胱传送失度，则必有遗尿失禁之患矣。"③心火太盛，任其自行。《辨证录·遗尿门》云："人有憎热喜寒，面红耳热，大便燥结，小便艰涩作痛，夜卧反至遗尿，人以为膀胱之热也，谁知是心火之炎亢乎。夫心与小肠为表里，心热而小肠亦热。然小肠主下行者也，因心火太盛，小肠之水不敢下行，反上走而顾心，及至夜卧，则心气趋于肾，小肠之水不能到肾，只可到膀胱，以膀胱与肾为表里，到膀胱即是到肾矣。然而膀胱见小肠之水，原欲趋肾，意不相合，且其火又盛，自能化气而外越，听其自行，全无约束，故遗尿而勿顾也。"④肺气虚冷，上不能制下。《黄帝内经》云："其本在肾，其末在肺，皆积水也。"《医灯续焰·肺痈脉证》云："肺居最上，为诸气之总司，而通调水道，下输膀胱。遗尿小便数者，肺气虚冷，有失通调之职，所谓不能制下也。"又如《中西汇通医经精义·脏腑为病》云："夫肺以阴气下达膀胱，通调水道而主制节，使小便有度，不得违碍肝肾以阳气达于膀胱蒸发水气使其上腾，不得直泻，若阳气不能蒸，发则水无约束，发为遗溺。"⑤肝虚火扰，疏泄失职。《张氏医通·大小府门·小便不禁》云："但原其不得宁寝，寝则遗溺。知肝虚火扰，而致魂梦不宁，疏泄失职。"又如《证治汇补·遗溺》云："遗尿……又有挟热者，因膀胱火邪妄动，水不得宁，故不禁而频来。"⑥中土不温，上下皆虚。《本草思辨录·干姜》云："岂知金生于土，土不温者上必虚，上虚则不能制下，其头眩多涎唾者上虚也，遗尿小便数者下虚也，而皆由于中之不温也。"《医学心悟·大便不通》云："遗尿有二症，一因脾胃虚弱,仓廪不固,肠滑而遗者;一因火性急速,逼迫而遗者,宜分别治之。"
⑦稚阳尚微,不甚约束。《医述·杂证汇参·小便》云:"遗溺,遗失也。梦中
遗失,醒而后觉,童稚多有之,大人少有也。夫童稚阳气尚微,不甚约束,好
动而魂游,故夜多遗失。"《成方便读·收涩之剂》云:"夫遗尿一证,有虚寒,
有火迫,然皆由下元不固而致者为多。凡老人、小儿多有之,因老人肾气已
衰,小儿肾气未足之故。盖肾者,胃之关也。若关门不利,则聚水而成病;关
门不固,则水势下趋,不约而遗矣。"《证治汇补·下窍门·遗溺》云:"睡则遗
尿,此为虚症,所以婴儿脬气未固,老人下元不足,皆有此患。"⑧经脉病变,
小便不禁。《杂病源流犀烛·小便闭癃源流》云:"遗溺,肾、小肠、膀胱三经
气虚病也。而经又推及肺、肝、督脉,缘肺主气以下降生水,输于膀胱,肺虚
则不能为气化之主,故溺不禁也。肝督二经之脉,并循阴器系廷孔,病则营
卫不至,气血失常,莫能约束水道之窍,故遗溺不止也。若夫肾上应于肺为
子母,母虚子亦虚,其遗数宜也。小肠主传送,故其气虚,亦患遗溺也。膀胱
者,水泉所藏,虚则不能收摄,而溺自遗也。以上皆小便不禁之由于诸经者
也。"《黄帝内经素问集注·刺腰痛篇第四十一》云:"冲脉为十二经脉之原,
心主血脉,故痛而热,热甚生烦。其循于腹者。出于气街,挟脐下两旁各五
分,至横骨一寸,经脉阻滞于其间。故腰下如有横木居其中,起于胞中,故甚
则遗溺。"

　　西医认为遗尿与神经中枢功能失调有关。病因主要是以下几点:①遗
传因素:大部分遗尿患儿有家族史。据研究,父母双亲有遗尿史者,子代发
生率为77%。②睡眠觉醒障碍:大部分患儿夜间睡眠过深,难以唤醒。这种
觉醒反应是随年龄的增长而逐渐完善的,PNE 是这种发育过程的延迟或障
碍所致。临床观察发现,这部分孩子体格发育有较正常儿童延迟。据研究,
当夜间膀胱充盈时,脑电图改变由深睡眠转入浅睡眠状态,位于脑桥的蓝斑
(LC)神经元被认为是觉醒中心之一,由此推测,LC 神经元的功能障碍或膀
胱到 LC 神经元的传导通路障碍导致了 PNE。③精氨酸加压素(AVP)分泌
异常:近年来研究报道,约70% 患儿存在夜间 AVP 分泌不足现象。正常人
夜间 AVP 分泌增多,在凌晨 1～2 点达到峰值,使夜间尿量控制在一定范围
内。而 PNE 患儿,夜间 AVP 分泌不足,导致夜间尿量增多,尿渗透压降低,

不能适应膀胱容量而导致遗尿。某医院对 37 例 PNE 患儿进行夜间尿量和渗透压、血浆 AVP 测定等观察发现,28 例(76%)患儿夜间 AVP 缺乏分泌高峰,并临床表现为尿量增多和尿渗透压低于正常。此类患儿对去氨加压素(DDAVP)治疗有很好的疗效。④膀胱功能障碍:主要指功能性膀胱容量(FBC)减少、逼尿肌不稳定和尿道梗阻致逼尿肌过度收缩。FBC 是指白天膀胱充盈至最大耐受程度时的膀胱充盈量。相当一部分患儿 FBC 较正常儿童减少。逼尿肌不稳定是指在膀胱充盈过程中发生无抑制性收缩,逼尿肌不稳定本身可导致 FBC 减少。此类患者常伴有白天尿频、尿急症状,甚至有湿裤现象。对去氨加压素治疗反应欠佳,而对一些顽固性遗尿,尤其应警惕有无后尿道梗阻。某医院通过对近 100 例 PNE 进行尿流动力学检查,发现膀胱功能障碍患儿在 PNE 中占 40%。⑤心理因素:临床观察发现,大部分遗尿患儿存在心理问题,如焦虑紧张、自卑、不合群,严重者有攻击行为等。但近年来的研究发现,这些心理行为问题是由于长期遗尿而继发产生,并非是导致遗尿的病因。

中医辨证治疗:早在《素问·宣明五气》中已有"膀胱……不约为遗溺"的记载,历代医家亦多认为遗尿为先天禀赋不足、素体虚弱,肾气不足,下元不固;也可因病后失调、肺脾气虚;或由肺脾及肾,导致肾虚;或心肾不交,水火不济,心志不能下达于肾,肾虚不能主水,则膀胱不能固水。也可因湿热内蕴、郁于肝经,热迫膀胱而致遗尿。由此可见遗尿一证,不仅和肾与膀胱有关,同时,与肺、脾、肝、心、三焦、小肠等脏腑都有非常密切的联系。故在治疗中应根据患儿的四诊所得辨证用药,临床上有从肾论治用补肾固摄下元法,常用方剂为巩堤丸合桑螵蛸散(桑螵蛸、菟丝子、益智仁、覆盆子、白果、黄芪、党参等);从脾论治用健脾益气升阳固涩法,常用方剂为补中益气汤(黄芪、党参、白术、陈皮、大枣、当归、升麻、柴胡、甘草、生姜)合缩泉丸;从心论治用交通心肾佐以收摄法,常用方剂为桑螵蛸散(桑螵蛸、远志、党参、茯神、当归、龙骨、龟板),心火偏旺可加导赤散;从肝论治,用疏肝清热,佐以利湿法,常用方剂为龙胆泻肝汤(龙胆草、黄芩、栀子、泽泻、车前子、当归、柴胡、甘草、地黄);还有从肺论治而有宣肺、清肺、温肺、益肺等法。

现代医学对遗尿的发生发展已有了长足的认识,而中医在遗尿治疗的研究中尚有一些不足,为此,我们首先要采用现代的手段、先进的技术进行深层次的研究,比如在从肾论治、从肺论治、从脾论治中是否能结合近年研究提示的遗尿主要涉及 AVP 夜间分泌不足,膀胱功能障碍和睡眠觉醒障碍,遗尿基因定位等,研究出诸如麻黄、菖蒲、补骨脂等的作用节点,从病因治疗到辨证治疗上有所新发现;其次在治疗遗尿的临床实践中将疾病诊疗模式和辨证论治相结合,按循证医学要开展多中心临床研究,制订符合循证医学模式要求的遗尿症的疗效判定标准和规范化的辨证治疗方案。

临床研究

主要用于血常规、尿常规、生化检查和 B 超检查后,排除了泌尿、生殖系统炎症、占位性病变和下消化道占位性病变、内分泌疾病后出现昼夜遗尿的患者。治疗方法:运用温补脾肾,散寒缩尿之法拟小建中汤加桑螵蛸、乌药。

处方:白芍 25g,桂枝 9g,炙甘草 6g,大枣 4 枚,生姜 9g,饴糖 3 匙(另包,后下),桑螵蛸 9g,乌药 9g。

煎服法:上方每日 1 剂,每剂用适量凉开水浸泡半小时后文火久煎取汁300ml,再加饴糖入药汁中,文火炖化后服,每次服 100ml,每日 3 次,小儿药汁量减半,10 天为 1 个疗程。

"小建中汤加味治疗遗尿症 32 例"治疗 1 个疗程痊愈 12 例,2 个疗程痊愈 10 例,3 个疗程痊愈 6 例,3 个疗程好转 2 例,无效 2 例。在日本,有人根据中医辨证施治的观点,选择夜间遗尿、虚弱、易疲劳、腹直肌紧张过敏的遗尿患儿,以小建中颗粒剂进行治疗,效果颇佳。共治疗遗尿患儿 7 例,结果2～3 日获得良效的 3 例,其他的 1 周内出现显著效果;约 2 周内痊愈的 4例,其他的约 1 个月痊愈,伴随症状及一般状况也随之改善。方法是根据年龄大小,每日服小建中颗粒剂 4～5g,分 2～3 次冲服。

医案精选

◎案

张某,女性,37 岁。1998 年 4 月 3 日初诊。素体虚弱,20 天前因患肺炎后即出现遗尿症状,昼夜带着卫生巾,经抗炎治疗半月后肺炎痊愈,但遗尿症状无好转,逐来诊治。诉自遗冷尿,倦怠乏力,畏寒怕冷,四肢酸疼,喜热饮和食辛辣食物。检查:精神疲惫,形体消瘦,面色无华,触诊腹部柔软不温,舌质淡红,苔薄,脉沉细。血、尿常规、生化检查正常,B超检查排除了泌尿、生殖系统疾病。诊断为遗尿症。病机为脾肾虚寒,气化失常。治以温补脾肾,散寒缩尿。方选小建中汤,加桑螵蛸9g、乌药9g。10剂,水煎服,每日1剂,告知其煎服法。4月14日复诊,诉遗尿症状消失,但尿频,约2小时1次,倦怠乏力,畏寒怕冷,四脚酸楚好转,饮食嗜好同前。检查:精神好转,颜面已有色泽,形体消瘦,腹软欠温,舌脉同前。原方有效,故不更方,继续用原方10剂,煎服法同前。治疗2个疗程后,诸证消失,遗尿症痊愈。半年后随访,体重增加,未复发。

按 肾主水液,开窍于前、后二阴,肾中精气的蒸腾气化直接影响尿液的生成和排泄,若肾与膀胱俱虚,冷气乘之,寒积膀胱,膀胱约束无权,开合失度,故而发生遗尿。膀胱为津液之府,肾与膀胱俱虚,而冷气乘之,衰弱故不能约制;夜属阴,小便不禁,胞里自出,谓之尿床。心主神明,肾主水液,若心火不能下降于肾,肾水不能上济于心,致心肾不交,传送失度,水液排泄不能由心所主、受肾封藏,导致遗尿。心之阳气偏盛即为心火,心火下移至小肠,可致"小便艰涩作痛",然患者反而遗尿,其病机可能为:心主神志,心火太盛可致神明被扰,情志过于兴奋,难以约束,任其自行而遗尿。肾为"先天之本",与膀胱互为表里,若稚阳尚微或先天不足,肾阳不足以温煦膀胱,不甚约束,则发为遗尿。肺为水之上源,其通调水道与肾主水功能互为贯通,使体内水液输布和排泄平衡。肺位最高,主肃降,可将体内水液向下输送,成为尿液生成之源;若肺气虚冷,通调水道功能减退,不能制下,无权约束水道,可引起遗尿。肝主疏泄,肾主封藏,二者相互制约、相反相成;肝虚火扰或挟热妄行,致肝失于疏泄,肾封藏失职,膀胱开合失度,引起遗尿。脾主运化,可将多余水分及时转输至肺和肾,通过肺、肾的气化功能,化为汗和尿排出体外。李东垣《脾胃论·脾胃胜衰论》中有云"百病皆由脾胃衰而生",故脾土不温,仓廪不固,气血生化无源,可致肺肾皆虚,引起遗尿。受各经脉循行特点与脏腑功能的影响,肾、小肠、膀胱、肺、肝、督脉、冲脉等诸多经脉病变,皆可患遗尿。

中医认为,肾司二关,主膀胱气化,遗尿症一般与肾阳虚有关,而小建中汤主治病症与遗尿症无关,但本方具有温中健脾之效,建中者,有建立中气之意,脾胃位居中州,为营卫气血生化之源,中气立则化源足,五脏皆可得养,建中实为健脏腑。脾与肾的关系是脾属土为后天之本,肾属水为先天之本,先天之本有赖于后天之本的滋养。补脾即可起到补肾之功。该方组成以小建中汤为主温补中焦脾胃,加桑螵蛸、乌药以温肾缩尿,全方共奏温补脾肾,散寒缩尿之功。

综上所述,先天禀赋不足和后天肾、心、肺、脾、肝五脏偏虚,均可导致膀胱失约,发生遗尿。调摄不当或感受外邪,可导致膀胱虚冷,不能约水而遗尿。心火太盛、肝火内扰及挟热而至均可导致肾失封藏,膀胱开合失司,而发生遗尿。此外,肾、小肠、膀胱、肺、肝、督脉、冲脉等诸多经脉病变,亦皆可患遗尿。正确辨证,合理应用小建中汤加减,可以有效地治疗遗尿。

三、其他男科疾病案例举隅

◎案:男性不育

某,男,36岁,阳痿不射精12年,头昏心悸,手足烦热,神疲气怯,小便不利,用力方能排出,盗汗,晨泄。阴囊潮湿臊臭,舌淡胖,脉弦弱。证属中虚,心肾不交。治以培补中气,交通心肾。方用小建中汤加减。

处方:桂枝12g,炙甘草12g,大枣12枚,生白芍24g,生姜9g,胶饴30g,黄连10g,木通6g。

5剂后,梦减少。加肉桂10g、黄芪15g、乌药12g、菖蒲12g。

10剂后,阳事坚,体力增,性交后能射精,前方加益智仁10g,再服10剂后,爱人怀孕,并足月顺产。

按 男性不育症是困扰育龄夫妇的一个全球性重要问题,给家庭和个人带来巨大的心理压力。对于男性不育要详细、全面地寻找病因,以保证正确的诊断及合理的治疗。尤其要注意某些药物对男性生育的影响及生活方式的改变,尽量减少对男性生育有不良影响的因素。本案阳痿,以建中取效,是求本论治妙法。阳痿与肾相关,但一概补肾壮阳常有不效者。中气建立,气血精化生有源,后天之本旺盛,肾方能开合协调,阳物举则坚而有力,合则能射精。《金匮要略·血痹虚劳病脉证并治》曰:"脉弦而大,弦则为减,大则为芤,减则为寒,芤则为虚,虚寒相搏,此名为革,妇人则半产漏下,男子则亡血失精。"仲景认为虚劳的病机当为瘀、虚、寒,故其治疗大法也应从化瘀、补虚、温阳着手,并根据瘀的部位、虚的程度、寒的多少的不同分别创制不同的方剂来治疗。纯用辛温燥烈之品容易伤阴,虽能助阳但不利化瘀。"血遇寒则凝,遇热则行,瘀血非温而不化",仲景用桂枝以温阳,芍药以活血,胶饴等药以补虚并制约桂枝之辛燥。"如此其方化瘀而不伤正,补虚而不敛邪,温而不燥,柔而不滞,故瘀得以化,虚得以补,寒得以温,阴阳通利,气机通畅,诸证悉平"。

第五节 老年科疾病

一、便秘

便秘是老年人常见的一种消化道症状,临床以大便干结、排便无力,或排便周期延长,或便而不畅为特征。据统计,其患病率在 11.5% ~24% 不等,且随年龄的增长其患病率显著增加。相对年轻人而言,便秘对老年人的危害更大,可诱发心绞痛、心肌梗死、脑出血、猝死、疝气、痔疮出血、肛裂、脱肛,甚至痴呆、直肠癌等。老年习惯性便秘是一种常见的临床病症,常伴随各种急慢性疾病发生,它不但能够影响病患直肠、肛门及其相邻脏器正常功能,而且会引起全身疾病,尤其是心脑血管疾病,严重者可导致病人猝死,因此,对于老年习惯性便秘应引起高度重视。在老年习惯性便秘的治疗上,西医采用的多是对症治疗,一般是使用泻药,具有一定的副作用,严重的会导致病人水电解质紊乱,停止给药后会出现便秘程度加重。而采用中医药治疗此病,可以取得满意的疗效,产生的副作用少,且复发率低、药效维持时间长。

病因病机:①排便动力缺乏。营养不良,长时间坐而不动,全身衰弱,如各种疾病导致的长期卧床、老年等原因造成的运动障碍,以及经产妇生育过多造成腹壁松弛等,都可影响协助排便的膈肌、腹肌、提肛肌的肌肉收缩力,以致产生便秘。②肠道所受刺激不足。吃下去的食物过少,或者其中的粗纤维和水分不足,以致直肠黏膜受到粪块充盈扩张的机械刺激减少,大脑皮层也因为没有足够的感觉冲动,而不产生排便反射,造成便秘。③肠黏膜正常的敏感性降低。在肠炎、痢疾等疾病的恢复期,因为肠黏膜正常的敏感性降低,故在腹泻之后有一段时间容易产生便秘。此外,经常服用泻药或灌肠等,也能使肠黏膜的敏感性降低,即使肠壁受到足够的刺激,也不能适时地引起排便反射。④精神神经因素。排便的一系列动作是通过神经反射来完成的,所以各种精神神经因素也可以造成便秘。如没有按时排便的习惯,经常忽视便意;肛门或直肠附近有疼痛性疾病(如痔疮、肛门裂、肛门周围脓肿等),因为怕痛而不敢大便,有意识地抑制排便,久而久之也可以产生便秘;当脑或脊髓发生病变时,可使自主神经系统失去平衡,使分布在肠壁上的交感神经兴奋性增强,副交感神经作用减弱,从而产生便秘。此外,抑郁性精神病和癔病患者也常有便秘的现象。⑤肠道内容物前进受阻。当肠道内部发生狭窄或肠道外部受到机械性压迫时,可使肠内容物前进的道路发生阻碍,因而造成迟发的便秘。肠内梗阻常见于结肠癌、直肠癌、增殖型肠结核、不完全肠套叠、肠扭转及结肠狭窄和其他原因所致的肠道梗阻;肠外压迫性梗阻常见于手术后肠粘连、结核性腹膜炎(粘连型)、妊娠等。⑥整个胃肠道运动缓慢。在营养缺乏,特别是维生素3类缺乏,以及甲状腺功能减退等情况下,因食物通过整个胃肠道的时间延长,也可形成便秘。⑦各种医学治疗也容易造成便秘。如胃肠道肿瘤手术,恶性肿瘤的放疗、化疗,以及许多药物如阿片类、抗抑郁药、钙通道拮抗剂、利尿剂、抗组胺药等。还有相当多的一部分患者没有发现明确的导致便秘的原因。如便秘同时出现便血、消瘦、发热、黑便和贫血等症状或有结肠癌家族史者要高度警惕结肠癌的可能。

临床研究

临床主要用于符合西医诊断及中医辨证分型诊断,年龄≥60 岁,病程在6 个月以上;停服原治疗药物1 周以上;无器质性病变及其他并发症患者。

治疗方法:

①口服经方小建中汤,根据《伤寒论》中小建中汤的药物组成及药物用量比例,结合现代的计量单位,拟定处方为:

桂枝 10g,白芍 30g,炙甘草 10g,干姜 10g,大枣 20g,饴糖 30g。

每日 1 剂,用 1 000ml 清水浸泡 30 分后文火煎煮 40 分取汁 300ml,分早、晚 2 次服用;

②中药穴位贴敷:取广木香粉、白术粉各 2g,蜂蜜调和成糊状,均匀涂于直径 3~5cm 穴位贴上,外敷固定于脐部,每日更换 1 次;中药口服与穴位贴敷联合使用。

赵琳治疗便秘 1 例,大便不解半月,素食,常大便干,纳呆,临厕乏力,辨证为中气不足,升降失利,以本方加当归、黄芪,1 剂而便解,1 周而证除。谢言崇治疗习惯性便秘 1 例,病史 10 年,嗜烟酒,形胖声高,前医视其体壮而滥用攻伐,虽有暂效,复日又秘,伴腹中挛急,喜温按,虚坐努责。辨证为脾阳虚,气血亏虚。以本方加阿胶、当归、龙眼肉、肉苁蓉、草决明等药,3 剂而痛减,便软易排,因有头昏,减桂枝、生姜,加苍术、蔓荆子,3 剂而证平,又 5 剂而收功。

医案精选

◎案

释某,女,61 岁。1999 年 8 月初诊。主诉:大便不解半月。患者长期素食,大便经常秘结,或二三日,或三五日一解不等,常自服牛黄解毒片以通便。此次病后亦服之,然未见效,渐致腹胀,纳呆,气短懒言,倦怠乏力,临厕努蹲近小时,亦不能解,痛苦难忍,由人携扶来诊,并要求灌肠。症见形瘦,面色萎黄少华,语声无力,腹软,压痛不著,舌淡暗,苔略腻,脉沉细弱。辨为中气不足,升降失和。治以益气补中,润肠推恭之法。投归芪建中汤原方。

处方:当归 30g,黄芪 30g,桂枝 10g,白芍 20g,炙甘草 10g,大枣 12g,生姜 10g,饴糖 2 匙(冲)。

上药服下 1 剂,至翌日中午即解出大便,腹胀顿消。续服上方 1 周,诸证渐除。随访月余,大便恢复正常。

按 便秘一证,临床殊为常见,且尤多见于女性患者,或二三日一行,或三五日一行,甚或七八日一行,似本案者则鲜见。有的便如羊屎,有的并不燥结,然皆数日方解。就诊多自服牛黄解毒一类,或医曾以泻下、润下治之,大抵服药时尚可一日一解,然停药后,又复如前。观其脉证,此类便秘属中气不足较多,《灵枢·口问》云:"中气不足,溲便为之变。"中土脾胃职司运化,乃升降之枢,以大便而言,虽从乎降,故医者、患者亦皆知之,或以牛黄解毒降之,或以麻子仁丸降之,然,岂知升降相因,升之不前,则降之不后,故中气不足,升之不及者,降道亦为障碍,或中气不足,升降不和,大便皆为秘结,此类患者若妄投清下、润下,或增水行舟之剂,则中气愈不足,便秘愈难解,宜审症求因,建立中气,则清者得升,浊者自降矣。

◎案

吴某,女,59 岁。2002 年 9 月 24 日初诊。自诉大便困难,数天 1 次,已 20 余年,伴腹部痞、满、胀不适,常需服三黄片等方可缓解,大便干燥,排便费力。近日脘腹部胀满明显,排便努挣时伴便血,口臭,舌淡、苔薄白,脉沉细弱。辨证:中焦虚寒,运化无力为本;腑气不通,热结于下焦为标。急则治标,首选桃核承气汤加阿胶、黄芩、当归煎服,以通腑泄热止血,佐以扶正。4 剂便通血止,胀满全消,但大便前腹痛,停药大便不解,且感胃脘隐痛。考虑方中大黄、芒硝苦寒更伤中阳,当培补中焦为主,方选小建中汤加白术,2 剂。服后只有便意,仍困难不解,追问其汤中未加饴糖,以原方再进 2 剂(加饴糖同煎),服后大便松软易解。续进 2 剂善后,并嘱多食蔬菜,定时登厕。随访 1 年,大便一直通畅,每隔 2 天 1 解。

按 便秘是大便秘结不通,排便时间延长,或欲大便而艰涩不畅的一种病症。习惯性便秘是由于偏食习惯,食物中粗纤维、果胶与脂肪过少;腹肌与骨盆底肌软弱,以及忽视培养定时排便习惯等因素引起,多见于中年以上的经产妇女。其病机虽属大肠传导功能失常,但与脾胃关系密切。若中焦虚寒,阴阳不和,脾胃运化功能失常,脏腑生理活动失常,致脾不升清,胃不能降浊,大肠不能正常传送糟粕,脘腹胀满,腑气不通,大便秘结。便秘的治疗不能单纯通下,结合便秘机制,习惯性便秘患者病程长,病情反复迁延,常服苦寒泻下药损伤脾阳,辨证属于虚证,阴阳不和者居多。拟用小建中汤加白术治疗,以收温中补虚,调和阴阳,促进肠道传导功能之功。方中饴糖甘温质润入脾,益脾气并养脾阴,温中焦而缓急止痛为君;白芍养阴而缓肝急,桂枝温阳而祛虚寒共为臣;炙甘草甘温益气,既助饴糖,又合桂枝辛甘养阳、益气温中缓急,合白芍酸甘化阴、柔肝益脾和营;生姜温胃,大枣益脾,合用以升腾中焦生长之气而调营卫,共为佐使。方中饴糖为君不可缺失,反之则失仲景之意。白术补气健脾,大剂量可促进肠道蠕动功能。诸药合用,共奏温中补虚,缓急通便之功。

老年性便秘是一种主诉为排便次数减少、排便间隔时间延长、排便困难,同时伴有粪便干结,排便后会出现不适感或粪便残留感的病症。目前老年人中有三分之一患有不同程度的老年性便秘,老年性便秘已经成为常见临床症状,且严重影响老年人的生活质量。老年性便秘因在排便时过分用力极有可能引发急性心肌梗死、心绞痛、心律失常、脑血管意外、高血压甚至是猝死,造成严重后果。从发病机制上看,老年人习惯性便秘多因下元亏损、气血不足而致。气为血帅,气止则血止,气行而血行。老年人多有体虚、气血两虚症状。如有气虚则会导致血不得运,肠道不润以及无推动力,大肠失去传送能力。血虚则会造成津亏,从而使大肠不得滋润、不能蠕动,造成大便干燥、排便困难。

小建中汤的立法旨在调和气血,兼顾中气,通过平衡阴阳达到中焦气机条达的作用,进而恢复脾胃功能,生化气血,滋养四旁,通过脾胃功能的恢复达到调和脏腑气机,平衡脏腑阴阳的作用。方中饴糖甘温质润,能益脾气而养脾阴,温补中焦兼可缓肝之急;白芍加饴糖是针对里急腹痛之症而设,用以缓急止痛;桂枝温阳气;白芍益阴血;甘草甘温益气,养阴滋脾,桂枝不走表而入里,通里阳,振奋中气,以利运化;生姜温胃,大枣补脾,合而升发中焦之气诸药合用,既能辛甘化阳又能酸甘化阴,共奏温中补虚和里缓急之功,另合阿胶、当归、酸枣仁、肉苁蓉起到滋阴通阳养血润肠通便之功。中医对便秘的认识由来已久,其病机虽属大肠传导功能失常,但与脾胃关系密切。老年人体质渐弱,脏腑功能衰退,尤其表现在中焦脾胃阴阳不和,运化功能失常,脾不升清,胃不能降浊,导致大肠不能正常传送糟粕,腑气不通而出现大便秘结。因此,对于老年人体虚便秘患者,不可"见秘攻便",《景岳全书》云:"阴结者正不足,宜补宜滋者也。"所以正确的治疗大法应该从滋养、补益着手。中焦脾胃之气复生,升降功能恢复,有助于调节大肠传导功能。且脾气生则津液始生,水增则舟行,故而达到通便的效果。此方深谙"见秘不攻便,强人健肠胃"之意,亦治病必求本的体现。中药穴位贴敷,取脐中,即神阙穴。神阙穴作为任脉上的重要腧穴,具有温补元阳,健运脾胃的功效,可用于便秘的治疗。选择的贴敷药物广木香粉、白术粉具有益气健脾的功效,粉剂药物更容易吸收,加上神阙穴处皮肤较薄,敏感度高,有丰富的微血管,使药效直达病所。配合口服小建中汤,可达到补虚通便的功效。

二、失眠

睡眠障碍中医称之为"不得寐"或"不寐",指经常不能获得正常睡眠,轻者入睡困难或眠而不酣,时寐时醒,醒后不能再眠,重者可彻夜不眠;现代医学指排除心脑疾患、躯体及情感原因,患者连续 3 周以上有入睡难、易醒及(或)多梦、晨醒早等表现的睡眠障碍,多伴有头晕头痛、心悸乏力、健忘等症状。

老年性睡眠障碍是指特发于老年期的原发性失眠,是困扰老年人的常见病症,长期的失眠严重影响了老年人的生活质量,会加重和诱发老年人的躯体疾病,并常伴有情绪、心理的改变。

失眠,属于中医"不寐""目不瞑""不得眠"等范畴,《景岳全书·杂证谟·不寐》高度概括了不寐的病因病机"一由邪气之扰,一由营气之不足耳"。老年人因其特殊的生理变化,关于老年性失眠有着特殊的病因病机。《难经·四十六难》认为老年人"卧而不寐"是由于"血气衰,肌肉不滑,荣卫之道涩。"《张氏医通·不得卧》言:"年高人血衰不寐。"中医认为,失眠的基本病机是阳不入阴、阴阳不调。对于老年性失眠,《素问·上古天真论》曰"女子七七,任脉虚,太冲脉衰少,天癸竭,地道不通","丈夫……七八……天癸竭,精少,肾脏衰,形体皆极",故《灵枢·营卫生会》"老者之气血衰,其肌肉枯,气道涩,五脏之气相搏,其营气衰少而卫气内伐,故昼不精,夜不瞑"。可见,气血衰少、阴阳失济是老年失眠的基本病理特点。周仲瑛则认为,老年性失眠多以脾肾虚为本,火痰食瘀为标,病位在心,与肝、胆、脾、胃、肾的阴阳气血失调相关;虚多实少,迁延日久则虚中夹实。

徐行认为老年性失眠与脑动脉硬化有关,随着人体衰老,脏腑功能逐渐减退,其中以脾肾为主。在老年性失眠中,气血两虚,肾阴不足为本,痰瘀阻滞心脉为标。任何认为老年性失眠的病理机制主要有两方面:①脏腑亏损,气血亏虚;②阴阳失调,心肾不交。苏荣立等认为老年性失眠系气血虚弱,阳气涣散,营卫行迟,阴阳不交,神失所主而然。李志宏认为老年体衰,阳亏血少,闲而多思,劳伤心神,血不养心,神无所依导致失眠。任志丹认为老年性失眠是由于脏腑功能减退,肾气渐衰,阴气尤其不足,水不涵木,以致肝阳偏旺,继而侮及脾胃,冲心犯肺。曹红霞等认为是因情志所伤,郁怒伤肝,郁火上扰,心神不宁所致,肝郁乘脾,导致脾运不健而生湿热,湿热侵犯胆而出现一系列失眠的症状。周颖认为老年人肾气渐衰,肾精不足,真阴不升,心火旺盛,真阳不降,水火不济,心阳独亢至神不守舍造成失眠。

中医辨证论治:傅澄洲等将老年性失眠分为 8 型辨证论治:①心脾两虚、气血不足宜益气养血安神法,予人参归脾汤;②津亏肠燥,腑气不通,浊气上扰,宜通腑调胃安神法,予通腑安神汤;③气机郁滞、心神被扰,宜调肝畅志安神法,予调肝安神汤;④肝肾不足、气化失司,宜固泉止遗安神法,予固泉安神汤;⑤脾肾虚寒,肠滑失禁,脑失所养,宜涩肠固脱安神,予真人养脏汤;⑥年迈体弱,营卫迟滞,风阳躁动皮肤瘙痒之失眠,宜祛风止痒安神,予养血熄风安神汤;⑦老年人阳气虚衰,神失所养,阴阳失调的失眠,宜扶阳抑阴安神法,予茯苓四逆汤;⑧痰瘀化热,虚实夹杂,热扰心神,神气散乱之失眠,宜祛痰清热法,予温胆汤。

老年人失眠特点:①气血亏虚:《难经·四十六难》有云"老人血气衰,肌肉不滑,营卫之道涩,故昼日不能精,夜不能寐也";《张氏医通·不得卧》有"年高人血衰不寐"之说;明代张景岳《景岳全书》指出"劳倦思虑太过者,必致血液耗亡,神魂无主,所以不寐","无邪而不寐者,必营气之不足也,营主血,血虚则无以养心,心虚则神不守舍"。《类证治裁·不寐论治》也说:"思虑伤脾,脾血亏损,经年不寐。"可见,脾虚气血不足,心失所养致使营卫不和是导致老年性失眠的重要病机。②肾阴亏虚:《冯氏锦囊秘录》提出了"老年阴气衰弱,则睡轻微而短"。清代陈士铎在《石室秘录》中指出"盖老人气血之虚,尽由于肾水之涸",说明不寐的病因与肾阴的盛衰有关,肾阴不足则易阴气亏虚,阴不纳阳则不寐。③心肾不交:《景岳全书·不寐》说"神安则寐,神不安则不寐","其阴精血之不足,阴阳不交,而神有不安其室耳"。要神安,则应阴阳相交,最重要的是心肾相交。年老体弱之人,肾精耗伤,不能上奉于心,水不济火,则心阳独亢;或五志过极,心火内炽,不能下交于肾,心肾失交,心火亢盛,热扰神明,神志不宁而不寐。④阴虚火旺:老年人脏腑功能之生理性虚衰,以肝肾精血亏虚为主,阴精不足致阴不敛阳、营卫不和。或失眠老人常伴有情志不畅,则肝失条达,气郁不舒,郁而化火,火性上炎以致不寐。⑤血行瘀滞:正气亏虚是老年人的病机特点,然而虚久必瘀。如阴气亏虚、阴寒内盛则血脉凝聚;阴虚火旺,煎熬血液亦致血瘀;肾阴亏虚,津血不足,脉道枯涩则血行不畅而留瘀。吴澄提出虚损之证多生痰积、留瘀之病;王清任在《医林改错》中也提出血瘀是不寐的重要原因之一。

医案精选

◎案

张某,女,56 岁。2005 年 4 月初诊。自诉入睡困难 13 年,兼心悸胸闷 5 年,心电图未示异常,舌质淡,苔微黄,左关脉弦,沉取双脉涩,曾服归脾汤,效差。

处方:桂枝 15g,芍药 30g,生姜 10g,炙甘草 10g,大枣 4 枚,黄芪 15g,党参 10g,柴胡 8g,黄芩 3g,清半夏 8g,首乌藤 30g。7 剂,每日 1 剂,水煎,早、晚 2 次温服。

服药 2 剂后,患者诉寐可,心悸胸闷缓解,后又自行服原方 21 剂,至今体健。

按 《灵枢·营卫生会》指出:"老者之气血衰,其肌肉枯,气道涩,五脏之气相搏,其营气衰少而卫气内伐,故昼不精,夜不暝。"今用桂枝、芍药益阴和阳,调补营卫,柴胡、黄芩疏通三焦气道,党参、黄芪帅血运行,半夏、首乌藤导盛阳之气以交于阴分,养心通络,阴阳和得,而失眠之证愈也。

◎案

李某,女,45 岁。2000 年 3 月初诊。主诉失眠 3 月。患者素寐不实,近 3 月症渐加重,夜难入寐,寐后 1～2 小时又醒,醒后即难入寐,多梦。白天精神困乏,纳食不香,心悸,烦躁,便干稀不调,经来量少,色暗有块。迭进养心、安神、滋阴降火之剂及西药镇静剂,症情改善不著。症见面白唇淡,暗斑密布,舌淡红,苔白,边有齿痕,脉虚大无力,右脉为著。辨为中气不足,营血亏虚,升降失和。治以益气补中,以正升降,养血以安神之法。投归芪建中汤加味。

处方:黄芪30g,当归20g,桂枝10g,白芍20g,炙甘草10g,大枣10g,生姜10g,饴糖2匙(冲),砂仁10g,红花10g。

上药服5剂后,睡眠明显改善。守上方继服半月余,睡眠恢复正常,余证亦基本消失。而后间服上方,纳寐皆可。

按 失眠又称不寐,《黄帝内经》或以阳不入阴言之,或以胃不和言之,实则二者皆一。如上所云,中土脾胃主乎升降,分言之,则脾以升为健,胃以降为和。阳之出阴赖于升,阳之入阴赖于降,故胃之不和,阳之不降,不得入阴,则卧之不安也。对于胃中痰结,闭阻降道,致阳不入阴者,《灵枢》有半夏秫米汤以化痰开结,恢复降道。若中气不足,升降失和,而致阳不入阴者,则宜建立中气,恢复升降,如本案之用也。

中医学认识到老年人特有的生理特点,"女子……七七,任脉虚,太冲脉衰少,天癸竭,地道不通","丈夫……七八……天癸竭,精少,肾脏衰,形体皆极"(《素问·上古天真论》),从整体上调节人体的脏腑气血阴阳,虽然存在着较西药起效慢的弱点,但其从中医特有的理论出发,运用多种方法,如针药结合、中西药合用、针推结合、体耳针结合等,并且结合现代研究,如运用电针治疗仪等,从人体的根本上调节老年人的体质,促进睡眠,而且疗效持久,副作用少,无依赖性,可见其临床疗效是相当显著的。

目前老年性失眠的中医治疗主要依据两点病因病机:①老年人自身的脏腑功能衰退,以脾肾功能减退为主,其中尤以肾阴亏虚明显;②功能衰退的伴发产物,继发形成的虚热(火)、痰、瘀,出现热扰心神、痰火扰神、痰瘀互结、心失所养等。在治疗方法上主要有3个方面:①治本:调补五脏,主要是补肾健脾、益气补血养阴;②治标:清热(火)活血化痰祛瘀;③对症:宁心重镇安神。根据临床不同的病因病机偏重,选择三类药物也各有侧重。

另外尚有少数肝气郁结,郁而化火扰心所致的老年性失眠,应宜清肝泻火治之。

随着人口的老龄化进程,老年人的失眠问题也越来越被受到重视。国外有资料表明,60~90岁的境遇性失眠或慢性失眠高达90%。失眠对人们的生活质量有较大的影响,可导致头昏,记忆力减退,自主神经紊乱,机体免疫力下降,甚至引起老年痴呆症。《景岳全书·不寐》中说:"不寐证虽病有不一,然惟知邪正二字,则尽之矣,盖寐本乎阴,神其主也,神安则寐,神不安则不寐,其所以不安者,一由邪气之扰,一由营气之不足耳。"失眠是机体内在气血、阴阳、脏腑功能失调所致。中药治疗失眠应遵循中医理论指导,重于内脏的调治,使脏腑功能归于正常。

三、老年性胃炎

老年慢性胃炎在老年病门诊中属常见病,属中医"胃脘痛"范畴。老年慢性胃炎发病时主症较少,也较轻微。这是因为老年人感觉较迟钝,有相当部分老年人患有慢性胃炎时,平时却无自觉症状。而以合并消化道出血或癌变作为首发症状。因此,及时彻底治愈老年慢性胃炎就显得极为重要。

引起慢性胃炎的原因很多,其中最常见的包括幽门螺杆菌感染、药物作用、某些慢性病等。而且这种病是一种慢性迁延性的疾病,容易反复发作,最终可能引起和加重慢性胃炎的症状,从而影响药物的治疗效果。目前的研究均表明,Hp感染与该疾病有显著的相关关系。老年人的牙齿及其牙周组织随着年龄的增大发生退行性变,并且牙齿的脱落,牙龈萎缩等使得咀嚼食物粗而不细,进入胃以后就可引起胃黏膜的损伤,如此反复,就会导致慢性胃炎的反复发作;老年人易患多种疾病,如糖尿病,因此就需要长期服用阿司匹林等非甾体抗炎药,而非甾体抗炎药能引起胃的功能或结构的改变。烟草中含有的尼古丁成分有伤胃作用,长期吸烟使胃酸分泌过多,以致胆汁回流,破坏胃黏膜,最后导致黏膜中具有保护胃肠道黏膜作用的前列腺素含量降低。老年性慢性胃炎,就其病机特点而言,多属虚实夹杂。因此,对老年性慢性胃炎的调治,宜虚实兼顾,标本兼治,扶正治本不忘其标实,祛邪治标不忘其本虚。同时,在治疗过程中,应考虑保护胃气,用药宜轻,宁可再剂,不可孟浪,以免攻伐太过而伤正。

中医对慢性胃炎多分为以下几种：

一是肝胃不和

症见胃脘胀痛,痛及胁肋,频频嗳气,每因情志因素而病情加重,苔薄脉弦。治以疏肝和胃。方用柴胡疏肝散加减。

处方:柴胡 10g,白芍 12g,陈皮 10 克,枳壳 10g,香附 10g,川芎 6g,木香 10g,郁金 10g,甘草 6g。

气郁化热,舌偏红,苔黄者,去香附、川芎,加黄连、蒲公英,或栀子、牡丹皮,舌苔白腻者,加半夏、茯苓、薏苡仁,恶心呕吐者加半夏、代赭石,兼气虚者加党参、白术、茯苓,吐酸明显加海螵蛸、浙贝母,脘中疼痛明显者加延胡索、川楝子。

二是胃阴不足

症见胃脘痞满,隐痛嘈杂,或伴脘中灼热,饥而不欲食,口燥咽干,大便干结,舌红少苔,脉细数。治以滋养胃阴。方用益胃汤合芍药甘草汤加减。

处方:沙参 15g,麦冬 12g,生地黄 18g,玉竹 15g,白芍 12g,川楝子 6g,石斛 15g,佛手 10g,甘草 6g。

脘中灼痛,嘈杂吞酸者加黄连、吴茱萸、蒲公英,疼痛明显者加延胡索,舌暗有瘀斑者加丹参、当归。

三是脾虚气滞

症见胃脘隐痛,胀满不舒,嗳气食少,倦怠乏力,大便溏薄,少气懒言,面色萎黄,舌淡苔薄,脉细或弦细。治以益气健脾,理气和中。方用小建中汤加减。

处方:党参 15g,白术 12g,茯苓 15g,陈皮 10g,半夏 10g,木香 10g,砂仁 6g,枳实 10g,炒麦芽 15g,甘草 6g。

上腹部痛甚加延胡索,脘中畏冷明显加香附、高良姜;舌苔白腻加藿香、苍术、薏苡仁、川厚朴,舌质暗有瘀斑者加丹参、莪术,吐酸明显者加海螵蛸、吴茱萸,乏力明显加黄芪等。

临床研究

一般多用于年龄在 60 岁以下,病程最长 6 年,最短 2 个月。平时却无自觉症状。而以合并消化道出血或癌变作为首发症状,排除消化性溃疡、胃癌等其他胃病。治疗方法予小建中汤加减治疗。

处方:饴糖30g,桂枝9g,芍药18g,炙甘草6g,生姜10g,白术15g,茯苓15g,砂仁10g,薏苡仁15g,蒲公英10g,虎杖10g。每日1剂,水煎服。

若大便秘结者,加牛蒡子12g、火麻仁10g;腹痛剧烈者加延胡索12g、川楝子10g、桃仁5g、木香10g、三七粉(冲服)3g;打呃、嗳气者加旋覆花(包煎)10g、香附15g、代赭石(先煎)30g。15天为1个疗程,一般治疗2~3个疗程。"小建中汤加减治疗老年慢性胃炎60例"一文中报道:治愈48例,好转10例,无效2例,总有效率97%。

医案精选
◎案

王某,男,75岁。2006年8月16日初诊。自诉:上腹部胀痛3月余,伴打呃、嗳气,大便溏泄,面色不华,受凉或服冷食后加重,曾自服多潘立酮、阿莫西林、雷尼替丁,效果不显。检查:腹平软,无明显压痛及跳痛。胃镜示:胃黏膜呈红白相间,以红为主。黏液分泌增多,表面常见白色渗出物。提示:浅表性胃炎。舌质淡,脉沉细弱。证属中焦虚寒、肝脾失调。治以温中补虚,和里缓急。予小建中汤加白术15g,茯苓15g,薏苡仁15g,虎杖10g。连服10剂,上腹胀痛缓解,打呃、嗳气、大便溏泄均缓解。胃镜示:大致正常。

按 老年慢性胃炎用中药治疗要重视调理脾胃,逐步恢复脾胃功能。还要注意保护胃气,不宜苦寒伤脾败胃。理气也不宜久用,久用则破气耗气。消食导滞,化痰蠲饮,活血化瘀等不宜太过,以免攻伐太过,破血散血,耗伤气血。补益药物也不可滋腻,以免滞其气。小建中汤由桂枝汤,倍芍药,重加饴糖组成。本方以饴糖为君,意在温中补脾、缓急止痛;桂枝温阳气,倍芍药益阴缓急,是辛甘与酸甘相配,纯为中虚而设,主治虚劳里急证;炙甘草甘温益气,既助饴糖、桂枝益气温中,又合芍药酸甘化阴而益肝滋脾;生姜温胃;白术、茯苓、薏苡仁健脾和胃;蒲公英、虎杖清热解毒,诸药合用,共奏温中补虚、和里缓急之功。

四、其他疾病验案举隅

◎案：老年性痰涎壅盛

某,男,74 岁。患者诉偶纳食不慎而胃脘胀满。近 1 年余纳食减少,大便反多而溏薄,乏力。半年来痰涎稀,屡吐不绝,咳轻微,不喘。其舌淡苔白滑,体瘦弱,面无华,脉滑缓。证属中气虚损,脾土虚寒。治以温中补虚,健脾利湿之法。方用小建中汤加味。

处方:白芍 12g,桂枝 6g,生姜 9g,炙甘草 3g,大枣 4 枚,花椒 6g。

诸药合用 4 剂后,老人痰涕皆减,纳稍增。守方又进 14 剂,痰涕壅盛基本痊愈,胃纳复常。

按 患者高龄,脾土虚衰,久之中气无由以生,脾土无源以润,寒湿停滞,必聚湿成痰涕。单用止咳祛痰之品不能取效。小建中汤加花椒旨在温化寒饮,宣通水气,升提肺气,复脾健运,使清升浊降痰涕自除矣。

◎案：老年目赤羞明

某,女,65 岁。其双目发红、怕强光 2 年余,时觉目中有异物感,眼科诊断为慢性结膜炎,无特效疗法。初诊时双目白眼发红,红白眼界限不清,内眼睑有少许白,睁眼,怕强光。其面色黄黑,体胖,唇紫黑,舌淡红,苔腻白,脉滑。大便黏,时头眩头重如裹。证属中阳不振,痰饮停聚。治以温健脾土,利湿化饮。用小建中汤加白芍、苍术。8 剂药后目赤果然减轻,苔转薄白。守方又进 10 剂,痰饮去,脉道通,瘀血行,目赤羞明愈。

按 痰饮为阴邪,最易流注阻塞和压迫血脉气道,造成气滞血瘀。目为肝窍,血瘀于上双目则赤,目失血养必干涩羞明。小建中汤加白芍、苍术温脾化饮,活血祛瘀,燥湿明目,能清除痰饮,使其气行血畅,目赤羞明自愈。

◎案：老年性耳聋

某,男,67 岁。自诉耳聋半年余,无外伤。始聋时,或左或右交替出现。现病加重为双耳均聋,伴头晕,甚则恶心,血压正常,无痰不咳,大便黏,舌淡苔厚腻,脉弦滑。证属脾阳不振,痰湿内盛,浊阴上犯,蒙蔽清窍致耳聋。治以温健脾阳,祛痰通窍。用小建中汤温补脾阳去痰饮。4 剂药后,耳病大减,脉象、舌苔趋于平和,头晕恶心未作。守方又进 4 剂,耳聋更轻,苔薄白。原方又服 6 剂,患者耳复聪。半年后随访,旧疾未复发。

按 此耳聋是"痰生怪状"的又一范例。证属脾虚湿盛,清浊升降失常,痰湿阻塞清窍,发为耳聋,小建中汤加石菖蒲、路路通使脾阳振,痰湿祛,百脉通,九窍灵,耳聋必自愈。

第六节 其他

一、鼻衄

鼻衄,古人写作"鼻丑"。《黄帝内经》称之为"衄""衄血""衄血蔑"。唐以前医籍所谓衄血专指鼻衄,之后衄血指鼻窍、齿、耳、目、舌等部位出血。《兰台轨范》称鼻衄为"鼻中血";脑衄者,口鼻俱出血也。乃鼻血多,溢从口出,非别有一道来血也,亦非真从脑髓中来(《血证论》);九窍出血名大衄(《医宗金鉴》)。自《诸病源候论》提出"鼻衄"病名后,后世皆沿相习用,故本书亦采用"鼻衄"为病名。

现代医学认为鼻衄的局部原因可见于炎症,如干燥性鼻炎、萎缩性鼻炎、急性单纯性鼻炎、变态反应性鼻炎;或因鼻腔、鼻窦的恶性肿瘤而导致鼻出血。全身原因可因急性传染病,如麻疹、丹毒、猩红热、流感等;高血压和动脉硬化、风湿热、血液病、肝硬化、尿毒症等而发生;其他如维生素 E 的缺乏、内分泌失调等因素亦可导致鼻衄。

本病在《黄帝内经》中已有记载。《灵枢·百病始生》谓:"卒然多食饮则肠满,起居不节,用力过度,则络脉伤,阳络伤则血外溢,血外溢则衄血。"除认识到外感六淫可致衄血外,同时也认识到脏腑积热是导致衄血的一个重要因素,如《素问·气厥论》:"脾移热于肝,则为惊衄……胆移热于脑,则辛颏鼻渊。鼻渊者,浊涕下不止也,传为衄衊瞑目。"在治疗方面《灵枢·杂病》则提出:"衄而不止,衄血流,取足太阳;衄血,取手太阳。不已,刺宛骨下;不已,刺腘中出血。"对衄血预后指出,"脉至而搏,血衄身热者,死"(《素问·大奇论》)。"衄而不止,脉大,是三逆也"(《灵枢·玉版》)。

汉代张仲景认为衄血是由于"邪风被火热,血气流溢,失其常度……阳盛则欲衄"(《伤寒论·辨太阳病脉证并治中》)。

张仲景在《伤寒论》中记述了外感风寒致衄的病机和治疗。在《金匮要略》中提出内热盛的衄血可治之以泻心汤,虚劳里急的衄血可治之以小建中汤。他提出了"衄家不可汗"的治疗禁忌,提出目睛的晕黄和慧了是观察鼻衄是否向愈的重要观察指征。

隋代巢元方《诸病源候论》指出,伤寒、时气、热病、温病、妇人杂病等都可致衄。巢氏承袭《黄帝内经》观点,认为鼻衄主要因热邪所致,"邪热与血气并,故衄也"。此观点对后世有很大影响,如宋代陈师文、严用和,金代刘元素,明代李梴等人俱主张热邪是鼻衄发病的主要因素。唐代孙思邈已观察到初衄不宜遽止,《备急千金要方·鼻病》谓:"凡时行衄,不宜断之,如一、二升以上,恐多者可断,即以龙骨末吹之。"孙氏除使用生地黄汤等凉血止血外,又提出可灸大指节横理三毛中,风府、涌泉等穴以止衄。王焘《外台秘要·伤寒衄血方》谓:"热邪伤于心肝,故衄血也,衄者,鼻出血也。"王氏附方中所列小品芍药地黄汤药味与千金犀角地黄汤相同,千金犀角地黄汤是治疗血证的重要方剂,至今仍在临床上得到广泛的应用。宋代陈言将衄血分为内因、外因、不内外因三类,分别名之曰:五脏衄、酒食衄、折伤衄。元代朱丹溪除沿用血热致衄之观点外,同时又认为,"(血证)俱是热证,但有虚实新旧之不同"。丹溪对阴虚衄血也有独到见解,《局方发挥》曰:"夫口鼻出血,皆是阳盛阴虚,有升无降,血随气上越,出上窍,法当补阴抑阳,气降则血经。"明代张景岳对鼻衄的认识已较为全面。《景岳全书·血证》曰:"衄血之由内热者多,在阳明经,治当以清降为主……衄血之由外感者,多在足太阳经。"他对于阴虚衄血认识尤为深刻,他说:"衄血虽多由火,而惟于阴虚者为尤多。正以劳损伤阴,则水不制火,最能动冲任阴分之血。"在诊断上,认为当察脉之滑实、洪大、弦芤、细数,以判断火之虚实。在治疗上,认为阴虚鼻衄"当以甘平之剂,温养真阴,务令阴气完固,乃可拔本塞源,永无后患"。明代叶文龄认识到治血必降气;王肯堂注意到治疗鼻衄除用清热理气、甘寒镇坠之剂外,尚须"大便结者下之"。

在清代,对衄血的机制和治疗上的认识已趋于成熟。高秉钧谓:"鼻衄者,或心火,或肺火,或胃火,逼血妄行,上干清道而为衄也。有因六淫之邪,流传经络,涌泄清道而致者;有因七情所伤,内动其血,随气上溢而致者;有因过食膏粱积热而致者。"在治疗上,他提出外因者,以辛凉清润为主;内因者,若因肝阳化风上逆,则宜甘咸柔婉之剂;若肾阴亏损,虚阳浮越者,则以滋潜为主;因饮食不节火盛者,则用和阳消毒。林佩琴也做了较全面的概括和总结:火亢者治以清降,阳虚者治以温摄,暴衄者治须凉泻,久衄者治须滋养。

鼻衄一症,在《黄帝内经》中已有其病因、病机及治疗、预后诸方面的记载。汉代张仲景正式列鼻衄为专病,提出具体治疗方药。隋代巢元方已认识到在不同疾病过程中均可出现鼻衄。自唐宋起多主张火热为患,主张使用清热凉血之剂。金元后,诸医家对阴虚阳亢、虚劳致衄诸方面又有了进一步的认识,从不同角度上对鼻衄的理论和临床进行了补充和发展,使我们对鼻衄的认识日趋丰富和深入。

病因:因外邪者,由于感受风寒、风热、温燥等致病因素而发病。春夏多风热,秋冬多燥热或外寒内热。若平素恣食辛辣肥甘、嗜好烟酒者,内火偏盛,常复因情志、饮食、外受风热燥火等因素而诱发衄血。在病因中,燥、火为主要的致病因素。燥热即可由外感受,又可由体内产生。燥邪可由他邪转化,如风生燥、火必伴燥、伤阴则燥等。燥盛则干,肺经燥热,鼻随干燥而致衄。火邪可伤阴致燥,火性炎上,熏灼肺络,迫血外溢。

病机:

一是病位

鼻衄病位在鼻,但与肺、胃、肝、脾、肾等脏腑有密切关系。

二是病性与病势

鼻衄热多寒少、实多虚少。多数患者病性为燥热、火热,也有因脾气虚、脾肾虚寒及阴虚火盛发病者。鼻衄早期常因肺卫受邪,肺经燥热所致;肝胃火盛时体内燥火最甚;久衄不止,津血亏耗可转化为肺肾阴虚、脾气虚、脾肾虚寒、气血双亏等,若暴衄不止,亦可导致气随血脱,阴阳离决。其病机转化表现为燥热对体内正气的影响及二者强弱的变化。燥、火为主要致病因素,阴血、津液为人体的基本构成物质。其正邪间盛衰进退决定本病的向愈或发展。早期鼻衄量少,邪热不甚时,正盛邪轻,故邪轻浅易祛。至邪深入脏腑,内热炽盛,此时出血量常较多,邪热炽盛,阴血已有耗损。久出血不止,邪入肝肾,津血亏耗;或阴损及阳,脾气衰惫,不能统血,而出现一派气血衰弱之象。暴出血不止,阴血耗竭,气无所依,阴阳不相维系,可致死亡。

三是证型

外寒束表:寒邪外袭,卫阳受遏,正邪相争,故见发热、恶寒、无汗、头痛;脉浮、浮紧,舌淡苔薄白为邪在表。表气郁闭,外邪不得汗解,故假鼻衄以为泄邪之道路,需宣通肺气,微微发汗以解表祛邪。

风热犯肺:风热外袭,邪郁肺卫,故见发热、头痛;肺合皮毛,肺气失宣,见咳嗽;风热伤津,故口干、咽痛;风热上干清窍,灼伤络脉,见鼻干、鼻衄。

肺胃蕴热:肺胃热盛,津液耗伤,见口渴思饮、烦躁、便干溲赤;肺火盛则胸闷咽干;胃火盛则口臭龈肿;火热炽盛,迫血妄行则为鼻衄。

肝胆郁热:肝胆火动,见口干口苦,急躁易怒,胸胁胀痛,大便干结;气火上逆,见头痛眩晕、面红目赤、鼻干耳鸣;肝火上扰清窍,血为热迫,则见衄血。

肺肾阴虚:肾为主水之脏,肺为水之上源,金水不能相生,则肺病及肾,肾病及肺。肺肾阴虚,津血亏损,水不制火,虚火上越,则见潮热盗汗,头晕耳鸣,颧红口干,腰膝酸软,五心烦热。虚火灼伤脉络,血溢鼻窍而为鼻衄。

脾虚不摄:素体虚弱或久衄不止,气血亏耗,脾虚气弱而见面白唇淡,少气乏力,头晕目眩,纳呆脘闷;血不养心见心悸;脾不裹血,阳络损伤,则血外溢于鼻窍而为鼻衄。

医案精选

◎案

张某,男,49 岁。患鼻衄 1 年余,时发时止,经多处医治无效。症见:鼻衄不止,色淡红。少腹挛急疼痛,时感手足发热,口干燥,失眠多梦,遗精,伴阵发性心悸,面色㿠白,舌淡苔白,脉沉细无力。证属阴阳两虚之虚劳。投以小建中汤。

处方:白芍20g,桂枝10g,大枣15g,生姜10g,甘草6g,饴糖适量。

3剂后,衄血减少,余证均有好转。再进5剂而痊愈。后以香砂六君子汤调理善后。

按 此病例属于虚劳、阴阳俱不足。尤在泾云:"欲求阴阳之和者,必求于中气,求中气之立者,必以建中也。"故对此患者投以小建中汤,甘温与酸甘合用,酸甘可以化阴,甘温可以养阳。中气建立,阴阳维系,鼻衄自愈。

◎案

某,女,8岁。平时有虚弱倾向,神经质,常有头痛、腹痛、流鼻血;易患感冒,感冒之后头就有晃晃荡荡的感觉,也有身体悬在空中的感觉。初诊时已经患2个月感冒,有剧烈的痉挛性咳嗽。治疗:针对火逆上气而让服麦冬汤浸膏散,服1个月后咳嗽痊愈。以后3天才洗1次脸,洗脸时流鼻血。改服小建中汤后体力增加,鼻血停流,恢复了健康,变得不易患感冒,在学校也能参加体育锻炼,为了继续改善体质而服中药。

按 《金匮要略》虚劳病门中小建中汤项记为"虚劳、衰急、悸、衄、腹中痛"。对于虚弱小儿没有其他原因,常流鼻血的,用小建中汤常有效。这种用法相当于后世方用六君子汤针对虚证出血而补中(补脾止血)的治法。

《景岳全书·血证》云:"凡治血证,须知其要,而血动之由,惟火惟气耳。故察火者,但察其有火无火,察气者,但察其气虚气实,知此四者而得其所以,则治血之法无余义矣。"唐容川指出:"鼻总系肺经之窍,血总系肝经所属……总以调治肝肺为主。""肝主血,肺主气,治血者,必调气,舍肝肺者而何从事哉?"高血压患者病久多伤气阴,《景岳全书·卷十三》也说:"衄血虽多由火,而惟于阴虚者为尤多。"故临床治疗时,要辨证求因,审因施治,分清虚实阴阳,着重从肝、肺两脏和火、气、血三方面着手,方能辨证全面,药到病除。

鼻衄即鼻子出血,临床实践证明,它不是一种疾病,而是鼻腔、鼻窦或鼻咽部某种疾病,或全身某些疾病的特殊变化在鼻腔、鼻窦或鼻咽部的表现。西医就病因分为全身因素和局部因素。治疗均以对症为主,如运用收缩血管止血药,射频烧灼法等虽能起到立竿见影的疗效,但其易复发而远期疗效不容乐观。中医学认为鼻居阳中之阳，是血脉多聚之处，又是清阳交汇之处，"肺开窍于鼻"，人体是一个有机的整体，各脏腑组织在生理上关系密切协调配合，以维持人体正常的生理活动，在病理上又相互影响。鼻衄可分为虚证和实证两大类，实证多因火热气逆，迫血妄行而致，虚证，多因阴虚火旺或气不摄血而致。实证多见于肺经风热，胃热炽盛，肝火上逆，心火亢盛；虚证则多属肝肾阴虚或脾不统血。在治疗上遵照"急则治其标""缓则标本同治"的原则，对正在出血的止血手段与现代医学相近似，中医学辨证治疗鼻衄的优势在于"标本同治"，弥补了现代医学的不足，大大降低了该病的复发率。

二、荨麻疹

荨麻疹是一种常见的过敏性皮肤病，是由多种原因所致的一种常见皮肤、黏膜小血管扩张及渗透性增加而出现的一种局限性水肿反应性疾病。以突然发作、皮肤瘙痒、出现鲜红色或苍白色风团、时多时少、时隐时现、此起彼伏、消退后不留痕迹为特征。中医学称为"瘾疹""赤白游风"，俗称"风疹块"，根据病程的长短，反复发作 6 周以上者称为慢性荨麻疹。中医学文献对瘾疹早有详尽的记载，如《素问·四时刺逆从论》记载"少阴有余，病皮痹瘾疹"。现代医学治疗本病常选用抗组胺药物和激素类药物，其效果多不理想，对人体会产生毒副作用，且停药易于复发，中医药治疗本病具有明显的优势。

病因病机：

外感六淫：六淫所致本病，以风邪为主，常兼夹寒、热、湿、燥之邪。如《诸病源候论》云："夫人阳气外虚则多汗，汗出当风，风气搏于肌肉，与热气并，则生痦瘰。"又言："人皮肤虚，为风邪所扩，则起成瘾疹。"《千金要方·痈肿毒方》云："《素问》云，风邪客于肌中则肌虚，真气发散，又被寒搏，皮肤外发腠理，开毫毛，淫气妄行之则为痒也。所以有风疹瘙痒，皆由于此。"《医学入门》亦云："赤疹，因天气燥气乘之……似赤似白微黄，隐于肌肉之间，四肢重着，此风热挟湿也，多因浴后感风，与汗出解衣而得。"现代医家陈汉章教授认为：荨麻疹病因虽较复杂，但溯本求源，终归于风……风为百病之长……多夹寒、湿、热诸邪,邪气侵入肌肤之间,与气血相搏,气血运行障碍,风团迭现。瞿幸认为:本病除风邪致病之外,湿邪在其发病中亦起重要作用。故从风湿论治收到较好疗效。总之,六淫所致本病,不外外感风、寒、湿、热、燥之邪,搏结于皮肤肌肉之中,或与血气相搏,而发为瘾疹。

内伤情志:历代医家对情志导致荨麻疹亦多有论及。如《医学入门》云:"赤白游风属肝火。"《外科枢要·论赤白游风》云:"赤白游风,属脾肺气虚,腠理不密,风热相搏,或寒闭腠理,内热怫郁;或阴虚火动。"指出肺脾气虚、肝火妄动可以引发本病。张挹芳认为,荨麻疹等过敏性疾病的发生,是由内外病因相合而致。外由风寒湿热,内因"夙根"或肺脾肾虚弱,尤以肺脾失调为主。李元文根据慢性荨麻疹患者多伴有情绪烦闷,急躁易怒,失眠多梦,纳谷不香,四肢酸软等症状,认为"慢性荨麻疹与肝脾功能失调有关……有些患者则因为肝阴不足,内风煽动引起……慢性荨麻疹既有肝失疏泄、脾气不足的一面,又有风邪内伏、湿邪阻滞的一面,其病理特征是虚实夹杂。"禤国维教授认为"慢性荨麻疹……或因情志不遂,肝郁不舒,郁久化热"所致,提出肝郁化热而致病的理论。《外科大成》则秉承了《黄帝内经》旨意,认为疹属少阴君火。禤国维教授在古文献肾虚理论的基础上,将肾虚致病理论进一步发展,认为顽固性皮肤病与脏腑病变有着密切关系,且多损及肾阴肾阳,如能恰当运用补肾法,往往使沉疴治愈。而《外科证治全书·卷四·发无定处证》认为瘾疹"红色小点,有窠粒隐行于皮肤之中而不出是也。属心火伤血,血不散,传于皮肤"。以上论述,间接阐发了七情内伤导致本病的机制。心藏神,肝主疏泄,情志内郁可以化火、化热、化燥伤阴,引起肝失疏泄,心肝火盛,或致肾水不调,或克乘脾肺,致脾肺气虚,腠理不密,进而引发本病。

饮食失宜:戴思恭《证治要诀》云:"发丹……病此者……有人一生不可食鸡肉及獐鱼动风等物,才食则丹随发,以此得见系是脾风。"指出饮食失宜或食动风之物与发生本病的关系。现代研究中,郭田章等统计500例荨麻疹患者的致病因素,由食物引起者253例,占50.6%,其中最常见者为虾、蟹、鱿鱼、墨鱼、塘鱼等。朱文元认为:"荨麻疹最常见的病因是食物过敏,尤其是急性荨麻疹。"罗光浦等指出:"最容易引起荨麻疹的食物如下:鱼、虾、蟹、贝壳类;肉类食品中如鸡肉、鸭肉、鹅肉、猪肉、牛肉、马肉、狗肉、兔肉等;蔬菜类有竹笋、蒜苗、菠菜、茄子、番茄等;水果类如柠檬、芒果、李子、杏、草莓等。"进一步印证了饮食失宜与发生本病的关系。

体质因素:古人虽未明确论及本病的体质,但有相当的论述已经涉及患者的体质。如《诸病源候论·风病诸候下》曰:"夫人阳气外虚则多汗,汗出当风,风气搏于肌肉,与热气并,则生痦瘰。"又曰:"人皮肤虚,为风所折,则起瘾疹。"《医宗金鉴·外科心法要诀》也有"风邪多中表虚之人"之说。此所谓"阳气虚""皮肤虚""表虚",当指阳虚体质、气虚体质而言。现代医家在继承古人阳虚、气虚等体质的基础上,对荨麻疹患者的体质又有新的认识,如褚国维教授认为:"慢性荨麻疹多因平素体弱,阴血不足,阴虚内热,血虚受风。"另外,王卫等认为,人之皮毛乃营卫荣养护卫之处,邪气外束,搏击肌肤,可致皮肤诸疾。荨麻疹具有易感易发的特点,究其原因多为汗出当风或露卧寒凉所致。而汗出者,多因阳气虚弱,卫外不固,营卫不和,致使气血不运,肌无所养而致。因此,固护卫阳,调和营卫在治疗荨麻疹上具有重要意义。朱仁康认为正气内变可以导致荨麻疹,他说:"它的病机以正气内变为主,复因饮食不节,以及鱼蛋虾蟹辛香燥热之味,或外在风寒之邪侵袭机体,造成人体正气内变,营卫损伤,使营卫二气失调,气血壅塞,不得宣泄于外,必郁滞于内而化热生风。"

辨证论治:

风寒束表型。《诸病源候论·风瘙身体瘾疹候》中曰:"邪气客于皮肤,复逢风寒相折,则起风瘙瘾疹。"本证好发于寒冷季节,或患者禀赋不足,不慎乘凉饮冷,外感风寒,外袭肌肤,营卫失调发病。多见于寒冷性荨麻疹,临床表现为皮疹淡红或淡白,遇风吹或寒冷刺激,皮损骤然而起,当身体转温,则皮损逐渐消失,舌淡苔薄白,脉迟缓。张作舟等治疗此证,以麻黄汤的基本方加入疏风和血之品组成麻黄祛风汤。

处方:麻黄6g,桂枝、荆芥、防风、桔梗、杏仁、当归、羌活各10g,刺蒺藜、白鲜皮各15g。

风热犯表型。《诸病源候论》曰:"若赤疹者,由凉湿折于肌中之热,热结成赤疹也。得天热则剧,取冷则灭也。"本证多由禀赋不耐,感受风热或风寒之邪入里化热,或食辛辣、荤腥等生风化热之物而致。症见全身或暴露部位出现风团样扁平丘疹,稍高于皮肤,疹块色红,剧痒,遇热加剧,遇冷减轻。可伴有发热、恶寒、咽喉肿痛等症,舌苔薄黄,脉浮数。唐定书治疗风热犯表型荨麻疹。治以疏风解表。自拟防风消疹汤。

处方:黄芩15g,防风15g,桑白皮15g,地骨皮10g,牡丹皮15g,赤芍30g,生地黄20g,蝉蜕10g,僵蚕10g,甘草3g。

选药精当,临床疗效较好。

湿热蕴肤型。本证多与风、湿、热相关,大凡风盛则痒,湿热郁于皮下不得透泄而发疹。本证多见风团反复发作,瘙痒,色红,遇热增多,青壮年多见,口苦、口干、头身困重、烦躁易怒,舌质红,苔黄腻或白腻,脉滑;大便干、小便黄短等为其伴随症状或次要症状。印利华等治以疏风清热止痒。方以消风散加减。

处方:荆芥、防风、苦参、生石膏、知母、木通、当归、牛蒡子、苍术、生甘草、生地黄、蝉蜕。

胃肠湿热型。清代《疡医大全·斑疹门主论》曰:"胃与大肠之风热亢已极,内不得疏泄;外不得透达,怫郁于皮毛腠理之间,轻则为疹。"钟卫红认为本证多由于食鱼、虾等荤腥发物,或饮食失节,胃肠食滞,导致中焦胃肠湿热蕴结,熏蒸肌肤。临床症见风团色红而痒,发作时常伴有消化道症状,纳差、腹胀、腹痛,大便干或溏泄,甚至恶心呕吐、全身乏力。治以活血祛风,健脾燥湿。方用燥湿消疹汤。

处方:当归10g,川芎10g,赤芍12g,荆芥8g,防风8g,地肤子15g,苍术10g,黄柏10g,广木香6g,甘草3g。大便秘结者加大黄10g;大便溏泄者加炒薏苡仁30g,泽泻12g。

血虚风燥型。瘾疹日久,或治疗用药过于辛散疏风、清热利湿,以致耗伤阴血,损及肝肾,阴虚生风。本证临床多见肌肤干燥,全身散布抓痕,脱屑,面、颈、胸、背可见多处疹块,皮疹骤起骤消,色呈淡红色,皮肤划痕症阳性,伴头痛、头晕、烦躁,舌红少苔,脉虚细。周宝宽自拟祛风养血汤。

处方:荆芥10g,蝉蜕10g,浮萍10g,当归10g,火麻仁10g,麦冬10g,天冬10g,白芍10g,生地黄10g,炒酸枣仁10g,首乌藤10g,生甘草10g。

治疗此证,组方精妙,全方共奏祛风止痒、养血润燥、滋阴生津之功,临床疗效显著。

冲任不调型。本病多因禀赋易敏,气血不耐邪袭,或卫外不固,遂风寒、风热、风湿之邪客于肌表而发,同时饮食不节或情志不遂,肝脾内生湿热之邪,蕴于肌肤而亦发。以上病因均可在久病之后转化为血虚风燥,或进一步久病入络,损伤冲任二脉,致冲任二脉不得濡养,血海空虚,肌肤失养。范雪峰等以调摄冲任、滋补肝肾的二仙汤。

处方:淫羊藿15g,炙仙茅10g,盐巴戟天12g,盐知母12g,盐黄柏12g,当归身12g,防风10g,蝉蜕10g,生地黄12g,白蒺藜12g。

作为治疗的基础方,配合体表穴位针灸治疗本病,临床疗效满意。

肺脾气虚型。《医宗金鉴·外科心法要诀》曰"此证俗名鬼饭疙瘩,由汗出受风,或露卧乘凉,风邪多中表虚之人","正虚"是慢性荨麻疹反复发生的根本原因,具体体现在"肺脾气虚,卫表不固",脾为"后天之本,气血生化之源",又为"肺之母",肺主皮毛,肺脾气虚,卫外不固,风邪夹杂寒、热、湿等邪气乘虚而入,稽留于肌肤腠理之间,游走于营卫脉络之中,导致营卫不和,发为本病。本证多见风团色淡红,常伴有乏力、气短、恶风、易感冒、纳呆、便溏等肺脾气虚的症状,舌淡白,苔腻,脉弦缓。陈达灿认为慢性荨麻疹多为本虚标实之证,肺脾气虚为本,风邪为标,治疗主张标本兼顾,玉屏风散合四君子汤补益脾肺,使藩篱坚固以治本。

肝郁血热型。该型多因情志不舒、情绪波动而发作。肝主疏泄,主情志,若忧思郁怒太过,致使肝气不疏,气机郁结,郁而化火生风,内生风热之邪,郁遏肌肤,与气血相搏,则发为风团、瘙痒等。临床常见风团鲜红,发无定处,伴烦躁,易怒,目眩,胸闷,胁下不适,或伴月经不调,乳房胀痛,口苦,舌红、苔薄黄,脉弦。治以疏肝解郁,凉血止痒。赖新生自拟疏肝凉血方。

处方:苦参、当归、柴胡、白术、薄荷、生地黄、牡丹皮、茯苓、赤芍、紫草、地肤子、蛇床子、白鲜皮。

本方治疗本证,治疗效果显著。

络脉瘀阻型。慢性荨麻疹病程较长,迁延难愈,久病入络,瘀阻络脉是本病病理变化的基础,经脉之所以行气血,营阴阳,内灌脏腑,外濡腠理,主要是通过络脉来实现的,如络脉痹阻,则会导致气血运行迟滞,人体脏腑功能失调。同样,脏腑功能失调又可致络脉阻滞,久而使络脉成瘀。本证的主要病机是气血运行迟滞,日久郁结成瘀,络脉闭阻而产生本病。"治风先治血,血行风自灭",乔保均治疗本证。方用四逆散合桃核承气汤化裁。

处方:柴胡、枳实、白芍、桃仁、大黄、桂枝、芒硝、火麻仁、白蒺藜、首乌藤、鸡血藤,酌加全蝎、僵蚕疏风通络。

脾胃不和型。云:瘾疹多属于脾,以其隐隐在皮肤之间,发而多痒,或通身红者或不红者。脾胃不和,气机升降失调,复感风邪,使风邪内不得疏泄,外不得透达,郁滞于肌肤腠理之间而发病。临床可见身发蓓蕾,食少腹胀、便溏及舌淡、苔白腻等症。治以调和中土,祛风止痒。方用藿香正气散化裁,加荆芥、防风祛风止痒,山药健脾和中。

气血亏虚型。慢性荨麻疹患者因禀赋不足,或后天失养,气血亏虚,气不足,则卫外失固;血不足,则生风化燥,肌肤失养;气血不足,腠理不密,风邪乘虚而入发为本病。本证临床常见风团反复发作,缠绵难愈,夜间或劳累时风团加重,形瘦体弱或虚胖四肢乏力,唇甲无华,舌淡苔白有齿痕,脉细弱。治拟健脾益气养血。

处方:黄芪18g,大枣5枚,山药15g,茯苓12g,当归12g,制何首乌15g。

阳虚风中型。慢性久病阳气亏虚,复感风邪,风邪束表;或素体阳虚复感外邪持续不愈,临床常见周身皮疹反复不愈,伴畏寒乏力,皮疹遇寒剧、得温减,舌淡苔白,脉沉弱。孔俊认为治疗本证,治以益气温阳,疏风和血。

处方:生黄芪30g,炮附片10g,麻黄6g,桂枝10g,炒白术10g,白茯苓10g,陈皮10g,赤芍10g,白芍10g,防风10g,徐长卿10g,当归10g,甘草6g。

医案精选

陈某,女,32岁。1993年4月7日初诊。自诉荨麻疹反复发作数月,遇寒遇风或经后为甚;伴恶风,倦怠,纳差,甚则伴腹痛,大便溏。一直以西药地塞米松、葡萄糖酸钙缓解症状。今晨上班遇风吹后荨麻疹骤起而就诊。症见:形体稍胖、面色无华、神疲乏力,疹于躯干、四肢匀见,以面部及暴露部位为甚,部分融合成片,微隆起皮肤,舌淡红,苔白润,脉沉细。证属气血两虚,营卫不和。治以益气血,调和营卫。方用小建中汤加减。

处方：桂枝 10g，白芍 15g，甘草 6g，生姜 3 片，大枣 10g，当归 10g，党参 15g，茯苓 20g。

3 剂，取药即煎服，午后症状好转，嘱续服上药 9 剂。随访半年，荨麻疹未见复发。

按 本例为气血均虚、恶风、遇风遇寒经后则甚，一派营卫不和，中焦脾胃虚弱之证。以小建中汤调和营卫，亦衡中焦。当归、大枣、白芍等调补营血，所谓"治风先治血，血行风自灭"，诸药合用故奏效。小建中汤在《伤寒论》中为治疗心悸，里急腹痛，其病机为营卫不和，中焦脾胃虚寒，临床从中医的整体观点出发，辨证施治，以其调和营卫，直达病所，虽病不相同，而病机类同，亦奏效，正所谓"异病同治"也。

慢性荨麻疹病程长，病因复杂，反复发作，因此如何减少慢性荨麻疹的复发是目前临床治疗方面另一棘手难点。现代医学认为荨麻疹要预防其复发，首先当发现其明确病因，加以去除。但临床上往往病因难以发现，导致控制复发的疗效往往不够理想。中医历来讲究"辨证求因，审因论治"。慢性荨麻疹的中医病因病机主要是平素体弱或久病耗伤气血，致血虚生风，气虚卫外不固，风寒之邪乘虚侵入；或由情志不畅，肝郁气滞，气滞血瘀；或由体弱多病，房事不节致肝肾亏损，冲任失调，肌肤失养而成。因此在临床治疗中我们采用中医辨证论治的方法可取得比较满意的疗效，从而有效地减少荨麻疹的复发。

三、感冒

感冒是种常见病、多发病。中医认为，感冒是感受时令之邪或非时令之气引起的。初起以鼻塞、流涕、喷嚏、咳嗽、恶寒、发热、头痛等为主要表现的常见的外感疾病。一年四季均可发生，但以冬春季节为多。

西医认为感冒病因主要是细菌和病毒所致，治疗采用抗细菌、抗病毒方法；而中医认为人体各自状况不同，病因病机不同、临床症状不同，所以治疗方法也就不同。

感冒，由于四时主气不同，受邪各异，故其性质亦有差别，春季多感风热，夏季多冒暑湿，秋季多触燥凉，冬季多受风寒。因而，感冒的性质就有风寒、风热、伤湿、伤暑、伤燥等。感受风热多先伤肺卫,感受风寒多先犯太阳,感受湿邪多兼损伤脾胃。此外,感冒的发生还与体质有关,素体热盛者多病风热,阳虚卫弱者多感风寒,湿盛体丰者多受暑湿。无论何种感冒都有一些共同的基本特征:即邪从外来,经肌表皮毛或口鼻侵袭人体,阻遏卫阳的输布,出现恶寒、发热、脉浮紧或浮缓,或浮数等症,病位较浅,病情较轻,尽管起病急骤,只要治疗及时妥当,一般消退也快,预后良好,很少传变。但若迁延失治,由于正气渐伤,机体抵抗力下降,亦可兼挟或合并他邪,而致变证从生,不可轻视。感冒的病因分类,一般分为两大类:一是风寒邪气。邪从外来,以风、寒为主侵袭皮表面发生外感症状,治疗用发汗解表、解除风寒的方法。二是温热邪气。邪从口鼻吸受而来,从口鼻经咽喉气管而入于肺,治疗方法不仅是发汗解表,应清温热、利咽喉而达到清解效果。

风邪、寒邪侵袭皮表,太阳主表层,太阳经受风或寒侵袭,太阳经起于目内眦,上额交巅入络脑还出,别下项,循肩夹脊抵腰中,故周身各关节疼痛,而恶寒重,发热高,头痛,腰疼,外邪风寒侵袭皮表,在治疗时要用辛温解表药,用汗法以开腠理解风寒,并在药后要喝稀粥以助发汗之力。通过发汗以解除外袭之风寒之邪,从皮表驱逐体外,也叫作发汗解表法。

温热邪气(就是外界的传染源)从口腔或鼻腔吸受而来,经过口腔、咽喉、气管而到肺。这种温热邪气本身就是热,通过机制反应,是脉象不缓(不是风邪)不紧(不是寒邪)而动数,两部寸口是脉独大是热盛的意思,尺肤热说明是内热为主。头痛、微恶风寒不是表邪闭涩,是热郁于内,热蒸上焦,故头部略胀而疼,与风寒外袭之头痛不同。所谓微恶风寒是热郁于内,荣卫不调,必见舌红口干,自汗、口渴,都是热郁之象,发热的情况不像风寒外袭之突然、势猛。有时因热郁于肺故咳嗽,这种咳嗽是温热上灼于肺的结果,与风寒袭肺决然不同,因为热郁于内,属于温邪热盛,故发热也是午后较重,因为是热故脉以数为主,或浮数病在卫分,或滑数热郁于内,区别之,这种发热,是以内热外温为主,治疗时一定不可以再用发汗伤津的方法,必须针对风热外温之热邪伤阴,而用辛凉清解风热之法。

为便于临床辨证治疗,按感冒的性质可以将其分为 4 个证型:一是风寒证,二是风热证,三是暑湿证,四是表寒里热证。

风寒证。症状:鼻塞声重,喷嚏,流清涕,恶寒,不发热或发热不甚,无汗,周身酸痛,咳嗽痰白质稀,舌苔薄白,脉浮紧。治以辛温解表,宣肺散寒。方药用荆防败毒散。本方以荆芥、防风、羌活解表散寒,柴胡、薄荷解表疏风,枳壳、前胡、桔梗宣肺利气,独活、川芎止头身痛,茯苓、甘草化痰和中。风寒重,恶寒甚者,加麻黄、桂枝;风寒挟湿汤加减;风寒兼气滞,胸闷呕恶者,用香苏散;风寒兼咳嗽者,用杏苏散。

风热证。症状:鼻塞喷嚏,流稠涕,发热或高热,微恶风,汗出口干,咽痛,咳嗽痰稠,舌苔薄黄,脉浮数。治以辛凉解表,宣肺清热。方药用银翘散。本方为辛凉平剂,以金银花、连翘、荆芥、薄荷、淡豆豉辛凉解表,兼以清热解毒;芦根、牛蒡子、生甘草清宣肺气,利咽化痰。发热甚者,加黄芩、石膏、大青叶清热;头痛重者,加蔓荆子、菊花清利头目;咽喉肿痛者,加板蓝根、马勃、玄参利咽解毒;咳嗽痰黄者,加知母、黄芩、柴胡、浙贝母、杏仁清肺化痰;口渴重者,重用鲜芦根,加天花粉清热生津;挟有湿热,胸闷呕恶者,加藿香、佩兰芳香化湿。

暑湿证。症状:发热,汗出热不解,鼻塞流浊涕,头昏重胀痛,身重倦怠,心烦口渴,胸闷欲呕,尿短,舌苔黄腻,脉濡数。治以清暑祛湿解表。方药用新加香薷饮。本方以香薷祛暑发汗解表,金银花、连翘辛凉解表,厚朴、白扁豆和中化湿。暑热偏盛,加黄芩、青蒿清暑泄热,并配合鲜荷叶、鲜芦根清暑化湿;湿困卫表,身重少汗恶风,加清豆卷、藿香、佩兰芳香化湿宣表;小便短赤,加六一散、赤茯苓清热利湿。

表寒里热证。症状:此证又名"寒包火"。因风寒外束,表寒未解,入里化热。发热,恶寒,无汗口渴,鼻塞声重,咽痛,咳嗽气急,痰黄黏稠,尿赤便秘,舌苔黄白相兼,脉浮数。治以解表清里,宣肺疏风。方药用双解汤。方中以麻黄、防风、荆芥、薄荷解表疏风,黄芩、栀子、连翘、生石膏清里除热,桔梗宣肺开提。若咳喘重者,加杏仁、桑白皮、枇杷叶止咳平喘;大便秘结不通者,加大黄、芒硝通腑泄热。对于时行病毒而致时行感冒,若表现以高热为主,且全身症状较重,或有化热传变之势,需重用清热解毒法,药物如金银花、连翘、板蓝根、黄芩、柴胡、生石膏、知母、贯众等。临床上,可根据患者血虚、气虚、阴虚、阳虚等具体情况加减用药。

医案精选

◎案

黄某,男,64 岁。2002 年 9 月 4 日初诊。头痛,恶风 3 天。3 天前雨淋后出现头痛,恶风,动则汗出,咽痒微咳,腹部隐痛发紧,神疲,四肢不温。患者平素受凉或饮冷后即腹痛,继之肠鸣腹泻,得泻或得温后自止。舌淡、苔白,脉微浮。方用小建中汤加减。

处方:桂枝 15g,白芍 10g,炙甘草、生姜各 5g,大枣 5 枚,饴糖 30g(分冲)。每日 1 剂,水煎,温服覆被。

二诊:9 月 5 日。药后 1 小时微烦,继而汗出,诸症悉除。后续用 1 剂以巩固疗效。

按 叶天士对阳虚、复感风寒之感冒,多用小建中汤治疗。以小建中汤加大桂枝用量,药汁采用温服,同时覆被取汗,效果较好。

◎案

刘某,女,62 岁,2004 年 10 月初诊。自诉经年反复感冒,如劳汗更衣不及时,或汗出见风,或天气稍转寒添衣不及,或某顿饭贪食后均可致感冒,双脉沉而无力,舌淡苔白,观前人用方,多以玉屏风散加减,今以小建中汤加减。

处方:桂枝 15g,芍药 30g,生姜 10g,炙甘草 10g,大枣 4 枚,黄芪 15g,党参 15g。

30 剂,嘱每日 1 剂,水煎汁 300ml,分早、晚 2 次喝,先喝 7 剂,余药在二十四节气每交替时服用,每日 1 剂,连喝 3 剂,至喝完为止。

后患者又带一同证患者来诊,诉疗效甚好。

按 《医方集解》云:脾居四脏之中,生育荣卫,通行津液,一有不调,则失所育所行矣。所以此患者以建中为主,方中桂枝、芍药、生姜能和营卫以攘外,党参、甘草、大枣能补中宫以安内,再加黄芪固卫表,此汤实为安内攘外,散中寓补之剂。另配时令用药,达未病先防,以适应天气转变。临床用此方治疗上述反复性感冒甚好,如流清涕可加苍耳子散,寒甚者加四逆汤,服药期间,禁食生冷,着衣合适。

诊治感冒并不容易,临床切不可视感冒为小恙而忽视。从感冒病的发展过程和感冒病的定义来看,是人为地把外感病中的轻证定义为感冒,因此感冒病包含了多种外感疾病的轻证,多种外感疾病的早期症状具有感冒证候。感邪后是否是感冒病,传不传变,受感邪的轻重、患者的体质和治疗是否适宜等诸多因素的影响,需要密切观察。诊治感冒是一个动态的过程,需要根据病情变化合理的拟定和调整诊疗方案。诊治感冒面对的是以外感病证为主的多种病证,感冒可继发多种疾病,往往使原有基础疾病加重,可以说感冒为万病之源,失治误治均可能发生严重的变证。王苗芳报道,由于病情的变化和医师的疏忽或认识不足,常将其他疾病误诊为感冒而贻误治疗。诊治包括感冒在内的外感病证时既要考虑中医辨证,又要考虑现代医学的辨病,先辨病然后再辨证论治,具备证从属于病、辨病与辨证相辅相成的辨病辨证观念,针对疾病的发展趋势适当采用预防性、前瞻性用药,这样才可以增强预见性,把握疾病的全过程,达到"治未病"的境界。辨证论治侧重于思维技巧的运用,而辨病论治则更看重个人经验的积累,二者的有机结合,才是全面提高治疗外感病疗效的正确途径。治疗外感病证的根本治则为扶正祛邪。扶正祛邪体现在用药和饮食调护等各个方面。感冒的中医证候规律研究对以感冒为主的外感病证的超前诊断、超前预防和超前治疗具有重要意义,可显著提高防治外感病证的能力。即可以"未病"而预测其病之将来,以"已病"而预测其发展、变异及危害之所在,以便及早预防治疗。

四、肿瘤术后

癌性疼痛是恶性肿瘤患者最为多见的症状。小建中汤原载于《伤寒论》和《金匮要略》。方由桂枝、大枣、芍药、生姜、饴糖、甘草组成。本方所治虚劳诸证,皆因中虚所致阴阳两虚,故其治疗当以建立中气,调和阴阳为关键,方中重用甘温之饴糖为君药,温中补虚,和里缓急;桂枝温阳气,芍药益阴血,二者调和阴阳,并为臣药;炙甘草甘温益气,与芍药相合,酸甘化阴而缓急止痛,与桂枝相合,辛甘化阳而温补中虚,为佐药;生姜辛温暖胃,大枣甘温补脾,脾胃健而营卫通,故俱为使药。诸药相合,共奏温中补虚,和里缓急之功。张仲景创立小建中汤,原为治腹中急痛,心中悸而烦和虚劳、男子黄疽、妇女腹中痛等证而设。临证中,宗古人之意,巧用古方,师古而不泥古,灵活化裁,常以小建中汤加减,治疗肿瘤疾病,并获得较好的疗效。

医案精选

◎案

李某,女,55 岁。以"食管癌术后 2 年,放疗、化疗后 1 个月,腹痛 10 余天"为主诉于 1999 年 12 月 13 日初诊。前 2 年做了食管癌切除术,术后病检为食管溃疡型低分化鳞癌。术后间断地做放疗、化疗。10 天前出现腹痛,喜暖喜按,夜间加重,不能睡眠,伴面色㿠白、畏寒、肢冷、纳差、乏力、舌淡,边有齿痕,苔白滑,脉沉迟。查体:一般情况差,中度贫血貌,全身浅表淋巴结未触及,双肺呼吸音清,心率 90 次/分,律齐,腹软,肝脾肋下未及,右上腹轻度压痛,肝区叩击痛(+),腹水征(-),双下肢无浮肿。B 超等检查诊断为食管癌肝转移。西医治疗以对症支持处理,间断静脉滴注复方氨基酸、白蛋白等。中医辨为虚寒型腹痛,以小建中汤加味。

处方:桂枝、白术、甘草、延胡索、太子参、当归各 10g,白芍、茯苓各 30g,生姜 3 片,大枣 7 枚,山药、丹参、黄芪各 20g。

上药水煎服,每日 1 剂,服时加红糖 20g。用药 3 天后,腹痛减轻,夜间尚可入睡;用药 7 天后,腹痛症状消失,食欲好转,但 B 超仍示食管癌肝转移,肿块大小同前。于 1999 年 12 月 28 日带药出院。

◎案

某,男,40 岁。于 1989 年在上海某医院行胃癌根治术,病理为腺癌 1 级,侵及肌层 1/2,已累及食管下端,术后曾化疗。初诊时主诉常感胃脘隐痛,于饥饿时易发,得食或温按后尚能缓解,时感虚烦不宁,心中悸动,纳谷不馨,神疲乏力,短气困倦,动则易汗出,治拟温中补虚,缓急止痛。

处方:饴糖、白芍、炙甘草、桂枝、当归、佛手、陈皮、大枣、党参、白花蛇舌草等。

上述方药酌情加减治疗半月,胃脘疼痛减轻,胃纳略有增进,近因受寒后,大便日行 3 ~ 4 次,便溏色黄,泻后更感疲惫,苔白根微腻,脉细濡。于上述方药基础上加茯苓、炒薏苡仁、炒白术、白扁豆、生黄芪等,调服 1 个月左右,症情明显好转,继续辨证治疗,并加服自制抗肿瘤成药消瘤净,服药3年余,现随访见病情稳定,已恢复半天工作。

按　患者为胃癌术后脾胃虚寒,营卫不足之胃脘疼痛,由于中气虚寒,不得温煦,所以腹中疼痛,喜得温按,按之或食后痛减。方中饴糖合桂枝甘温相得,能温中补虚;饴糖、甘草合芍药,甘酸相须,能和里缓急,又以生姜之辛温,大枣之甘温,辛甘相合,能健脾胃而和营卫。生黄芪补气升阳,温通阳气,同党参相伍,则增强益气作用,同白术、茯苓则运脾湿,同桂枝则治卫虚汗出,故方中加入生黄芪之补气佳品,更增其效。实验研究亦表明,黄芪与党参、白术等配合,可以提高机体免疫功能,从而有利于机体的抗癌能力,故钱伯文老师在临床上,常选黄芪作为抗癌扶正药。此外,取白花蛇舌草清热解毒,散瘀利湿,多用于消化道肿瘤,动物实验证明其有显著的抑癌作用,亦能增强机体抵抗力,表现为网状内皮系统的显著增生,淋巴结、脾、肝等组织中嗜银物质呈致密改变,恶性肿瘤其癌巢如有嗜银物质包裹,则其浸润、转移均较困难,甚至不可能。并加用钱伯文老师自制成药消瘤净,由三七、桂枝、蜈蚣、地龙等行气活血、清热解毒药组成,其功效、主治均符合胃癌的病理变化,这样辨病与辨证结合,更恰中病机,提高疗效。

◎案

某,女,36岁。1987年于上海某医院行右侧乳腺癌根治术,病理示囊性乳头状腺癌,1/3淋巴结阳性。手术后感神疲乏力,头晕耳鸣,手足发冷,动则心悸汗出,甚则晕厥,术后3个月即月经来潮,但量少色淡,小腹拘急,痛引腰背,经期感恶风咽干,面容萎黄,舌淡苔薄,脉细弦。辨证系术后气血大亏,阴阳俱虚,渐成虚损,治拟建中,调和阴阳,归于平衡。

处方:饴糖、白芍、桂枝、炙甘草、大枣、黄芪、煅牡蛎、浮小麦、稽豆衣、当归、麻黄根、茯苓、蒲公英。

以上方药服2周后,眩晕、恶风均有好转,汗出已止,但觉夜眠不安,梦扰纷纭,胸胁不舒,于原方去煅牡蛎、浮小麦、麻黄根,加炒酸枣仁、合欢皮。续服中药1年左右,仍用小建中汤为主方,加减运用,诸证悉平,至今随访,未见复发。

按　患者系术后中气已虚,气血大亏,渐至虚损。阳气不足则卫虚失于外护,致卫外不固,故手足发冷,汗出恶风;营虚失于内守,不能濡养周身而头晕、心悸、咽干、月经量少,故以小建中汤治虚劳里急诸不足,侧重建立中焦阳气,喻嘉言所曰:健其中脏,使饮食增而阴血旺,故但用稼穑作甘之味,生其精血。方中加入黄芪,更增补气扶正作用。另方中寓牡蛎散(黄芪、麻黄根、牡蛎),益气固表,潜阳敛汗,气足表固,汗出自止。加入当归,则为当归建中汤,古方用治产后虚羸,血虚腹痛。钱伯文老师取当归补血调经,活血止痛之功,既能活血,又能行血,《日华子本草》谓本品破恶血,养新血及主症癥,药理实验见体外筛选有抑制癌细胞作用,抑制率达50%~70%。蒲公英清热解毒,消痈散结,《本草备要》曰蒲公英"专治痈肿、疔毒,亦为通淋妙品。"现代药理证实蒲公英有提高"淋转率"的作用,从而影响恶性肿瘤患者的免疫状态,并有广谱的杀菌作用。此病案为乳腺癌根治术后之虚损,术中发现已有淋巴结转移,用上述方法,扶正祛邪而获效。

肿瘤是整体性疾病的一种局部表现,有其复杂的病理变化及临床征象。钱伯文老师遵古人之训,并吸取现代医学之精华,将辨病与辨证有机结合,在辨证论治基础上,选用具有抗癌活性的清热解毒药或钱伯文老师研制的中成药复方,这样更切合肿瘤病机,起到良好的治疗作用。如李某案,辨证属脾胃虚寒,营卫不足,而致中上不得温煦,虚劳里急,时时作痛,以小建中汤温中补虚,缓急止痛,然肿瘤乃属中医学热毒范畴,非清热解毒之品不可治。现代药学研究证实,清热解毒药物不仅有直接抗癌作用而且还具有消炎与提高机体免疫功能等多种作用,故钱伯文老师常选用具有抗癌活性的白花蛇舌草、蒲公英等清热解毒药,亦常配伍自制中成药复方如消瘤净等,这样辨证与辨病有机结合的治疗方法,运用于肿瘤领域,确有较好的疗效。

目前癌性疼痛根据1987年WHO规定的三阶梯止痛法:对于轻度疼痛可选用非甾体类消炎药物,如吲哚美辛(消炎痛)、布洛芬等;对中度疼痛可选用弱吗啡类药物,如丁卡因等;对于重度疼痛可选用强吗啡类药物,如哌替啶(杜冷丁)等。这些止痛药固然有效,但都有副作用,如非甾体消炎药物可出现多汗,促进胃酸分泌、消化性溃疡等;吗啡类药物不仅可产生药物依赖,而且还可产生镇静呼吸抑制,及欣快感等不良反应。因此对于癌症轻度、中度疼痛及部分重度疼痛应用中药物治疗不仅可以避免西药不良反应,而且还可以推迟应用哌替啶等药物的时间。在所治38例癌性疼痛患者,大多正气已伤,阳气受损,内脏失于温养,不荣则痛,故腹痛;阳虚则寒,寒得溢而散,气得按而行,故喜暖喜按;夜间属阴,入夜阴盛而阳衰尤甚,阴寒凝重,故腹痛以夜间为甚。舌淡、苔白腻、脉沉迟均属中阳不足之象。小建中汤为《伤寒论》中的名方,本方重用饴糖为君,长于补虚建中,缓急止痛;桂枝温经散寒,解凝复阳;芍药养血敛阴、缓急止痛,与桂枝相合可调和阴阳,化生气血,皆为臣药;生姜、大枣辛甘相合,健脾益胃,调和营卫,为佐药;甘草益气健脾,调和诸药,为使药。诸药合用,其奏温中补虚,缓急止痛之功。脾虚日久,易及于肾,故加山药健脾补肾。肿瘤晚期正虚与邪实夹杂,病情复杂,故在扶正的同时,加丹参、延胡索化瘀止痛。由于药证相符,故能取得较好的止痛效果。

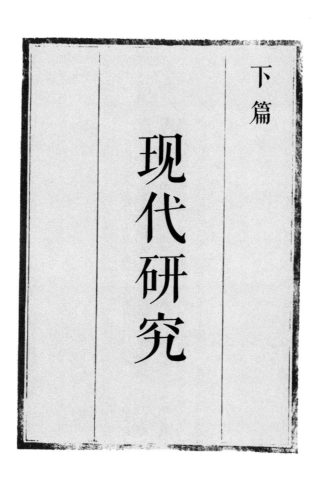

下篇

现代研究

本篇从两个部分对小建中汤的应用研究进行论述：第一章不仅从现代实验室的角度对小建中汤全方的作用机制进行探索；还从组成小建中汤的主要药物药理作用进行研究分析，为读者提供了充分的现代研究作用基础。第二章为现代应用研究，对小建中汤的理论基础、证治特色、临证应用进行总结性的梳理，并且选取了代表性的名医验案，以便更好地应用经方。

第一章　现代实验室研究

第一节　桂枝的药理研究

桂枝最早载于《神农本草经》,出自《新修本草》。其性温,味辛甘,通行十二经。能散寒解表,温通经脉,通阳化气。治风寒表证,风湿痹痛,胸痹痰饮,经闭癥瘕,小便不利"等。

1. 桂枝的现代药理研究

现代药理学研究证实,桂枝具有明显的镇痛解痉作用,因能作用于大脑感觉中枢,提高痛阈而具有镇痛效果,它所含皮醛能促进唾液及胃液分泌而健胃,兴奋汗腺而解热,舒张支气管平滑肌而平喘,同时改善外周循环。桂枝对霉菌、炭疽杆菌、金黄色葡萄球菌、沙门菌、结核杆菌、伤寒、副伤寒杆菌等有较强抑制作用,并有抑制补体活性和较强的抗过敏作用。因此,桂枝的临床应用又有了新的发展,现用于治疗肺结核、红斑狼疮等内伤发热、术后低热、自汗等,疗效确切;配伍治冠心病心绞痛、心肌炎、眩晕、肝硬化、心力衰竭、肾性水肿等效果良好;配活血药可治子宫肌瘤、卵巢囊肿、血栓性脉管炎等。

2. 桂枝的临床应用

(1)对桂枝的临床应用,历代医家均有深刻的研究和精辟的论述,在《伤寒论》的 113 方 89 味药中,桂枝一药的使用达 43 方次,仅次于甘草 70 方次,其应用范围除了桂枝汤类 19 方之外,还广泛用于表、里、内、外、上、下诸证的治疗。清代邹澍《本经疏证》指出:"盖其用之道有六:曰和营,曰通阳,曰利水,曰下气,曰行瘀,曰补中。"清代徐氏认为:"桂枝外证得之,解表和营血,内证得之,补虚调阴阳。"桂枝辛温发表,甘温助阳,可行里达表,有温通阳气的功能,向上向外,解肌发汗而散寒止痛;温通心阳而解胸痹,温通心痹之阳而消除痰饮水湿;温通经脉以散寒止痛,行瘀通经。

(2)桂枝具有温通心阳,推动血行的作用,是治疗冠心病不可缺少的药物,用桂枝配伍治疗冠心病的临床报道很多,如加减复脉汤、苓桂术甘汤、瓜蒌薤白桂枝汤等。冠心病为本虚标实证,虚则表现为气虚、阳虚、阴虚,病情发展到心肌梗死时,常常出现心阳暴脱,阴阳离绝;实则不外血瘀、痰阻,桂枝在治疗冠心病中起的作用,在于能通阳化气,通阳,就是补助心阳,温通心脉;化气,即促进阳气化生,既不同于补,也不同于调,激发心脏功能活动的正常运行。盖心主血脉,桂枝温通血脉,化生阳气,故乃心病之要药。

(3)桂枝有明显的平喘作用,是治喘症的要药,如小青龙汤、桂枝加厚朴杏子汤、桂枝加龙骨牡蛎汤等。对于儿科呼吸系统的疾病,如小儿支气管炎、喘息性支气管炎、毛细支气管炎或小儿肺炎合并心力衰竭者,只要双肺听诊有痰鸣音、哮鸣音、大小水泡音,中医辨证为寒证、虚寒证者皆宜。特别是咳嗽症比单纯咳嗽而不喘者效果尤为突出,对咳喘日久不愈的患者,用桂枝较麻黄平喘疗效更好。

(4)用桂枝治疗黄疸、湿阻、胁痛等肝病疗效显著。因肝病多见肝气郁结,且木郁易致土壅,桂枝不仅疏肝而且温中,对于肝郁而中焦虚寒者更为适宜。张锡纯谓:"桂枝其开于中秋,是桂之性原得金气而旺,且味辛属金,故善抑肝木之盛使不横恣。而桂枝之枝形如鹿角,直上无曲,故又善理肝本之郁使之条达也。"桂枝具辛温通达之性,能疏肝解郁,调畅气机,对慢性肝炎、急性肝炎恢复期、肝硬化早期的胁痛、胸闷、抑郁、脘胀、嗳气等属肝气郁结者,用之常取良效,肝炎日久不愈演变成肝硬化腹水、肝肾综合征而出现腹胀肢肿,其阴液未伤者,可在辨证用药的基础上选加桂枝、泽兰、鹿衔草能起到通阳、活血、利尿消肿的作用,运用时以轻剂取效。对肝郁阴虚,舌光无苔者忌桂枝。

(5)桂枝有补中益气的作用。《神农本草经》明言,桂枝"补中益气,久服通神,轻身不老"。不老之言不可轻信,然桂枝的补中作用毋庸置疑。《金匮要略》治虚劳10方,用桂枝者7方。桂枝所治之虚,是土为木困,因气弱而血滞,因血滞而气愈弱而虚,如曹炳章言:《伤寒》《金匮》用桂枝,考其用意皆属发散肝脾而行营血。又有润养肝血之药,一得桂枝,化阴滞而为阳和。桂枝配伍运用得当,对肝脾失调所致的多种慢性虚性疾病,确有较好的调补作用。脾胃为后天之本,气血生化之源,桂枝能温通经脉,升发阳气,以振奋脾胃功能,如温补脾虚的大建中汤、黄芪建中汤,皆配桂枝行营通脉,恢复中阳。

(6)桂枝有温阳散寒的作用。桂枝为末,醋调敷神阙穴可治遗尿,酒调外敷局部可治寒病。桂枝浸酒外涂可治冻疮。桂枝、红花酒浸液外擦能防治褥疮。用桂枝、甘松各15g,合煎洗头,治疗脂溢性皮炎,疗效满意。神经性皮炎患者,用桂枝、金银花各30g,枳壳15g,加水1 500ml,煎沸5分,待微温时洗患处,可起到祛风止痒、活血散结的作用。

3. 药理活性研究

药理学研究证实,桂枝具有解热、扩张皮肤血管、促进血液循环、解表、发散(汗)、镇痛、抗真菌、抗肿瘤等作用,且毒副作用低。桂枝中所含肉桂酸具有抗菌、升高白细胞、利胆、抗突变、诱导人肺癌细胞恶性表型逆转和抗侵袭等药理作用。桂皮醛有明显的镇静、镇痛作用,并能促进唾液及胃液分泌而健胃,兴奋汗腺而解热,舒张支气管平滑肌而平喘,同时改善外周循环。原儿茶酸即3,4-二羟基苯甲酸,是植物中抗炎、抗菌的活性成分。

(1)抑菌作用

韩爱霞等将100%桂枝浸出液滤纸片对金黄色葡萄球菌、白色葡萄球菌、绿脓杆菌、变形杆菌、甲型链球菌、乙型链球菌的抑菌作用进行了研究。结果表明桂枝在体外对以上细菌均有明显的抑菌作用。

(2)抗炎、抗过敏作用

桂枝挥发油对急性、慢性和免疫损伤性炎症均有显著的拮抗作用,其作用与抑制花生四烯酸代谢、影响炎症介质生成及抗氧化等有关。聂奇森等试验结果表明,桂枝提取物具有显著的抑制透明质酸酶的作用,具有强抗过敏作用,其活性成分为缩合型鞣质。黄丽等研究发现桂枝提取物经大孔树脂富集纯化后抑制率达到了 67%,具有很强的抑制透明质酸酶和抗过敏作用,其主要抗过敏成分为多酚类物质。现代药理研究表明,桂枝尚对嗜异性抗体反应显示出抑制补体活性作用,具有较强的抗过敏作用,与对症治疗的西药相比更安全有效且无副作用。

(3)抗肿瘤作用

桂枝中桂皮醛具有良好的体内体外抗肿瘤作用,其机制主要涉及对肿瘤细胞的细胞毒作用和诱导肿瘤细胞产生凋亡。对体外培养的人皮肤黑色素瘤、乳腺癌、食管癌、宫颈癌、肾癌、肝细胞瘤细胞的增殖具有良好的抑制作用,在适当剂量范围内可以保护和恢复荷瘤小鼠的免疫功能;桂皮醛能有效对抗小鼠 S180 实体瘤,对人肿瘤细胞发挥细胞毒作用的同时,也能诱导其发生细胞凋亡,且在一定剂量范围内具有保护和恢复机体免疫功能的作用。桂皮醛对胃癌裸鼠移植瘤模型,以不同浓度腹腔注射并与卡铂治疗比较,结果显示桂皮醛体内抗肿瘤作用明显,其机制与抑制肿瘤细胞增殖、诱导细胞凋亡有关。

(4)抗病毒作用

汤奇等采用鸡胚法,观察桂枝挥发油和桂皮醛抗流感病毒生长的作用,结果显示桂枝挥发油、桂皮醛具有良好的抗流感病毒作用,以治疗中的给药方式效果相对为优,桂皮醛可能是其抗病毒效应的主要成分之一。刘蓉等采用一系列方法测定桂枝挥发油及其主要成分桂皮醛体外对甲型流感病毒 $A/PR/8/34(H_1N_1)$ 增殖的影响及对该流感病毒株感染小鼠的治疗作用,结果表明桂枝挥发油及桂皮醛具有抗甲型流感病毒作用。

(5)利尿作用

采用含桂枝的五苓散提取液以 0.25g/kg 的剂量给麻醉犬静脉注射,可使犬尿量明显增加,单用桂枝(静脉注射剂量为 0.029g/kg)利尿作用比其他四药单用显著,故认为桂枝是五苓散中主要利尿成分之一。

(6)扩张血管、促进发汗作用

现代医学认为桂枝中主要成分桂皮醛、桂皮酸钠具有扩张血管、促进发汗的作用,常与麻黄相须为用,以增强全方的发汗解表之功。研究证实桂枝汤具有扩张血管和促进发汗的作用。桂枝乙醇提取物对大鼠离体胸主动脉环的舒张血管作用具有非内皮依赖性,其机制可能与抑制血管平滑肌细胞内质网储存钙的释放有关。

（7）降压作用

通过观察桂皮醛静脉连续给药后对麻醉大鼠心率、血压、左室收缩压、左室舒张压、左室最大压力变化速率等血流动力学指标的影响,结果显示桂皮醛在 $120 \sim 360mg/kg$ 剂量范围内呈剂量依赖性地降低。桂皮醛对麻醉大鼠的心率具有显著抑制作用,对血压具有降低作用且可能与其对心肌的负性变时、变力效应和对血管的舒张作用有关。研究亦表明桂皮醛对氧自由基诱导的自发性高血压大鼠离体主动脉收缩也有抑制作用。

（8）解热、解痉镇痛作用

药理学研究证实,桂枝具有明显的镇痛解痉作用,因能作用于大脑感觉中枢,提高痛阈而具有镇痛效果。唐伟军等采用热板法和扭体法观察桂枝对小鼠热致痛和乙酸致痛的作用,结果显示桂枝对热致痛小鼠可明显延长其痛阈时间,对小鼠乙酸所致的疼痛,有显著的拮抗作用,以桂枝醇提液镇痛明显,与罗通定无显著性差异（$P > 0.05$）,桂枝水提液镇痛效应与罗通定有显著差异（$P < 0.05$）,提示桂枝中镇痛有效成分为醇溶性物质。

（9）镇静、抗惊厥作用

桂枝中桂皮醛化合物具有镇静和抗惊厥作用。研究表明小鼠给予桂皮醛后,其自主活动减少,可增加巴比妥类药物的作用,同时对抗苯丙胺的作用,拮抗士的宁作用,降低烟碱致惊厥,抑制听源性惊厥等。

（10）抗血小板聚集、抗凝血作用

研究发现桂皮醛在体外能够明显抑制胶原蛋白和凝血酶诱导的大鼠血浆中血小板的聚集,在体内能够显著延长小鼠断尾后的出、凝血时间,减轻大鼠动 - 静脉旁路丝线上血栓的质量,说明桂皮醛具有明显抗血小板聚集和体内抗血栓作用。其机制可能与抑制血栓烷素 A2 的形成,进而抑制血小板聚集有关。

现代药理研究证明,桂枝有解热降温、镇静、镇痛、抗惊厥、扩血管、抗凝、抑制血小板聚集、抗病原体等作用。其中,因桂枝能增强冠脉血流量,改善冠脉循环,增加心脉营养血流量,故现代广泛应用桂枝于冠心病、心律失常、风心病等心血管疾病。实验研究亦表明,桂皮醛有中枢和外周性血管扩张作用,能增强血液循环。桂枝蒸馏液(1.5ml/L)能降低再灌注室颤发生率,改善心功能,如恢复心率、提高心室最大收缩速率及左室功指数,同时伴心肌摄氧量增加。其作用机制为抑制心肌缺血再灌注时冠脉流量的减少及心肌细胞乳酸脱氢酶和磷酸肌酸激酶的释放,减少心肌脂质过氧化产物的生成,提高超氧化物歧化酶活力,从而提示桂枝蒸馏液对缺血再灌注损伤有保护作用,其作用机制可能与抗脂质过氧化作用有关。自由基是造成心肌再灌注损伤的主要因素,自由基反应也是引起衰老的重要原因,这方面已被国内外许多学者的研究所证实。药理研究表明,桂枝挥发油还可抑制炎症介质组织胺(Histamine)和前列腺素 E(PGE)的释放,清除过多的自由基(LPO、MDA),从而保护心肌细胞膜和细胞不受氧化作用的损伤。另外,桂枝 0.3g/ml 在体外能完全抑制凝血酶促进纤维蛋白原变为纤维蛋白的作用,0.2g、0.04g 和 0.01g 生药/ml 在体外能显著延长牛凝血酶凝聚人体纤维蛋白原时间,因而表明桂枝有显著抗凝血作用。在 250μl 人血的富血小板血浆中加入桂枝提取物 10μl,可显著抑制胶原及 ADP 所诱导的血小板聚集。另有实验研究表明,桂枝能明显降低冠心病大鼠低密度脂蛋白、胆固醇含量,升高高密度脂蛋白含量,具有明显的降低血脂的作用。综上所述,桂枝是一味历史悠久,临床应用广泛的常用中药。大量临床实践与实验研究已证实,桂枝对心血管系统具有重要的药理作用,具有良好的药物开发前景。因此,对其活性成分和药理作用机制的深入研究,对进一步研发桂枝的药用成分,开发利用桂枝药物资源具有重要的临床意义。

第二节　芍药的药理研究

芍药属毛茛科多年生宿根草本植物,原产于东南亚,生长在干燥的石坡、河堤和稀疏林地边缘,是一种知名的中药材。根据加工方式的不同芍药可分为白芍和赤芍。中医用白芍治疗头晕、肢体痉挛、月经不调和自汗等症状;用赤芍活血化瘀、清热凉血。此外,芍药还可以与其他草药联合使用,如芍药甘草汤和当归芍药散等。

1. 芍药的现代药理研究

芍药包含多种生物活性物质,主要有苷类、萜类、黄酮类、鞣质类、挥发油类、酚类和糖类等化合物。芍药总苷是芍药根的水/乙醇提取物,于 1998 年作为类风湿性关节炎缓解药物进入市场,芍药苷是其最主要的生物活性物质。本文综述了近年来芍药化学成分和药理作用研究进展,以期明确芍药不同药理作用的机制,为芍药的开发利用提供依据,同时提升西方国家对中药的认可。

2. 芍药的临床作用

（1）抗炎作用

炎症是机体对致炎物质的刺激产生的防御性反应,是许多疾病发生与发展的基础。多种炎症细胞参与炎症反应,包括树突状细胞、巨噬细胞、单核细胞、T 淋巴细胞和 B 淋巴细胞等。现代研究发现,芍药苷能够通过抑制单核细胞的作用缓解慢性炎症。

（2）镇痛作用

芍药总苷能依赖性地抑制乙酸诱导的扭体、电刺激脚底诱导的嘶叫以及热板反应。芍药总苷的镇痛作用在随后的研究中也得到进一步的证实。据报道,芍药苷对蜂毒引起的继发性痛觉过敏和原发性痛觉过敏表现出明显的镇痛作用,并能有效抑制镜像热过敏的发生。然而,芍药苷的这些作用均能够被阿片受体阻断剂盐酸纳洛酮阻断,表明芍药苷的镇痛作用可能由内源性阿片受体介导。芍药苷对大鼠母仔分离诱导的内脏痛觉过敏也具有镇痛作用。κ - 阿片受体拮抗剂 nor-Binaltorphimine、儿茶酚胺合成酶抑制剂 DL - α - 甲基酪氨酸和 α2 肾上腺素能受体拮抗剂育亨宾均可以抑制这种镇痛作用。结果表明,在大鼠母仔分离中,芍药苷对内脏痛的镇痛作用可能由 κ - 阿片受体、α2 肾上腺素能受体和儿茶酚胺系统介导。此外,芍药苷脑室注射给药结果表明,在中枢神经系统中芍药苷可能产生镇痛作用。

(3)抗菌作用

现代研究发现芍药根提取物苯甲酸(benzoic acid,BA)、芍药醇(pae-onol,PA)、1,2,3,6 – O – 四没食子酰基葡萄糖(1,2,3,6 – tetra – O – galloyl – β – D – glucose,PGG)和没食子酸甲酯(methyl gallate,MG)对抗生素敏感和耐药幽门螺杆菌的生长抑制和杀菌作用。研究发现,BA 和 PA 在 pH 为 4.0 时表现出很强的杀菌作用,MG 和 PGG 在 pH 为 7.0 时起作用。4 种成分对阿莫西林、克拉霉素、甲硝唑和四环素耐药性菌株均有很强的生长抑制作用和抗菌活性,表明这些成分与抗生素的作用模型不同,有望成为保护人类免受幽门螺杆菌疾病的新抗菌成分。研究还发现,芍药根蒸气蒸馏成分对有害的肠道细菌和乳酸生成菌的生长具有很强的抑制活性。芍药提取物除了对细菌表现出抗菌作用外,多花芍药提取物对真菌包括黄曲霉、烟曲霉、黑曲霉和茄病镰孢(腐皮镰刀菌)也表现出很强的抗菌作用。

(4)抗氧化作用

抗氧化剂能降低多种疾病的风险,如糖尿病、炎症、癌症和神经退行性疾病等。现代研究发现,芍药花乙酸乙酯萃取物和乙醚萃取物表现出很强的总抗氧化能力和1,1 – 二苯基 – 2 – 三硝基苯肼自由基清除能力,并且对羟自由基引起的牛血清白蛋白氧化损伤具有保护作用。研究发现,在无细胞体系中芍药总苷对2,2 – 联氮基双 – (3 – 乙基苯并噻唑啉 –6 – 碘酸)二氨盐自由基具有清除活性;在皮质酮诱导的 PC12 细胞中芍药总苷引起细胞内活性氧类和丙二醛水平下降,谷胱甘肽水平、超氧化物歧化酶活性和过氧化氢酶活性增加,抑制皮质酮诱导的细胞毒作用。研究发现,芍药总苷通过降低谷草转氨酶、乳酸脱氢酶和肌酸激酶的活性,增加超氧化物歧化酶活性,降低丙二醛水平,对异丙肾上腺素诱导的大鼠心肌缺血发挥保护作用,这种保护作用可能是通过减轻氧化应激实现的。芍药总苷能够显著升高糖尿病模型大鼠肾的抗氧化酶的活性以及总抗氧化能力,从而抑制糖尿病相关的肾损伤。

(5)抗癌作用

近年来研究发现,芍药对肿瘤具有抑制作用,而这种抗增殖和抗癌活性与多酚化合物的存在相关。研究发现,芍药能够诱导凋亡小体 DNA 片段化和染色质固缩,使细胞阻滞在 G1 期,下调 E1B19k/Bcl－2 结合蛋白 Nip3 基因表达,上调 Kruppel 型锌指蛋白、紫外切除修复蛋白 RAD23 同族体 B 和热休克蛋白 1 基因表达,表明芍药对肝癌细胞具有细胞毒性。在肝癌细胞 HepG2 中,毛实芍药果实提取物有效清除自由基,增加细胞内谷胱甘肽的浓度,抑制 DNA 损伤,表现出很强的抗氧化应激的能力。Kwon 等研究白芍提取物对人早幼粒细胞白血病细胞株 HL－60 的抗增殖作用。结果发现,白芍提取物引起 DNA 片段化以及多聚(腺苷二磷酸－核糖)聚合酶裂解,通过内在凋亡途径剂量依赖性地诱导 HL－60 细胞凋亡。白芍提取物处理后,细胞色素 C 从线粒体释放到细胞质中,胱天蛋白酶 9 和胱天蛋白酶 3 被激活,并且胱天蛋白酶 3 抑制剂 Ac－DEVD－CHO 以及胱天蛋白酶 9 抑制剂 z－LE-HD－FMK 能够减弱白芍提取物的作用。Xu 等研究发现,芍药总苷能够抑制慢性粒细胞白血病 K562 细胞的生长,阻滞于 G0/G1 期;同时 K562 细胞质中细胞色素 c、胱天蛋白酶 9 和胱天蛋白酶 3 积累,引发细胞凋亡。在移植 K562 细胞的裸鼠中,白芍总苷显著降低肿瘤体积和质量。这些结果表明,白芍总苷有望成为抗慢性粒细胞白血病的药物。在人胃癌细胞中,芍药苷通过阻止 IκBα 的磷酸化,抑制核转位,增强 5－氟尿嘧啶诱导的细胞凋亡。Fang 等研究表明,芍药苷调节胃癌细胞 SGC7901 对长春新碱的多药耐药性,这种作用至少部分与目的基因多药耐药基因 1,Bal－XL 和 Bal－2 的下调有关。在大鼠膀胱癌模型中,白芍处理的大鼠 Bcl－2、细胞周期蛋白 D1 和增殖细胞核抗原表达降低,p－Chk2(Thr－68),Bax 和 Cip1/p21 表达升高,从而诱导细胞凋亡和细胞周期阻滞,抑制癌细胞的生长。Wang 等研究了芍药苷对人结肠癌细胞 HT29 的影响,体内体外实验均证明芍药苷能够显著抑制肿瘤细胞的生长。

(6)抗抑郁作用

强迫游泳实验和悬尾实验是筛选抗抑郁药广泛使用的实验方法。Mao 等评价了芍药总苷的抗抑郁作用,发现芍药总苷 80mg/kg 和 160mg/kg 治疗 7 天后,小鼠在强迫游泳实验和悬尾实验中的不动时间均减少,旷场实验中水平运动和垂直运动没有增加,表明强迫游泳实验和悬尾实验不动时间减少,不可能是由于精神运动兴奋剂作用,而是抗抑郁作用引起的。此外,芍药总苷处理的小鼠剂量依赖性地拮抗利舍平引起的上睑下垂,抑制小鼠大脑中单胺氧化酶 A 和 B 的活性,表明芍药总苷的抗抑郁作用可能由单胺氧化酶抑制介导。芍药总苷对皮质酮诱导的抑郁症具有抗抑郁作用,这种作用与其抗氧化能力以及提高大鼠海马和额叶皮质脑源性神经营养因子蛋白水平的能力有关。随后,现代研究发现,在慢性不可预知性应激抑郁症大鼠模型中,芍药苷显著增加蔗糖消耗,降低血清中皮质酮和促肾上腺皮质激素水平,同时减弱慢性不可预知性应激引起的去甲肾上腺素、5 - 羟色胺以及 5 - 吲哚乙酸的增加。这些结果表明,下丘脑 - 垂体 - 肾上腺调节机制以及 5 - 羟色胺、去甲肾上腺素激活系统的上调是芍药苷表现抗抑郁作用的重要机制。

(7)抗肝纤维化

肝星形细胞在肝纤维化的发病机制中起到重要的作用。在血小板源性生长因子 BB 诱导的肝星形细胞中,芍药根提取物处理后,浓度依赖性地抑制血小板源性生长因子 BB 引起肝星形细胞的迁移以及 α - 平滑肌肌动蛋白和胶原蛋白的表达。这种抑制作用与血小板源性生长因子受体 α、细胞外信号调节激酶、p38 以及 JNK 的激活有关。在放射性纤维化大鼠模型中,芍药苷可明显抑制大鼠血清中谷丙转氨酶和谷草转氨酶活性的升高,降低血清中转化生长因子 β1(transforming growth factor-β1, TGF - β1)、玻璃酸、Ⅲ型前胶原和层黏蛋白的含量以及肝组织中羟脯氨酸含量,减轻肝损伤程度和胶原纤维增生程度;此外,芍药苷还能够减少大鼠肝组织中 TGF - β1 和 Smad3/4/7 蛋白表达。这些结果表明,芍药苷具有明显的抗肝纤维化作用,其机制可能与其阻断 TGF - β1/Smad 信号转导通路有关。Sun 等研究芍药和黄芪提取物对四氯化碳诱导的肝纤维化大鼠的影响,发现芍药和黄芪提取物比例是 4∶1 时,肝保护活性较显著。

(8)抗自身免疫疾病

系统性红斑狼疮(systemic lupus erythematosus, SLE)是一种女性易感的自身免疫性疾病,T 细胞异常活化在 SLE 发生、发展过程中发挥重要作用。Zhao 等研究发现,芍药总苷通过升高 ITGAL 基因启动子甲基化水平,降低

SLE 患者外周血 CD4 + T 细胞中 CD11a 表达水平,揭示芍药总苷抑制 SLE 自身免疫反应的可能机制。Zhao 等还发现,芍药总苷处理红斑狼疮 CD4 + T 细胞后,显著增加了细胞中调节性 T 细胞的百分比,并且通过下调 Foxp3 启动子甲基化水平增加细胞 Foxp3 的表达,同时提高细胞 IFN－γ 和 IL－2 的表达水平。这些结果表明,芍药总苷抑制 SLE 患者的自身免疫可能是通过诱导调节性 T 细胞的分化,调节 Foxp3 启动子甲基化以及 IFN－γ 和 IL－2 信号通路引起的。干燥综合征是一种慢性自身免疫性结缔组织疾病。Li 等研究表明,芍药总苷和用于治疗干燥综合征的药物羟氯喹相比,对延缓非肥胖性糖尿病小鼠干燥综合征的发作起到了相同的作用。

(9)抗心脑血管疾病

心脑血管疾病是一种严重威胁人类健康的常见病,病因包括高血压、血液黏稠和血管壁平滑肌非正常代谢等。在血管紧张素 II 刺激的离体大鼠胸主动脉平滑肌细胞中,芍药苷通过升高一氧化氮和一氧化氮合酶水平,降低基质金属蛋白酶 2 活性,从而抑制血管紧张素 II 诱导的平滑肌细胞增殖。Jin 等研究发现,赤芍乙醇提取物诱导去氧肾上腺素预处理大鼠的主动脉血管舒张,血管平滑肌松弛。这种作用是通过激活 K Ca^{2+} 和 K ATP 通道和抑制 L 型钙离子通道,从而激活内皮依赖性蛋白激酶 K 和钙内流－内皮型一氧化氮合酶的信号通路实现的。在心血管疾病发展过程中,缺氧对内皮细胞的特性有很大的影响。在氯化钴诱导的缺氧内皮细胞中,芍药苷可以防止缺氧诱导因子 1α 的积累,下调 p53 和 E1B19k/Bcl－2 结合蛋白 Nip3 的表达,有效保护内皮细胞的凋亡。Mo 等研究发现,赤芍提取物能够降低心肌酶、IL－10、TNF－α 以及脂质过氧化水平,提高超氧化物歧化酶活性和凝血酶时间,表明赤芍提取物对心肌梗死具有治疗作用,这种治疗作用可能是通过 Bcl－2,Bax 和胱天蛋白酶 3 介导的。肝 X 受体(liver X receptor,LXR) 具有抗高血脂和神经保护的作用。Lin 研究发现,芍药苷能够剂量依赖性地反式激活半乳糖苷酶 4、大鼠胆固醇 7α－羟化酶、磷脂转移蛋白以及 ATP 结合的 A1 基因盒启动子,并且芍药苷是处于 LXR 配体结合口袋的位置,与一种新的 LXR 激动剂 GSK3987 呈现相同的作用。这些结果表明,芍药苷可以通过 LXR 途径表现出药理作用。

(10)抗神经退行性疾病

神经退行性疾病是由神经元或其髓鞘的丧失所致,包括阿尔茨海默病(Alzheimer disease,AD)和帕金森病等。Cao 等研究发现,芍药苷对 1 – 甲基 – 4 – 苯基吡啶离子或酸(pH 5.0)诱导的 PC12 细胞损伤具有神经保护作用。芍药苷能够降低细胞内 Ca^{2+} 内流,上调微管相关蛋白轻链蛋白 3 – Ⅱ蛋白的表达并抑制 2a 型溶酶体膜相关蛋白的过表达。其中 2a 型溶酶体膜相关蛋白与分子伴侣介导自噬途径的活性直接相关,表明芍药苷的神经保护作用与自噬途径有关。慢性脑缺血与 AD 的认知功能障碍有关。Liu 等研究发现,芍药苷能减轻慢性脑缺血诱导大鼠的学习功能障碍和脑损伤。芍药苷处理后,抑制了慢性脑缺血引起的海马组织中星形胶质细胞和小胶质细胞的免疫反应的增加,海马组织 NF – kB 的免疫染色减少,表明芍药苷通过抑制大脑中的神经炎症反应降低慢性脑缺血引起的记忆障碍和脑损伤。大脑皮质和海马组织中 β 淀粉样蛋白的沉积是 AD 的病理变化之一。在 β 淀粉样蛋白处理的海马组织中,芍药苷通过衰减氧化应激、调节神经生长因子介导的信号通路并增加类胆碱的功能,从而改善空间学习和记忆。在 β 淀粉样蛋白片段 25 ~ 35 诱导的 PC12 细胞中,芍药苷通过提高线粒体膜电位、降低 Ca^{2+} 浓度、增加 Bcl – 2 蛋白表达、降低 Bax 蛋白表达以及抑制胱天蛋白酶 3 的激活从而抑制 PC12 细胞凋亡。

(11)其他药理作用

内皮细胞功能紊乱会导致血管渗透率、血浆内大分子以及白细胞浸润增加,甚至导致水肿或炎症损伤。Xu 等研究发现,芍药苷能够抑制脂多糖诱导的内皮细胞渗透率,这种作用与 F – 肌动蛋白的表达以及磷脂酰肌醇 – 3 – 激酶/蛋白激酶 B、蛋白激酶 C 和丝切蛋白的磷酸化有关。在人脐静脉内皮细胞中,芍药苷能够抑制溶血卵磷脂诱导的炎性因子的产生,这种抑制作用与高迁移率族蛋白 B1 – 晚期糖基化终产物/Toll 样受体 2/Toll 样受体 4 – NF – kB 信号通路有关。神经氨酸酶是生物膜形成过程中的关键酶,与多种病变过程相关。Yuk 等研究发现,芍药种子中的多酚类物质能够抑制神经氨酸酶的活性。此外,芍药具有抗过敏和抗辐射作用。

第二章 现代应用研究

　　小建中汤出自东汉张仲景《金匮要略·血痹虚劳病脉证并治》,由饴糖、白芍、大枣、桂枝、甘草及生姜组成。方中饴糖为君,甘草、大枣为臣,桂枝、生姜为佐。全方阴阳双调,使脾气恢复,中气自立,故名小建中汤。六药相配,既可温中健脾以资气血生化之源,又能缓急止痛、调理阴阳,具有较好的临床治疗作用,主要用于治疗中焦虚寒,气血不足风寒外犯者和中焦虚寒,气血不足的心悸等。用此方治疗多种内科、妇科杂症取得了较好的效果,兹介绍四则验案及体会如下:

◎案:慢性心肌炎

　　王某,女,34 岁。2009 年 12 月 19 日初诊。感冒痊愈后心悸,胸闷,心慌。1 年前经西医诊断为心肌炎,至今未愈。症见:面黄无华,心悸胸闷,活动后加剧,言语低微,舌质淡红,苔薄白,脉稍细数无力。方用小建中汤加味。

　　处方:桂枝 15g,芍药 30g,生姜 6 片,炙甘草 10g,大枣 4 枚,黄芪 45g,党参 15g,麦冬 15g,五味子 15g,红糖 20g(代饴糖)。10 剂,每日 1 剂,水煎,早、晚 2 次温服。

　　嘱:勿劳累多思,生活规律,服药 10 天后,患者诉症状消失,再服药 1 个月后,体检示心电图正常。

　　按 病程已逾 1 年,当属慢性心肌炎,此次患者外感后心悸胸闷,遇劳加重,言语低微,兼面黄无华,系外感后营卫失和,加之营血已虚,血不营心,故心悸,血虚则心神无所依附,故又见虚烦,心中气血不畅则胸闷。此时不宜再用转枢之法,宜用小建中汤温补脾胃以生营血,方中桂枝辛甘温通,温助心阳,通利血脉,白芍敛阴缓急,行血宣痹,红糖甘温质润,温补心脾,炙甘草合生脉饮益气养心,复脉止悸,使心室趋于安宁,重用黄芪能增强机体抗病毒能力,减轻心肌损伤,保护心肌细胞受损,诸药共用得建中补虚益心止悸之功。

◎**案：失眠**

刘某,女,25 岁,公司职员。2011 年 4 月 13 日初诊。自诉因工作原因劳累紧张,睡眠无规律而渐至失眠,至今已逾数年,现已不能工作。其间曾长期服用艾司唑仑、谷维素,出现夜间梦多,翌日精力不济,记忆力减退,转求治于中医。症见:彻夜不寐,神疲食少,头晕,自汗,时有心悸,纳差,舌淡苔白微腻,脉虚缓。治当调和阴阳,益气健脾,养心安神。方用小建中汤加味。

处方:桂枝 6g,白芍 20g,生姜 3 片,大枣 5 枚,远志 15g,酸枣仁 20g,红糖 20g(代饴糖)。10 剂,水煎服,每日 3 剂。

二诊:自汗已,食欲、心悸好转,仍略感头晕,夜晚可入睡 3 小时左右,上方加党参 12g、黄芪 15g、茯苓 15g、炒白术 12g、陈皮 10g,继服 10 剂。随访 3 年未发。

按 失眠之症,临床普遍常见,然其病因病机甚为繁复,《脾胃论》"百病皆由脾胃衰而生也"。脾在志为思,劳倦思虑太过者,必致血液耗亡,神魂无主,所以不眠。本例患者,神疲食少,自汗心悸,舌淡苔白微腻,脉虚缓,证属心脾两虚,神失所养,治当补养心脾,调理阴阳。方中芍药酸甘敛阴,阴收则阳附;红糖甘温建中,中土润则气血建旺;两药合用酸甘化阴;桂枝辛温通阳,与红糖合用,辛甘化阳;姜枣辛甘相和,健脾益胃,调和阴阳,炙甘草、远志、酸枣仁复脉通心、益阴宁血安神。诸药配伍,使脾胃之气得以复调,中焦阳气得以四运,阴阳之气得以调和,则脉复神安寐自除。后期加参芪苓术陈皮意在益气健脾,以资生血之源,巩固疗效。另失眠之症,除方药外,患者性格、生活习惯、所处环境亦是不可忽视之因素,医者不能只重药石,当身心同治。

◎**案：恶露不绝**

胡某,女,28 岁。2012 年 5 月 25 日初诊。患者素体虚弱,于 20 天前行人工流产术,至今阴道出血淋漓不尽,量不多,色淡,腹痛绵绵,头晕头昏,精神疲惫,气短懒言,乏力纳差,在外静脉滴注抗生素,口服安络血片、宫血宁胶囊无明显疗效。症见:面色萎黄,精神疲惫,少气懒言,不思饮食,头昏头晕,动则尤甚,阴道流血淋漓不尽,量少色淡,少腹时痛,舌淡,苔薄白,脉沉细无力。证属脾虚失统,血不归经。治以补气摄血。方用小建中汤加味。

处方:桂枝 10g,白芍 20g,生姜 4 片,荆芥炭 15g,阿胶(烊化)10g,红糖 20g,大枣 6 枚,甘草 6g。

5 剂后患者头昏头晕减轻,纳食增加,精神转佳,述阴道出血止,腹痛消失,停荆芥炭,继服 3 剂。

按 产后恶露不绝,相当于临床上的产后出血,子宫的复旧功能不完全,一般又称"恶露不尽",《胎产心法》云:"产后恶露不止,非如崩证暴下之多也。由于产时伤其经血,虚损不足,不能收摄,或恶血不尽,则好血难安,相并而下,日久不止。"此患者非正常生产分娩,行人工流产术后损伤更大,加之平素体质虚弱,更致气血亏虚,冲任不固不能收摄,故用小建中汤温中补虚;加阿胶养阴益气摄血,荆芥炭止血,诸药合用,标本同治而血自归经。《本草汇言》曰:"荆芥,轻扬之剂,散风清血之药也……凡一切失血之证,已止未止,欲行不行之势。以荆芥之炒黑,可以上之。大抵辛香可以散风。苦温可以清血,为血中风药也。"故用荆芥炭止血中病即止。

◎案:慢性疲劳综合征

王某,女,28 岁,公务员。2012 年 5 月 17 日初诊。患者 1 年前感冒,经社区卫生中心输液退热后,遗留乏力身软一症,不易入睡、觉醒次数增多,觉醒时间延长,眠后乏力不解,久久不愈。每年例行体检各项指标均在正常范围内,亦未见神经、精神系统相关症状,曾至多家三级医院检查,均未明确诊断,给予维生素类药物治疗,亦无效验,以致周身软弱无力,不耐劳作。自诉受凉或饮冷后即腹痛,继之肠鸣腹泻,得泻或得温后自止,健忘。症见:形体瘦弱,精神不振,言语低怯,饮食如故,便稀。舌淡红,苔薄白,脉迟弱。诊断为慢性疲劳综合征。思之再三,与其直接补气,不如培土建补中焦,资生化源,强固后天之本。遂试治以小建中汤加味。

处方:桂枝 9g,白芍 20g,炙甘草 10g,干姜 5 片,党参 15g,白术 12g,红糖

20g。5 剂水煎服。

二诊:周身乏力好转,肠鸣腹泻消失,精神、睡眠明显改善,续服上方 10 剂,嘱起居有常,三餐尽量做到定时定量,少食辛辣甜腻之品,适当运动,调畅情志。随访 1 年未复发。

按 慢性疲劳综合征(CFS)是一种以极度疲劳且持续超过半年,即使卧床休息亦无缓解,严重影响活动能力,乃至影响生活质量的一类综合征,患者素体中气不足,脾阳虚弱,虽饮食如故,然中焦阳虚不运,不能化生气血,肌肉失养,机体抗邪无力,经年迁延,以致余邪留滞,筋脉不利,而成乏力之症。方用小建中汤合理中丸温建中焦,培土资生化源,使气血化源充足,肌肉得养,营卫调畅,则乏力症可除。慢性疲劳综合征多以先天禀赋不足或病后失调损伤正气,劳累过度,情致失调及饮食不节所致脏腑不合、气血失调为因,却是脾胃虚弱为本,当三分治七分养,后期调理,增强体质,亦是治本之策。

小建中汤在《伤寒论》中主要用于治疗中焦虚寒,气血不足,风寒外犯者。如《伤寒论》第 100 条曰:"伤寒,阳脉涩,阴脉弦,法当腹中急痛,先与小建中汤,不差者,小柴胡汤主之。"即主治中焦虚寒的腹痛,第 102 条曰:"伤寒二三日,心中悸而烦者,小建中汤主之。"即主治中焦虚寒,气血不足的心悸。本文对小建中汤方证使用规律进行了调查分析。结果发现,小建中汤的使用范围绝大多数集中在消化系统疾病。由于文章论述疾病的角度不同而有不同的名称,如消化性溃疡与胃脘痛、腹痛,结肠炎与泄泻,各个疾病相互之间就存在着一定交叉,忠于原著的名称,不妄加改动,所以就表现出小建中汤治疗疾病存在一定分散性。但基本能看出小建中汤的主治病位在中焦,主治疾病为消化性溃疡与慢性胃炎,主治病症是腹痛。

虽疾病千变万化,而"证"是小建中汤使用的最终标准,故探求其证候规律尤为重要。结果显示,小建中汤的证候表现可由三部分组成。其一,腹部症状异常。包括自我感觉异常和化验结果异常。其中腹痛、腹胀、脘闷、腹部畏寒最常见。其二,全身症状表现。以身倦乏力、四肢畏冷、口淡不渴等常见。其三,舌脉表现。舌淡苔薄白、脉沉细或弦紧为主要表现。药物剂量在方药药效发挥方面的重要性毋庸置疑,因此,有必要全面了解小建中汤临床常用的使用剂量范围,作为实用的参考资料。数据结果显示,桂枝常用剂量范围在 6～15g,以 6g、9g、10g 常用,其次是 12g、15g;白芍常用剂量范围在

11～30g,以12g、15g、20g常用,其次是18g、30g;饴糖常用剂量范围在11～30g,以30g最常用,其次为15g、18g、20g;生姜常用剂量在6～10g,以10g最多,其次为6g、9g;大枣常用剂量范围在5～15g,以10g最多,其次为5g、9g、15g;甘草常用剂量范围在5～15g,以6g最多,其次为5g、9g、10g。

从小建中汤减药方面看,桂枝、白芍均被保留,生姜被减去的较少,大枣和甘草减去的很少,而饴糖被减去的最多。说明前五味药相对比较稳定,而饴糖被减掉的概率很高。究其原因,一是大部分医院不供应饴糖,限制了医生的处方;二是《伤寒论》小建中汤,方后注曰:"呕家不可用建中汤,以甜故也。"而消化性溃疡及慢性胃炎患者时有恶心、呕吐等症状,故不适用甘味的饴糖。

从加药方面看,由于疾病的特性以及每位中医工作者的个人用药习惯不同,导致加用药物的情况比较复杂,只能大体介绍使用频率较高的药物。这些药物的使用主要有两个原因:一是加强原方原有的补气或温中之力,如补气者加黄芪、党参(人参)、茯苓,温中者加附子、乌药。二是结合不同兼见证候进行相应变化,如消化性溃疡者多加白及、三七等,化瘀止血、修复溃疡;气滞胃胀、脘闷者,多加木香、砂仁等,理气健脾,并防补气药之壅滞。因小建中汤药味较少,故临床上多合用相关方剂以加强疗效。其使用依据有以下两个原因:一是加强原方的补气或温中作用,如四君子汤、理中丸、良附丸等;二是脾虚者多肝旺,而呈现虚实夹杂之证,治当攻补兼施,故合用调肝方剂,如四逆散、小柴胡汤等。

参考文献

[1]王雪苔.辅行诀脏腑用药法要校注考证[M].北京:人民军医出版社,2008.

[2]李群林.小建中汤温中说质疑[J].学术争鸣,1985(1):39-40.

[3]陈佳,赵国平.小建中汤方证辨析[J].江苏中医药,2009(11):51-53.

[4]闫志新,葛凤琴,刘红.小建中汤温中质疑[J].山东中医杂志,2003,22(1):51-52.

[5]鲍晶铭,王耀光.王耀光教授应用经方经验[J].长春中医药大学学报,2013,29(4):611-612.

[6]王秀梅,于海亮,桑希生.小建中汤病机之我见[J].中医药学报,2012(4):98-100.

[7]程郊倩.伤寒论后条辨整理与研究[M].北京:中国古籍出版社,2012.

[8]王彦平,王玉芬,阎英杰.伤寒论脉诊特点辨析[J].时珍国医国药,2007(7):1766-1767.

[9]郑兰婷,赵晓莲.小建中汤治疗慢性胃炎临床观察[J].中国煤矿工业医学杂志,2003,11(10):606.

[10]闫树新.浅析中医对胃溃疡的辨证施治[J].中医现代药物应用,2009,3(5):186.

[11]桂娟,刘立华,李会英.消化性溃疡的辨证论治[J].河北中医,2010,32(5):686.

[12]王风亭.中医辨证论治消化性溃疡198例[J].现代中西医结合杂志,2008,17(19):2997.

[13]张声生,许文君,陈贞,等.基于随证加减的疏肝健脾法治疗腹泻型肠易激综合征近期和中期疗效的评价[J].首都医科大学学报,2009,30(4):436-440.

[14]中华医学会.临床诊疗指南[M].北京:人民卫生出版社,2005.

[15]何兴祥,文卓夫,陈垦.循证消化病学[M].北京:清华大学出版社,2008.

[16]周仲英.中医内科学[M].北京:中国中医药出版社,2003.

[17]蔡淦.中医内科临床手册[M].上海:上海科技出版社,2005.

[18]石艳.自制合剂灌肠治疗溃疡性结肠炎[J].吉林中医药,2007,27(4):34.

[19]吴中秋,赵国志,工俊月,等.辨证治疗溃疡性结肠炎的体会[J].河北中医

药学报,2006,21(2):18-19.

[20]赵红.中医治疗溃疡性结肠炎进展[J].实用中医药杂志,2008,24(9):612.

[21]姚小丽,姚雪芬,邹亚君,等.辨证论治和施护相结合治疗溃疡性结肠炎[J].浙江中医学院学报,2007,29(2):41-42.

[22]徐少峰.中医中药治疗溃疡性结肠炎临床综述[J].中国现代药物应用,2008,2(23):189.

[23]王红,甚朝霞,王鑫,等.中医药治疗护理溃疡性结肠炎的效果观察[J].现代中西医结合杂志,2008,17(33):5206.

[24]林正辉.丹参联合枳壳治疗溃疡性结肠炎疗效观察[J].现代中西医结合杂志,2006,15(20):2739.

[25]贾慧.溃疡性结肠炎辨证体会[J].中外健康文摘,2008,5(3):113.

[26]刘端勇,陈爱民,赵海梅,等.从毒探讨活动期溃疡性结肠炎的发病机制[J].中国中医基础医学杂志,2004,10(4):251-252.

[27]张东华,路洁,边永君,等.路志正教授治疗炎性肠病性关节炎的辨证体会[J].中华中医药杂志,2006,21(7):412-414.

[28]王蕊.中医综合疗法治疗溃疡性结肠炎30例[J].湖北中医杂志,2005,27(12):23-24.

[29]李培,赵淑妙,何丽萍.溃疡性结肠炎的中医研究进展[J].甘肃中医,2008,2(6):64-65.

[30]樊春华.吕永慧教授治疗溃疡性结肠炎经验介绍[J].新中医,2008,40(4):12.

[31]李乾构.中医药治疗溃疡性结肠炎的思路[J].北京中医,2004,23(3):149-150.

[32]陈鸣旺,王爱华.中医药治疗溃疡性结肠炎概况[J].湖南中医杂志,2008,24(1):99-100.

[33]陈桂锋.从邓铁涛五脏相关学说探析内伤咳嗽的病机[J].中医学板,2010,25(4):658-695.

[34]韩淑华,林晓波.小建中汤的临床应用[M].中医中药,2007,4(35):97-98.

[35]孙大志,魏品康.小建中汤证治规律探讨[J].中医杂志,2003,44(11):862.

[36]汪受传.中医儿科学[M].北京:中国中医药出版社,2012.

[37]甄德清.小建中汤治疗小儿反复性腹痛36例临床分析[J].实用医学杂志,1999,(10):838-839.

[38]张本夫.小建中汤治疗小儿夜半腹痛[J].山东中医杂志,2000,(9):518.

[39]徐震,等.小建中汤治疗小儿肠痉挛症19例临床观察[J].山西中医学院学报,2001,(3):27.

[40]王艳霞,等.小建中汤加减治疗小儿虚寒性腹痛 38 例[J].新中医,2001,
(2):60.

[41]李高照.小建中汤加减治疗小儿虚寒性腹痛[J].山西中医,2009,25(1):15.

[42]黄元御.四圣心源[M].北京:人民卫生出版社,1990.

[43]吴谦.医宗金鉴[M].北京:人民卫生出版社,1998.

[44]邓海霞.王文采治疗原发性痛经特色探析[J].中国中医药信息杂志,2001,8
(5):71.

[45]王莉.男女体质特点及其异同的研究[J].中国中医基础医学杂志,1998,24
(2):7-9.

[46]张玉珍.中医妇科学[M].北京:中国中医药出版社,2007.

[47]罗小华.补肾健脾安胎汤治疗早期先兆流产 96 例临床观察[J].中医药导
报,2007,13(12):36-37.

[48]彭晓红.从肾论治先兆流产[J].长春中医学院学报,2006,22(1):39.

[49]宋文武.宋鸿元老中医治疗习惯性流产经验[J].河南中医,1995,15
(4):288.

[50]广州中医药大学妇科教研室.罗元恺医著选[M].广州:广东科技出版
社,1980.

[51]夏桂成.中医妇科理论与实践[M].北京:人民卫生出版社,2003.

[52]单书健.古今名医临证金鉴[M].北京:中国中医药出版社,1999.

[53]高晓俐.补肾健脾法治疗胎动不安 40 例[J].陕西中医,1993,14(12):535.

[54]程运文.习惯性流产治痰三法[J].辽宁中医杂志,1989(1):21.

[55]赵光燕,赵松泉.治疗"ABO"血型不合滑胎[J].中医杂志,1996,37(4):248.

[56]王玉霖.中医药防治流产[J].北京中医,1995,12(4):456.

[57]张宽智.安奠二天汤加味治疗习惯性流产 37 例[J].浙江中医杂志,1986,21
(2):60-61.

[58]姚宣芬.中西医结合治疗习惯性流产 22 例[J].湖南中医学院学报,1998,8
(2):24-25.

[59]罗元恺.百科全书·中医妇科学[M].上海:上海科技出版社,1983.

[60]李明道,李青.加味寿胎丸治疗流产 63 例[J].陕西中医,1997,7(7):250.

[61]蒋俭.活血化瘀治疗血瘀型胎漏胎动不安 41 例临床观察[J].中医杂志,
1992(11):30.

[62]习惯性便秘的形成和克服[N].农村医药报(汉),2008.

[63]刘芳.中药用于治疗老年习惯性便秘的疗效观察[J].内蒙古中医药,
2013,4.

[64]陈佳,赵国平.小建中汤方证辨析[J].江苏中医药,2009,41(11):51.

[65]赵琳.略谈小建中汤及其类方的临床运用[J].广西中医学院学报,2000,
　　(3):64.

[66]谢言嵩.小建中汤治疗习惯性便秘[J].河南中医,2003,(4):67.

[67]黄濬承.小建中汤方证与应用的文献研究[J].北京中医药大学,2012.

[68]薛蓓云,李小荣.黄煌经方内科医案(七)——便秘治验3则[J].上海中医药
　　杂志,2010,46(7):28.

[69]孙丽娟.老年失眠症患者的生活质量及心理健康水平研究[J].山东精神医
　　学,2004,17(3):150.

[70]刘海燕.周仲瑛治疗老年人失眠经验[J].辽宁中医杂志,2008,36(8):
　　1132 – 1133.

[71]徐行.健脾补肾通络汤治疗老年失眠症78例[J].实用中医药杂志,2001,17
　　(8):18 – 19.

[72]任何.中老年失眠症的中医病理及治疗对策[J].安徽中医临床杂志,2000,
　　12(4):338.

[73]苏荣立,贾熙娜,占恒刚.加味桂甘龙牡汤治疗56例老年失眠证的体会[J].
　　中医药信息,2003,20(5):52.

[74]李志宏.安寐丹治疗老年性失眠56例[J].中国中医药科技,2001,8
　　(5):300.

[75]任志丹.耳穴贴压结合中药治疗老年性失眠151例[J].内蒙古中医药,
　　2001,20(4):30.

[76]曹红霞,邬雅.龙胆泻肝汤加减治疗老年性失眠的体会[J].甘肃中医,2002,
　　15(4):14.

[77]周颖.补肾宁心法治疗老年行失眠65例[J].辽宁中医杂志,2001,28
　　(4):230.

[78]傅澄洲,李丽克.老年性失眠的中医辨治[J].黑龙江中医药,1996,(4):
　　11 – 12.

[79]韩婷,赵飞.电针加耳穴治疗老年性失眠189例[J].时珍国医国药,2001,12
　　(5):446 – 447.

[80]张远惠.失眠的诊断及治疗[J]//国外医学:精神病学分册,1996,23(3):
　　153 – 155.

[81]王洪图.黄帝内经研究大成[M].北京:北京出版社,1997.

[82]罗光浦,肖红丽,李东海,等.陈汉章教授治疗荨麻疹经验介绍[J].新中医,
　　2002,34(4):10 – 12.

[83]瞿幸.从风湿论治荨麻疹的体会[J].北京中医药大学学报,1994,17(6):60.

[84]张挹方.肺脾理论与过敏性疾病[J].上海中医药杂志,1997,19(9):16 – 17.

[85]李元文.从肝脾论治慢性荨麻疹[J].北京中医药大学学报,1992,15(6):55-56.

[86]范瑞强,谢长才.禤国维教授治疗慢性荨麻疹经验介绍[J].中医药研究,1999,15(5):27.

[87]陈达灿.补肾法为主治疗顽固性荨麻疹[J].新中医,1999,31(7):14-15.

[88]郭田章,肖海云,张云松.500例荨麻疹的致病因素分析[J].衡阳医学院学报,1995,23(3):181.

[89]朱文元.荨麻疹[M].南京:东南大学出版社,2001.

[90]王卫.气血营卫与皮肤疾病[J].新疆中医药,1997,15(2):2-3.

[91]钟卫红,莫惠芳,储开宇.从风邪论治荨麻疹[J].湖南中医药大学学报,2011,31(12):8-9.

[92]王秀杰.荨麻疹中医治疗初探[J].中外医疗,2011,30(25):93.

[93]张作舟,张大萍.中国现代百名中医临床家丛书——张作舟[M].北京:中国中医药出版社,2009.

[94]穆迎涛,唐定书,薛晓东.唐定书主任医师治疗风热型荨麻疹经验[J].甘肃中医,2010,23(5):51.

[95]何伟,高锋.白光中中医治疗荨麻疹临证经验[J].亚太传统医药,2010,6(8):58-59.

[96]代淑芳,刘爱民.慢性荨麻疹中医病因证型研究进展[J].中国中西医结合皮肤性病学杂志,2009,8(3):197-198.

[97]印利华,常洪,张永红.中医治疗慢性荨麻疹的体会[J].中国中西医结合皮肤性病学杂志,2010,9(6):372-373.

[98]张正杰,李郑生.国医大师李振华教授治疗荨麻疹学术经验[J].中医研究,2011,24(11):56-57.

[99]周宝宽,周探.辨证论治荨麻疹经验[J].辽宁中医药大学学报,2012,14(6):14-16.

[100]张云凌,赖新生.赖新生教授治疗荨麻疹经验介绍[J].新中医,2012,44(2):142-143.

[101]范雪峰,刘岩.二仙汤配合针灸治疗冲任不调型荨麻疹38例[J].医学理论与实践,2011,24(23):2828-2830.

[102]刘俊峰,黄业坚,陈达灿.陈达灿治疗慢性荨麻疹经验[J].中医杂志,2010,51(5):402-403.

[103]邹国明,贺丹.李金娥教授治疗慢性荨麻疹经验介绍[J].新中医,2010,42(5):114-115.

[104]胡德华,张华.慢性荨麻疹从瘀论治[J].辽宁中医杂志,2008,25(9):

1369 – 1370.

[105]李洪涛,张恩虎.痰瘀与慢性荨麻疹浅议[J].实用中医药杂志,2005,5(148):300 – 301.

[106]乔艳贞,孙宏普.乔保均教授治疗慢性荨麻疹经验[J].光明中医,2010,25(6):935 – 936.

[107]蒋燕,杨文思,李鹓,等.荨麻疹的病名及病因病机探源[J].北京中医药大学学报,2010,33(9):646 – 648.

[108]于彬,宋坪,王振萍,等.荨麻疹中医辨证治疗体会[J].中医杂志,2012,53(19):1692 – 1694.

[109]张剑,邓永琼,杨茜,等.杨文信教授辨质论治慢性荨麻疹经验介绍[J].新中医,2011,43(12):146 – 147.

[110]董灵玉,李忻红.特发性荨麻疹的中医辨证施治[J].光明中医,2013(1):27 – 29.

[111]傅燕华,蔡希.健脾养血法治疗慢性荨麻疹临床研究[J].辽宁中医杂志,2011,38(5):910 – 913.

[112]孔俊.荨麻疹的中医分型治疗验案5则[J].中医研究,2012,25(11):60 – 62.

[113]王苗芳.以感冒症状为主的疾病误诊19例分析[J].中国误诊学杂志,2002,2(4):603.

[114]彭坚.对外感病辨治体系的历史考察[J].中华医史杂志,1999,29(2):70 – 73.

[115]吕光荣.中医内科证治学[M].北京:人民卫生出版社,2001.

[116]聂奇森,滕建文,黄丽,等.桂枝中抗过敏活性成分的研究[J].时珍国医国药,2008,19(7):1594 – 1596.

[117]黄丽,冯志臣,韦保耀,等.地榆与桂枝抗过敏作用的研究[J].食品科技,2007,6(3):135 – 138.

[118]滕建文,聂奇森,黄丽,等.桂枝抗过敏和抗氧化活性的对比研究[J].营养保健,2008,7(4):259 – 262.

[119]王宗新,张晓兰,刘淑梅.桂枝麻黄各半汤加减治疗慢性荨麻疹66例[J].河南中医,2005,25(4):14.

[120]黄敬群,罗晓星,王四旺,等.桂皮醛抗肿瘤活性及对S180荷瘤小鼠免疫功能的影响[J].中国临床康复,2006,10(11):107 – 110.

[121]黄敬群,王四旺,罗晓星,等.桂皮醛对裸鼠人胃癌细胞移植瘤生长及凋亡的影响[J].解放军药学学报,2006,22(5):343 – 346.

[122]汤奇,刘蓉,杨发龙,等.桂枝挥发油与桂皮醛抗流感病毒作用的实验研究[J].时珍国医国药,2012,23(7):1622 – 1624.

[123]刘蓉,何婷,陈恬,等.桂枝挥发油抗甲型流感病毒作用[J].中药药理与临床,2012,28(2):75-78.

[124]王琍文,苏成业.泽泻、猪苓、茯苓、桂枝及其复方五苓散的利尿作用[J].大连医学院学报,1965,5(1):40-46.

[125]吴贻谷,宋立人.中华本草精选本[M].上海科学技术出版社,1998.

[126]杨百弗,李培生.实用经方集成[M].北京:人民卫生出版社,1996.

[127]池明哲,金范学.桂枝乙醇提取物对大鼠离体胸主动脉环的舒张作用[J].延边大学医学学报,2010,33(4):256-258.

[128]徐明,余璐,丁媛媛,等.桂皮醛对麻醉大鼠降血压作用的实验研究[J].心脏杂志,2006,18(3):272-276.

[129]史青.肉桂和肉桂醛对氧自由基诱导的自发性高血压大鼠离体主动脉收缩的抑制作用[J]//国外医学:中医中药分册,2003,25(2):95-96.

[130]唐伟军,卢新华.桂枝镇痛效应的药理学研究[J].郴州医学高等专科学校学报,2003,5(1):14-16.

[131]赵健一.桂枝的药理研究及临床新用[J].光明中医,2010,25(8):1546-1546.

[132]黄敬群,罗晓星,王四旺,等.桂皮醛对抗血小板聚集和血栓形成的特点[J].中国临床康复,2006,10(31):34-36.